医事法講座 第3巻

# 医療事故と医事法

A Series of Medical Law VOL.3

医事法講座
第3巻

# 医療事故と医事法

甲斐克則 編
Katsunori Kai (Ed.)

Medical Accidents and Medical Law

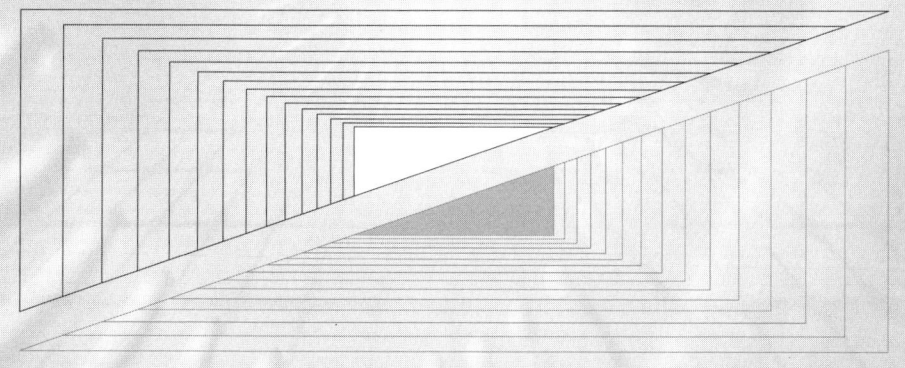

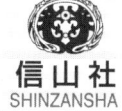

信山社
SHINZANSHA

## 『医事法講座』発刊にあたって

企画責任者　甲　斐　克　則

　人間が生きていくうえで，医療を抜きにしては語れない時代になっている。同時に，歴史的にみても，医療は，利用を誤ると人権侵害をもたらす可能性を内在している。そこには，一定限度で適正な法的・倫理的ルールが求められる。とりわけ21世紀になり，バイオテクノロジー社会ないしポスト・ゲノム社会を迎えて，医療と法をめぐる諸問題が多様な展開を見せているだけに，医事法学に課せられた任務は，今後ますます増大するものと思われる。医と法は，人間社会を支える両輪である。
　欧米では，それに対応すべく，医療と法に関する研究書が長年にわたりシリーズで刊行されている。しかし，日本では，学問的蓄積は相当に増えたものの，学会誌『年報医事法学』を除けば，まだそのような試みはない。そこで，この度，信山社より『医事法講座』を刊行することになった。医事法学自体，民法や刑法のように実定法として体系が完結しているわけではないので，「何巻で完結」というスタイルをとらないことにした。いわば開かれた学問として，ある程度の体系性を考慮しつつも，随時，医療と法に関する重要問題を取り上げて，医事法学の深化を図りつつ，その成果を社会に還元して適正な医療を確保する一助となることが，本講座の企画趣旨である。本講座が末長く続き，日本の医事法学がさらに発展することを切に祈念する次第である。

2009年　秋

《巻頭言》

## 『医事法講座 第3巻 医療事故と医事法』の企画趣旨

甲 斐 克 則

　『医事法講座　第3巻　医療事故と医事法』が刊行されるこの1年は，激動の年となった。本年3月11日に起きた東日本大震災とそれに続く東京電力第1原子力発電所の深刻な事故は，科学技術の適正利用をいかに行うべきか，という重い課題をリスク社会に生きる人類に突きつけた。私自身も，当日，日本弁護士会館で会議中に大地震に遭い，帰宅難民となり，余震が続くなか，ある法律事務所で一夜を凌ぐことになった。幸いにも，この法律事務所の方々の温かいご支援を得て，翌朝無事に帰宅できた。この状況の中で最も感じたことは，やはり「早く正確な情報が欲しい」ということであった。

　医療事故の場合も，法的責任の有無にかかわらず，まず被害者側からすると，原因を早く知りたいという心理になることは間違いなかろう。原因解明，（法的）責任の所在，事故防止の3点は，あらゆる事故に共通かもしれない。特に医療行為は日常的に行われ，しかも人類が生存するかぎり必然的に続くものであり，そして何よりも，「人は誰でも間違える」以上，どこまで民事法的および刑事法的に責任を追及することができるのか，その限界はどこか，そもそも医師個人の責任の問題なのか，それとも組織の責任の問題なのか，被害者救済はどうすればよいか，医療事故の紛争処理自体のあり方をどう考えるべきか等々，医事法学に課せられた課題は多い。日本医事法学会でも，これまで，何度となく医療事故ないし医療過誤に関するテーマを扱ってきたが，まだまだ未解決の部分も多々ある。

　本巻では，13本の論文において，こうした課題に応えるべく，医療事故に関して，基礎理論的観点，および個別の臨床場面への応用的観点といった多様な角度からそれぞれの問題点が取り上げられ，鋭い切り口で論じられている。特に本巻では，医療事故の問題に造詣が深く，かつ「医療と司法の架橋」という視点に関心を抱く専門家の方々に執筆をお願いした。医事法学者以外に，医師と弁護士のダブルライセンスを有する方も2名いるほか，臨床

vii

医，法医学者にも執筆していただいたことにより，医療現場が抱える問題点を多角的に考える内容になった。本書により，多少とも，医療事故の問題解決に向けた議論が進むものと思われる。同時に，読者から建設的な批判をいただき，今後の議論が活性化することを祈念したい。

　最後に，日本の医事法学を牽引してこられた唄孝一先生が，本年2月11日に逝去された。「医と法の対話」を一貫して説いてこられた唄先生の基本姿勢を受け継ぐことを肝に銘じ，心からご冥福をお祈り申し上げる。

2011年11月

医事法講座 第3巻
医療事故と医事法

【目　次】

◆◆◆『医事法講座』発刊にあたって◆◆◆

〈巻頭言〉
『医事法講座 第3巻 医療事故と医事法』の企画趣旨(vii)

1　未熟児網膜症姫路日赤事件最高裁判決と医療現場感覚との落差——司法と医療の認識統合を求めて——………川﨑富夫… 3
2　医療事故に対する刑事処分の最近の動向……押田茂實… 29
3　医療事故に対する行政処分の最近の動向……勝又純俊… 47
4　医療水準論の機能について——医療と司法の相互理解のために——
　　……………………………………………………山口斉昭… 77
5　診療ガイドラインと民事責任………………手嶋　豊… 105
6　注意義務論と医療慣行——日米比較の視点から——
　　……………………………………………………峯川浩子… 127
7　術後管理と過失…………………………………小谷昌子… 153
8　看護と過失………………………………………和泉澤千恵… 173
9　診療録の記載内容と事実認定…………………鈴木雄介… 193
10　医療過誤紛争におけるADR（裁判外紛争解決）…大澤一記… 213
11　医療事故と刑事過失責任——イギリスにおける刑事医療過誤の動向を参考にして——……………………日山恵美… 237
12　刑事医療過誤と過失の競合および管理・監督過失　甲斐克則… 265
13　医療事故の届出義務・医事審判制度・被害者補償
　　……………………………………………………甲斐克則… 295

医事法講座 第3巻『医療事故と医事法』
〈執筆者紹介〉 (執筆順)

| 甲斐克則 (かい かつのり) | 早稲田大学大学院法務研究科教授 |
| 川﨑富夫 (かわさき とみお) | 大阪大学心臓血管外科講師 |
| 押田茂實 (おしだ しげみ) | 日本大学名誉教授(法医学) |
| 勝又純俊 (かつまた すみとし) | 千葉西総合病院形成外科医長 |
| 山口斉昭 (やまぐち なりあき) | 早稲田大学法学学術院教授 |
| 手嶋 豊 (てじま ゆたか) | 神戸大学大学院法学研究科教授 |
| 峯川浩子 (みねかわ ひろこ) | 日本大学大学院法務研究科非常勤講師 |
| 小谷昌子 (こたに まさこ) | 早稲田大学大学院法務研究科博士後期課程 |
| 和泉澤千恵 (いずみさわ ちえ) | 國學院大學大学院法学研究科特別研究生 |
| 鈴木雄介 (すずき ゆうすけ) | 医師・弁護士・慶應義塾大学法学部非常勤講師 |
| 大澤一記 (おおさわ かずのり) | 弁護士 |
| 日山恵美 (ひやま えみ) | 広島大学大学院法務研究科准教授 |

医事法講座 第3巻

# 医療事故と医事法

1　未熟児網膜症姫路日赤事件最高裁判決と医療現場感覚との落差
　　——司法と医療の認識統合を求めて——


川﨑富夫

医事法講座 第3巻　医療事故と医事法

Ⅰ　はじめに
Ⅱ　医療水準についての理解の相違
Ⅲ　実験段階としての光凝固法
Ⅳ　本件最高裁判決理由の(1)とそれに対する医療側の不同意
Ⅴ　本件最高裁判決理由の(2)とそれに対する医療側の不同意
Ⅵ　本件最高裁判決理由の(3)とそれに対する医療側の不同意
Ⅶ　未熟児網膜症判決をめぐる法と医の対立
Ⅷ　まとめ

1　未熟児網膜症姫路日赤事件最高裁判決と医療現場感覚との落差［川﨑富夫］

# Ⅰ　はじめに

　訴訟では利害が対立し主張もかみ合わない。医療訴訟も同様であり，原告と被告の間はもとより，司法側と医療側，さらには医療を説明すべき鑑定医同士の間においても，考え方の隔たりは大きい。このような場における違和感は，前もって予想できる原告主張よりも，むしろ判決とその理由提示において著しい。判決に医療現場が「落差」を感じ取るのは，法と医それぞれの専門家の間で「認識の相違」があり，かみ合っていないからである。この「落差」とは，「理」にかなっていないと感じることである。判決は医療現場から乖離しており，医療側は「それでは医療が成り立たない」と受け止める。その結果「到底受け入れられない」と反発する。そもそも日本の医療は，限られた医療費の中で安全性と有効性を確保しつつ成り立つものであった。だが高度医療が望まれ，それが普及する中で，医療基盤として医療水準という概念が登場してきた。そこで，医療水準論をめぐり法学側の解釈が詳細に残されている未熟児網膜症姫路日赤事件およびその関連事件の判決をもとに，医療基盤に注目して「落差」の正体を明らかにし，法と医の「認識の統合」への道を示したい。

# Ⅱ　医療水準についての理解の相違

　未熟児網膜症姫路日赤事件最高裁判決[1]（以下「本件最高裁判決」という）は，法的規範としての医療水準概念を持ち出し，これに基づき網膜光凝固法を評価する。この医療水準とは「安全性と有効性」の評価の上に成り立つものとする。本件判決が医療側に伝えられ，医療上意味を持つためには「安全性と有効性」の定義が法と医で一致することが最低条件である。「安全性と有効性」についての議論は，後の本件判決の関連個所において述べることにして，ここではまず医療水準について考えてみよう。司法と医療とでは医療水準の理解が異なっている。医療の側では，新規に開始されつつある治療法

---

（1）　最判平成7年6月9日民集49巻6号1499頁。

の存在を前提に，医療現場で医療側が日々実際に行っている医療水準を（医）医療水準と考える。それは「現実に実施されており医療側の広い共通認識と良好な評価が得られている医療により構成される医療上の規範」と定義できる。また，そこでなされる医療を「実践的医療」と呼称する。一方，法学側が本件判決で示した医療水準を（法）医療水準と呼んでおこう。それは，「実際には広く実施されていないかまたは実施領域で共通認識が得られていないが，当該医療機関と類似の特性を備えた医療機関の状況から期待することが相当であると司法が判断する医療上の法的規範」とする。本件最高裁判決において「期待」の水準が組み込まれているが，その主語が省略された「期待」について手嶋豊教授は以下のように解説される。「患者の期待をも読み込むという立場を示したものという理解もある」が，本件差戻審判決の解釈を「(兵庫)県下での類似規模の病院間の治療体制，光凝固法の知見の普及等を基礎に，当該医療機関に期待されている内容を導き出し，ここから（姫路日赤）病院の義務違反の有無を判断しており，個々の具体的患者の期待を問題としているわけではない」と[2]。すなわち司法は社会通念を前提として「期待」を抽象的に記述する。ここでの解釈は「(患者であればいだくであろうと司法が推測し判断するところの)期待」を示すもので，それは結局「司法が思い描く期待」である。

## Ⅲ　実験段階としての光凝固法

本件最高裁判決は，新規に開始されつつある治療法が「当該医療機関の類似の特性を備えた医療機関に相当程度普及している」ことをもって「期待」につながるとする。その「期待」の根拠とは，その治療の適応と手技とが一定しており，かつ「安全性と有効性」が「当該医療機関と類似の特性を備えた医療機関」において検証されていることを前提に成り立つものとする。当時光凝固法は，成人の網膜剥離治療に用いられていた。しかしここでの光凝固法は，未熟児を対象とするため眼球固定を必要とし，また見えにくい眼底を対象に，網膜上の焼灼部位も試行錯誤されていた。網膜光凝固法は侵襲的

---

[2]　手嶋豊「未熟児網膜症事件」別冊ジュリスト No183，142頁（2006年）。

治療であり，予想外の副作用が生じる可能性もないではなかった。本件判決において最高裁は，光凝固法について「当時において，光凝固法は有効な治療法として確立されて（いなかった）」とする原審大阪高裁の判断に対し，「診療契約に基づき医療機関に要求される医療水準についての解釈適用を誤った違法がある」と判断した[3]。だがそこで示された理由（1）〜（3）については問題がある。この治療法が当時なお実験段階の治療（実験的医療）であったことを示すとともに，問題とする理由について，各（1）〜（3）それぞれについて検討する。

## Ⅳ 本件最高裁判決理由の（1）とそれに対する医療側の不同意

理由（1）は「光凝固法については，天理よろず相談所病院の眼科医 f による施術の報告後，昭和四六年ころから各地の研究者によって追試が行われ，右治療法が未熟児網膜症の進行を阻止する効果があるとの報告が相次いでいたところ，厚生省は，本症の病態や光凝固法の施術時期等に関する各地の研究者による研究成果を整理して，診断と治療に関する最大公約数的な基準を定めることを主たる目的として，昭和四九年度厚生省研究班を組織し，右研究班は，昭和五〇年三月，進行性の本症活動期病変に対して適切な時期に行われた光凝固法が治療法として有効であることが経験上認められるとし，一応の診断治療基準を示した研究成果を発表した」と明示した。そしてこれを理由に原審大阪高裁判決を違法であると結論づける。だがここには問題がある。

### 1 学派の存在と学派間の相違

「各地の研究者によって追試が行われ」たこと，および「右治療法（光凝固法）が未熟児網膜症の進行を阻止する効果があるとの報告が相次いでいた」ことの2点が示されたが，ここで治療の根本の「安全性」について司法が具体的に検討吟味したという形跡を示す判決文の記載はない。ここが第一の問題点である。さらに問題の上記2点について改めて筆者は，どのような

---

（3） 前掲注（1）。

医療機関の医師が報告していたのかを，実際に姫路日赤病院の地理的環境が近畿地方と中国地方の境に位置することを考慮して調査した。だが，その結果，学派間の研究方針の相違が明らかとなった[4]。当時光凝固法を推進する近畿地方の大規模病院は，天理よろず病院，京都大学，神戸大学，県立こども病院であり，いずれの眼科医（大学においては教授）も京都大学系列であった（県立こども病院の眼科医は，神戸大学出身であり，当時の神戸大学眼科教授が京都大学出身であることから，結局京都大学系列であるといえる）。また光凝固法に積極的な主張を行う医師についても，同様に京都大学系列の医師が大多数であった。証拠として用いられた報告は，兵庫県内の基幹病院では京大系列の出身者が多かったため，積極派（同門）の声に押され，結果的に有効との評価報告が多くなっている。これら京大系列の病院群にあっては，司法がいうように，光凝固法があたかも一つの臨床的規範（治療姿勢）をなしていたようにもうかがえる。

　これに対して岡山大学およびその周辺の医療機関の眼科の当時の状況は，「岡山大学医学部では……昭和四九年三月に岐阜地方裁判所によるいわゆる日赤高山病院未熟児網膜症事件の判決を契機として，本症に関する講義も詳しくし，未熟児に対する眼底検査の指導も積極的に行うようになった。他の大学においてもほぼ右と同様の状況であった」[5]，「岡山大学医学部附属病院においても……未熟児センターが設置されたが昭和四九年までは未熟児に対する定期的な眼底検査は実施されていなかった。同病院Ｃ医師は昭和四九年一〇月本症につきはじめて光凝固による治療を試み」た[6]，また未熟児網膜症姫路日赤事件差戻審（以下「本件差戻審」という）において「岡山県下での未熟児センターを有していた病院においても，本症に取り組める眼科の専門医がいないところもあり，昭和五〇年ころの眼底検査……」[7]とあるなど，当時岡山大学および周囲の病院では，未熟児の専門的医師が光凝固法の「安全性と有効性」を低く評価してきた。そして，当時岡山大学の系列病

---

(4)　川﨑富夫「未熟児網膜症姫路日赤事件における医療水準の論考──医学的視点から・認識統合のために」Law & Technology 46 号 36 頁（2010 年）。
(5)　高松高判昭和 58 年 2 月 24 日判タ 501 号 217 頁。
(6)　高松地丸亀支判昭和 61 年 9 月 17 日判タ 638 号 222 頁。
(7)　大阪高判平成 9 年 12 月 4 日判時 1637 号 34 頁。

院では山内逸郎医師らが中心となって，対症療法としての光凝固法ではなく，網膜症の発生予防を目的とした経皮的酸素分圧測定法の実用化をまさに実現させようとしていた[8]。岡大系列の病院においては，京大系列とは異なった臨床的規範（治療姿勢）が存在するようにもうかがえる。

　以上から，姫路日赤病院の周囲には，光凝固法を積極的に評価する京大学派と，そうではなく発生予防を優先し評価する岡大学派の病院が存在していた。判決は経皮的酸素分圧測定法の評価を避け，そのためその表裏関係にある光凝固法に関する岡山県の事情を過小評価することにつながった。その結果（法）医療水準の設定範囲が，京大学派の主張に偏ることになった。

## 2　厚生省と研究班報告

　厚生省は未熟児網膜症の研究班を組織し，専門の研究者に研究を進めさせ，その研究の「安全性と有効性」の評価と，医学的および社会的意義を明らかにさせる。だが厚生省は，研究班の構成や作成した診断基準や治療基準の適否を含めて判断せず，直接関与しない立場をとる。それゆえ報告書の内容は厚生省が示す基準ではない。

　本件最高裁判決および本件差戻審判決は，厚生省研究班報告まで光凝固法が各施設ごとに個々別々な診断と基準のもとに行われていたこと，そして自然治癒する群が存在することから，施術の適期についてはなお研究を要することを認め，そのことを判決文で示している。当時，統一的な診断基準を必要とした理由については，一つには自然治癒群に（無用でかえって障害を与えうる）光凝固法を実施することを避ける目的があり，また一つには岡大学派が進める経皮酸素分圧監視の効果判定に使用する目的があった[9]。そしてもう一つには，治療の適応を定めるという臨床上の大きな目的があったためである。最後の目的は，報告に羅列されているそれぞれの方法を各施設で行い，その後の結果を統一した診断基準に基づいて評価するためのものである。従ってこの研究班の治療基準とは，その後に引き続き行われる実験的医療の枠組みを，この段階でようやく決めたというに過ぎない。この報告書が診断

---

（8）　川﨑・前掲論文注（4）36頁。
（9）　昭和54年度厚生省研究班，未熟児網膜症の頻度に及ぼす経皮酸素分圧監視の効果，山内逸郎，厚生労働省HP，http://www.niph.go.jp/wadai/mhlw/1979/s5403048.pdf

基準を「最大公約数的」、治療基準を「平均的」と、両者を区別していること、及び治療基準が治療法を単に羅列するだけで根拠となるデータを示していないことは、単なる枠組み作成であったことのあらわれである[10]。そうするとこの治療の「安全性と有効性」とは、診断基準の統一化後に実施される症例の治療結果をもって初めて評価可能となるのである。だから、この報告時点ではまだ評価することはできない。先駆的研究者が「安全性と有効性」を個人的に確認し、それをたとえ個々系列病院内で周囲から是認されることがあっても、それで「安全性と有効性」が得られたことにはつながらない。同じ系列病院の中にあっても、研究者というものは独創性を主張し、当初別々の診断基準を持つものである。まして系列が違えば診断基準には大きな差違がある。つまり、研究班の報告の後でなければ、その「安全性と有効性」について客観的な評価はできない。厚生省研究班の診断基準が完成したのは昭和50年のことで、この研究班の報告時点では、まだ光凝固法は医学的評価がなされていない実験的医療の段階であった。

## 3 厚生省と医療保険制度

厚生省は医療保険制度も管轄しており、その面から「安全性と有効性」を保つ機能をもっている。姫路日赤病院、県立こども病院、天理よろず相談所病院等の保険医療機関において、患者が受ける「療養の給付」は、この医療保険制度のうえにある。「療養の給付」の具体的内容は、毎年発行される医科診療報酬点数表（社会保険研究所発行）に示されている。この内容こそが実践的医療であり、収載されたものについては「安全性と有効性」が積極的に是認されている。これに対して、医科診療報酬点数表に記載の無い診療行為は医療保険適応外であり、すなわち実験的医療である。

保険医療機関における「診療契約」とは、特別に保険外診療を前提とした契約を結ばない限り、すべて健康保険法に基づく保険診療契約である。これは、法学側が（法）医療水準を設定し解釈する上での前提条件といえる。日本の公的医療保険制度は、一疾患に対する一連の診療行為において保険診療と保険外診療（自由診療）を併用することを原則として認めない（混合診療

---

(10) 植村恭夫「未熟児網膜症の診断と治療」日本眼科紀要10号1286頁（1975年）。

の禁止：健康保険法は平成16年以降に関係個所の改正があり，現在は第70条，第72条，第86条が該当する）。

　未熟児網膜症の網膜光凝固術が保険適応となったのは平成2年4月からである[11]。それゆえ，それまでは保険適応がない。姫路日赤病院の眼科医は保険医であり，患児は医療保険契約を結んで診療を開始した以上，当該眼科医が医療保険の療養の給付対象でない光凝固法を積極的に評価せず，またその治療を受けさせる目的で患児を県立こども病院に紹介しなかったことは，医療保険契約に基づいた正当な行為である。すなわち司法はこの判決において罰則規定をもつ医療保険制度への違反を医師と医療機関に求める判断をくだしたことになる。

　あえて光凝固法を行おうとすれば，混合診療が禁止されていることから，入院診療の全てを患者（家族）が自己負担するか，あるいは病院側がすべてを負担する必要があった（極小未熟児が退院までに必要な費用は現在の金額でおよそ300〜1000万円である）。実際には大学病院等で何らかの（例えば研究費等の名目で）金銭的補助がなければ実施できないものである。仮にこれを，自治体が肩代わりを行うとすれば，それは公正な医療の観点からは別の問題が生じてくる。結局当時，未熟児網膜症の光凝固法を受けさせることを目的とすれば，様々な困難が待ち受けていた。光凝固法を行うことを目的としては，保険医や保険医療機関が眼底検査を行うことも，あるいは転医させることも，さらに転医先の保険医や保険医療機関がその患児を受け入れることも，（厳密な意味において）行ってはならない行為であった[12]。厚生省は，保険外診療に関しては，その行為について「安全性や有効性」の是非を判断しない。そのことを通じて，逆に医療保険制度下の医療を「安全性と有効性」が担保されたものとして提供する。

　保険外診療については，誤解が生じないよう補足が必要である。厚生省は，医療保険制度を利用しない場合にあっても，保険外診療を医師が行ってはならない診療行為とはしていない。例えば美容整形はこれに該当する。厚生省は，個々の医師の判断で実験的医療を行うことを認めており，その場合は治療に関わる検査や入院の費用全てについて，公的医療保険制度を利用しては

---

(11)　川﨑・前掲論文注(4)36頁。
(12)　川﨑・前掲論文注(4)36頁。

ならないとしている。現在でいうところの先進医療は特別なものとして除かれるが，当時の光凝固法はこれに該当しない。保険外診療は，費用負担の関係で受診者数は限られている。言い換えると，患者が「期待」に基づいて実験的医療に殺到し，多数の施術が行われることになれば，それによりもたらされるかもしれない障害の範囲を，これは限定する効果を持つ。本件姫路日赤事件において，当時の県立こども病院は保険外診療である未熟児網膜症に対する光凝固法とそのための眼底検査を行っていた。それにもかかわらず，保険外診療に期待される患者数の抑制効果が，ここでは見られない。明らかにされてはいないが，ここには保険請求上の問題（請求免除であれば違法）が絡んでいると思われる。

　厚生省は，保険外診療においてその「安全性と有効性」については確認せず，すなわちその施術を良いとも悪いとも関知しない立場をとる。この厚生省の立場は，研究班の報告内容に対する姿勢と同様である。その理由は，研究班も保険外診療もどちらも「研究」領域だからである。こうして厚生省は，医療保険制度内において，被保険者が受けられる医療の「安全性と有効性」を担保する。同時に医療保険制度を利用しないことを条件に，医療の発展に必要な実験的医療への道を確保する。

## 4　安全性と有効性

　本件最高裁判決において，司法は未熟児に対する光凝固法を「当該疾患の専門的研究者の間でその有効性と安全性が是認された新規の治療法」とする。だが，その「有効性と安全性」の定義を明らかにしていない。司法は用語使用法上「有効性と安全性」と有効性を先に記し，光凝固法の有効性の有無に主眼をおく。これに対し医学は安全性の確認に主眼を置き，これを前提にして，その後に有効性を評価する。そのため医学は実験的医療において「安全性と有効性」という語句を使用する。この時の「安全性と有効性」とは，実験的医療の研究を中止すべきと判断する重篤な有害事象が見あたらないか，又は有害事象が出現しても治療との因果関係が「否定的」であり，さらに有効性を否定できないという意味である。すなわち，「安全性と有効性」をそれぞれ二重否定できることを条件に，その研究を進めることを消極的立場で是認（消極的是認）する。言い換えると実験的医療は，「安全性と有効性」の

何れかが全否定されるまで実験は続行してよいとされる。これに対し実践的医療とは,「安全性と有効性」の両者が症例によらず再現性よく揃って肯定されたものを指し,積極的に進める立場で是認されるもの（積極的是認）をいう。消極的是認の対象は結果的に医療になっていくものも,そうでないものも含むため,（医）医療水準を構成する要素とはならない。これに対して積極的是認の対象は,（医）医療水準の構成要素となる。消極的是認と積極的是認は,かつて松倉豊治教授が提案された「学問としての医学水準」と「実践としての医療水準」にそれぞれ対応する[13]。

　未熟児網膜症についていえば昭和50年の研究班報告までは研究者毎に診断基準が異なり,そのため治療結果を研究者間で比較検討できなかった。それゆえ,この専門的研究者の是認とは消極的是認に過ぎない。そしてそのような意味での「安全性と有効性」を「期待」して患者がその治療を受けるのであれば,仮に実験的医療がうまく行かず副作用が大きいことが明らかになった場合,そしてその理由が実験的医療によるものであると後から聞かされた場合,患者の「期待」は裏切られ「欺かれた」と感じるに違いない。司法が（法）医療水準で示した「期待」とは,そのように大きく反転する「期待」である。その「期待」には,まだ医学的根拠はなく,単に実験的医療者が実験を中止する理由がないというだけの「安全性と有効性」（すなわち消極的是認）であったというに過ぎない。そのような用語が一人歩きし,また実験的医療者の説明不足が,患者と司法を混乱させたというべきである。

　本件最高裁判決を導いた（法）医療水準とは,このような消極的是認に基づく「安全性と有効性」の上に成り立つ基準であった。それゆえ,一般的に理解される「安全性と有効性」とは全く無関係である。

## V　本件最高裁判決理由の（2）とそれに対する医療側の不同意

　理由(2)は「姫路日赤においては,昭和四八年一〇月ころから,光凝固法の存在を知っていた小児科医のc医師が中心になって,未熟児網膜症の発見と治療を意識して小児科と眼科とが連携する体制をとり,小児科医が患児の

---

(13)　松倉豊治『医学と法律の間』130頁（判例タイムズ社,1977年）。

全身状態から眼科検診に耐え得ると判断した時期に，眼科のd医師に依頼して眼底検査を行い，その結果本症の発生が疑われる場合には，光凝固法を実施することのできる兵庫県立こども病院に転医をさせることにしていた。」と明示した。だがここにも問題がある。

## 1 兵庫県内の医療体制

本件上告理由[14]および差戻審判決において（法）医療水準の設定に用いられた兵庫県内の病院は，県立4病院，市立5病院，法人1病院の計10病院であり，いずれも昭和49年までに，眼底検査を行い適応のある患児には県立こども病院にて光凝固法を受けさせる体制ができていたとされる。このうち県立4病院は，昭和48年までにすべてが光凝固法の実施あるいは実施のための転医を施設方針としていたとされる。県立尼崎病院は昭和46年に，県立淡路病院は昭和48年に，それぞれ未熟児網膜症を経験し，結局訴訟になっている。市立5病院と法人1病院について，全体において対応が取られるようになる時期とは，眼底検査の開始時期を考慮すると昭和49年以降と考えられる。しかし，神戸海星病院は昭和46年に，明石市立市民病院は昭和47年に，それぞれ未熟児網膜症を経験し結局訴訟になっており，対応の開始時期はそれぞれ昭和46年と昭和48年である。そうすると，兵庫県下で訴訟を受けた4病院の対応時期は，全て裁判ないし裁判までの過程を契機としたものであり，昭和46年から48年までの間という特徴がみられる[15]。

## 2 司法システムがもたらす影響

本件最高裁判決は，診断・治療法が一応完成する時期を，厚生省研究班による報告発表があった昭和50年ではなく，「兵庫県及びその周辺の各種医療機関における光凝固法に関する知見の普及の程度等の諸般の事情」を検討したうえで（研究班が組織される）昭和49年とする。そうすると上記の訴訟を受けた4病院は，光凝固法の「先駆的医師」がおらず，また厚生省研究班が組織される昭和49年よりさらに1年前（診断・治療法の完成以前）に対応をとったことになる。つまり，その対応は未熟児網膜症に対する適切な評価と

---

(14) 前掲注（1）民集49巻6号1512頁。
(15) 川﨑・前掲論文注（4）36頁。

1　未熟児網膜症姫路日赤事件最高裁判決と医療現場感覚との落差［川﨑富夫］

判断に基づくものとは考えにくい。それにもかかわらず患児に光凝固法を受けさせるために紹介するという対応を決めたということになる。ここでの紹介とは，明らかに医学的根拠や評価に基づくものではない。それでもそのような対応をとったのは，当時の日赤高山病院事件訴訟[16]など一連の未熟児網膜症訴訟（判決だけでなく裁判が起こるという圧迫感）の影響以外には考え難い。当時の状況を，山口斉昭教授は法学側の視点から以下のように記されている[17]。未熟児網膜症日赤高山病院事件地裁判決によって混乱が生じ，その後１年余の間，「もし光凝固法をやってさえおけば，万一失明しても言い逃れできる」との考えのもと，医療現場では光凝固法の「乱用状態」が生じたものであろう（朝日新聞昭和50年7月3日朝刊），と指摘されている点である。この当時の状況に基づけば，兵庫県内の上記４病院の対応とは，そのような状況に至るまでの一連の未熟児網膜症報道が影響したものと理解することができる。すなわち，当時の未熟児網膜症裁判および判決の影響力は大きく，医学的になお不確定の段階にあっても，医療側に医療保険制度上行ってはならない光凝固法の実施をせき立てるに十分なものであった。

　そして，兵庫県内のこれら４病院が訴訟を受けて迅速に光凝固法に向けて対応した事実は，残り６病院に対しても同様の心理的影響を及ぼしたものと思われる。この点に注目すると，本件最高裁判決において「兵庫県及びその周辺の各種医療機関」の状況が作り上げた（法）医療水準とは，日赤高山病院事件など一連の未熟児網膜症訴訟における裁判ないし司法判決によりもたらされたもので，その作用として別途，医療とは無関係な場所で作りあげられたものである。単刀直入に言えば，（法）医療水準は（医）医療水準と無関係に司法自らのシステムが作り出し，その水準を根拠にして最高裁は法的判断を行ったことになる。医療界が根拠とする（医）医療水準に基づかない以上，そこにあらわれる（法）医療水準は（医）医療水準と差違（落差）があるのは当然である。しかも立て続けに訴訟を提起された医療側から，その判決の場にあって司法の恣意性を挙げつらうにはその専門性も異なり相当の勇気が要った。へたに発言すれば司法を敵にまわす可能性がある。そのよう

---

(16)　岐阜地高山支判昭和49年3月25日判時738号39頁．
(17)　山口斉昭「『医療水準論』の形成過程とその未来」早稲田法学会誌47巻361頁（1997年）．

な事情からすれば実に説明しにくい内容であった。さらに言えば，この最高裁判決は国の根幹である医療保険制度をも否定するものであった。つまり，法が法に背けと指示するもので，明らかな矛盾がここに露呈する。

### 3　姫路日赤病院と県立こども病院との連携関係

光凝固法に関して姫路日赤病院と兵庫県立こども病院との間に連携関係があったとされる。だが，これは姫路日赤病院小児科医師が同じ神戸大学出身の兵庫県立こども病院眼科医と相談して連携しようとしたものである。姫路日赤病院の当該眼科医は促されて加わったのであり，その背景には一連の未熟児網膜症訴訟の影響が大きいと考えられる。当時の状況は，「年間四ないし五例の未熟児を兵庫県立こども病院に転医しその判断を仰いでいたが，特別な治療をする必要がないと判断された症例ばかりであった」とある（本件差戻審）。当該眼科医は，県立こども病院が光凝固法の適応があると判断する患児を一例も紹介できなかったのであり，その意味で，当該眼科医の診断は県立こども病院眼科医が期待する光凝固法の適応基準に合致していなかった。当該眼科医師もこれを認識するので，次に，具体的な眼底の診断法を習得しようとする。一般の眼科医にとって未熟児網膜症診断の困難性は，検査結果の判断のみならず，未熟児に対して行う（成人とは異なった）具体的な眼底検査の手技にある。それゆえ，未熟児に対する眼底検査の実技の実習が必要であった。この点について，当該眼科医師は「眼底検査の実習を受けようとすれば兵庫県立こども病院においてであるが，同病院には実習を行うだけの余裕が無く，（当該眼科）医師も多忙な毎日の診療に忙殺され，本症の実習を受けることを要求するのは非現実的である。本症の専門と言えない眼科医としては，文献を通して不完全な知識ながらも経験と試行錯誤により未熟児の眼底管理に取り組むしかなかった」とされている。県立こども病院で実習しようと努力したが，そのような状況の許されなかった姫路日赤病院の眼科医の立場がここに記されている。

他方，県立こども病院の状況についていえば，「未熟児の眼底検査依頼は，兵庫県立こども病院においては，昭和四十九年当時，その能力を超えるほど増加していた」とされる（本件差戻審）。また「兵庫県立こども病院は，遅くとも，昭和四九年一一月一二日には，眼底検査受入能力が限界にきており，

予約により受診することを求めるようになっていた」と記される（本件差戻審）。先に見た兵庫県内の状況からすれば，光凝固法の治療適応患児のみが紹介されたのではない。診断がつかない未熟児がこの病院に殺到したため，姫路日赤病院の眼科医の実習を受け入れる余裕がなかったと考えるべきである。当時のマスコミ報道の流れに今一度留意すべきである。

兵庫県立こども病院の眼科医を含め兵庫県内で光凝固法を実施する施設の医師は，厚生省研究班の班員に含まれていない。そして，当時の県立こども病院の基準が研究班の統一的診断基準と合致しないことについて，本件差戻審判決に「（県立こども病院の）A医師の右診断治療基準は，厚生省研究班報告の内容と大きく異なり，B医師の分類も独自のものであり……厚生省研究班報告の内容を知らず，独自の臨床実験をしていた」と記述がある。結局，昭和49年当時，県立こども病院における光凝固法は，その適応判断に必要な診断基準が確定しておらず，先駆的研究者が個々別々に行う実験的医療であったということがわかる。県立こども病院における試行錯誤の情報は，周囲の医師にも伝わったはずであり，そのような情報は兵庫県立こども病院における光凝固法の信頼性に対し，否定的なメッセージとして姫路日赤病院にも伝わっていたと思われる。そのような中では光凝固法に対する疑問から，連携関係を重視しない方針に変化することは充分にありうることと思われる。

当該眼科医と県立こども病院眼科医との連携関係の構築過程は，最初のやりとりの後，相互の信頼性に基づき具体的問題点の解消を目指すことになる。その中には，助言，手技の伝授，紹介患者が問題なく受け入れられること等が含まれ，その上で初めて双方の補完的な機能が発揮され，連携関係が構築される。本件をみると，当該眼科医が県立こども病院の診断方法に十分習熟していないことが明らかなのに，県立こども病院にはその習得のための研修を受け入れる余裕は全くなかった。他の大学あるいは基幹病院で研修可能であったとしても，県立こども病院の診断基準は独自のものである以上，当該眼科医は連携構築という目的を達することはできなかった。結局，当時の姫路日赤病院と県立こども病院とは連携関係にあるとはいえず，単なる紹介関係にあるというに過ぎない。そしてその理由についていえば，姫路日赤病院側としても，また県立こども病院側としても，ともに努力しようとしてもそれ以上できない状況下にあったのであり，そうである以上，両者の連携の上

になりたつ規範，すなわち光凝固法を患児に受けさせるための転院およびそのための眼底検査の義務も，ここでは成立しない。そしてこの説明を正しく表明できるのは当該眼科医しかいない。しかしこの医師は，昭和50年9月25日に死亡退職しており，当該眼科医本人には，もはやこの件に関し詳細に答弁する機会は与えられていない。

## Ⅵ　本件最高裁判決理由の(3)とそれに対する医療側の不同意

　理由(3)は「姫路日赤は，既に昭和四九年には，他の医療機関で出生した新生児を引き受けてその診療をする「新生児センター」を小児科に開設しており，現に，上告人も，同年一二月一一日に聖マリア病院で生まれたが，姫路日赤の診療を受けるために転医をしたというのである。そうすると，姫路日赤の医療機関としての性格，上告人 a が姫路日赤の診療を受けた昭和四九年一二月中旬ないし昭和五〇年四月上旬の兵庫県及びその周辺の各種医療機関における光凝固法に関する知見の普及の程度等の諸般の事情について十分に検討することなくしては，本件診療契約に基づき姫路日赤に要求される医療水準を判断することができない筋合いである」と明示した。だがここにも問題がある。

### 1　新生児センターの位置づけ

　本件差戻審は，昭和49年当時の兵庫県下の知見を姫路日赤病院に要求される医療水準と解釈する。その根拠として，姫路日赤病院が兵庫県内に所在し，兵庫県が「病的新生児の収用治療の本拠とするための新生児センター」として「同県西部地区においては姫路日赤」を指定したと指摘する。

　病的新生児は集中治療を必要とする様々な新生児疾患を伴うため，昭和45年当時に未熟児センターが作られた。当時の本件患児の予想死亡率は計算上12%であり，当時の未熟児センターの目的が救命にあったことは明らかである。[18]。当時の母子保健法の指定養育医療機関が具備すべき基準には「産科又は小児科を標ぼうしていること」とあるだけで，眼科医について記

---

(18) 馬場一雄「昭和50年度厚生省研究班，未熟児・新生児の養護と治療に関する研究」厚生労働省 HP. http://www.niph.go.jp/wadai/mhlw/1975/s5005029.pdf.

載がない(19)。

　日本赤十字社の目的は先進的医療の実践ではなく，地域医療や災害医療の実践にあることは広く知られている。兵庫県が光凝固法を医療と認め積極的に対応するならば，日赤病院ではなく兵庫県の直接管轄下にある県立こども病院を指定するのが当然である。しかし，当時兵庫県は，光凝固法が保険診療の対象でないことは承知していたはずであり，だからこそ装置を有しその使用経験があっても県立こども病院を新生児センターとして指定しなかったと思われる。結局，兵庫県が姫路日赤病院を「新生児センター」に指定したのは生命維持が目的である。そのことからすれば，光凝固法に関して兵庫県の特段の指示がない限り，県立こども病院に紹介して光凝固法を受けさせるべきとする理由には疑問符が付く。

## Ⅶ　未熟児網膜症判決をめぐる法と医の対立

　姫路日赤事件判決において，その個々の争点を取り上げ，本件最高裁判決に対して，上記の如く医療側の不同意を述べた。司法の側が行う法学的解釈と医療の側が行う医学的解釈との相違，すなわち落差の呈示である。未熟児網膜症訴訟を通して法と医の「認識の相違」が明らかになった。さらに続けよう。

### 1　日赤高山事件における「認識の相違」

　未熟児網膜症日赤高山病院事件地裁判決(20)は，「このままでは絶望であると言渡され，他に治療手段が存在すると知らされたら仮に当該治療手段が極めて稀有の確率さえ存在しないといわれたとしてもその治療手段をうけることを望むであろうことは極めて明白（前段）」，「医師としてはそれが医学界の常例でないからといって当該治療手段施行の可能性を封ずる如きことは許されるものではな（い）（後段）」とあり，社会的な意味から病院を有責とする理由を示す。

　前段部分は「情」に基づく論理であり，実験的医療者が実験を行う動機と

---

(19)　竹下精紀『母子保健法の解釈と運用』87頁（中央法規出版，1972年）。
(20)　前掲注(16)。

共通する。実験的医療は，危険を伴う場合が多いので，この「情」の部分に共鳴し信頼を寄せる患者がいなければ実験は進まない。さらに，当時手探り状態の光凝固法の実施によって，本来は自然治癒するはずの患児が仮に失明したとするならば，その場合にはこの「情」は免罪符として機能する。「安全性と有効性」の所で述べたように，ここで「患者の望み」に重きを置くことは，結果如何によっては「(患者が) 欺かれること」と同義の意味を持ち，その意味でここでの「情」とは盲目的な信頼を前提とする。そもそもこの思考と論理は，医療保険制度の埒外で構築することが許される概念である。残念ながら司法は，この概念を実践的医療の現場に持ち込んでしまった。そのため，医療保険制度が否定され，医療が成り立たなくなるとして医療側が反発した。そしてこのような司法側の論理は次の姫路日赤病院事件最高裁判決に踏襲され，(法) 医療水準としての「期待」に結びついた。実験的医療の論理は実験的医療の領域内でのみ意味を持つのであり，医療保険制度の上に成り立つ実践的医療の領域には当てはまらない。無理に当てはめようとしたから，判決が医療保険制度と相容れずに矛盾することになってしまった。

　後段部分の「医師が医学界の常例でないからといって当該治療手段施行の可能性を封ずることが許されない」という点については，多くの実践的医療を行う医師は納得しない。この論理で行けば，実践的医療を行う多くの医師の目を通して，実験的医療が含む危険な医療を封じる過程が機能しなくなる。その結果，全ての実験的医療がその領域の医師の偏った意見だけでいきなり正当化されるという道が開かれてしまう。これでは，患者を実験的医療の危険から守りきれるわけがない。

## 2　立証責任

　日赤高山病院事件地裁判決後，医療現場では光凝固法の「乱用状態」が生じた。これは裁判および判決が大きな影響力をもつことを示している。すなわちこの乱用状態の出現とは，一度医療保険制度の枠が外れると，そしてそれを司法が是認したことによって，多くの施設で実験的医療が「なし崩し」的に進む事態に陥ることを示している。当時の医療側の反発とは，実験的医療者が示す「安全性と有効性」における消極的是認を，あたかも積極的是認であるかのようにマスコミが語ったことによる。それによって世間の「情」

が刺激され，司法がその「情」によって医療保険制度を犯す前例を作ったという点にある。「情」に結びついた「期待」に引きずられた結果，司法は実践的医療の基盤を見失ってしまった。

　これに対する法学的立場から，山口教授は「姫路の医療環境と神戸の医療環境が全く違うということ，また，ある病院とある病院は大学の系列が違うから使用される術式も違うということは，医療者にとっては常識であるかもしれない。しかし，そのような事実は，一般の患者や裁判官も当然知っておくべきという種類の情報ではない。このため，同判決は，それらは専門家として医療側が立証すべきというに過ぎない」とする[21]。だがこれは山口教授の誤解である。地域によって医師の数にも多寡があり，施設の設備やマンパワーにも差違があることは世間一般に知られている。本件最高裁判決も「当該医療機関の性格，所在地域の医療環境の特性等の諸般の事情を考慮すべき」として記している。姫路市の人口は神戸市の約１／３，大阪市の約１／５であり，また本件判決において比較された県内の10医療施設の多くは大阪と神戸の間（阪神間）に局在している。姫路市が阪神間ではなく岡山県に近接するという地理的環境とともに，実践的医療においても，姫路市と阪神間の諸都市との施設間で，医療内容に差が見られるであろうということは，医療関係者に限らず広く知られた事実である。そしてこのような地域性だけでなく，学派の違いが病院の評判（治療方針や治療結果）というかたちにあらわれることも，社会では広く知られている。まして実験的医療ともなれば，これらの施設間で診療内容が合致するわけがない。そもそも兵庫県内の未熟児網膜症に対する対応状況は，医学的判断ではなく，司法が判決によって，あるいは訴訟そのものが医療側に強制した結果である。判決ないし裁判の効果として実施施設ないし紹介施設の増加があり，それによって「期待」が増加し，そこに結び付けられた結果である。本来，そのような乱用状態の実験的医療こそが異常であり，その作られた「期待」に合致させるものではない。このような状況に至ったのは，司法の勇み足があり，それゆえ生み出されたもので，医学的根拠から説明できるものではない。従ってその立証責任を被告医師および当該医療機関に負わせるべきではない。これは立証責任の問題

---

(21)　山口斉昭「要件事実論的視点から見た医療水準について」Law & Practice 4号117頁（2010年）。

ではなく，法制度がもつそのような影響力を司法自身が認識すべきものである。医療の現実と社会の常識に目を向け，司法自らが熟慮し配慮して，より適正な論理を構築し判決文を記すべきであった。

### 3　当時の医療側の反発

　法学側が記録する当時の医療側の反発の内容を確認しておこう。日赤高山病院事件控訴審判決（昭和54年9月21日）同日の朝日新聞に山内逸郎・国立岡山病院小児科医療センター医長（昭和49年度厚生省研究班の班員）が「光凝固法は当時でも現在でも広く認められた治療法ではなく，国際的な評価も得られていない。岐阜地裁高山支部の判決は，この凝固法を医師が実施しなかったことを問題としたものだ。これでは法廷が医療技術を支配することになり，医師の立場からは承認できない点があった」と述べている[22]。この内容は結局，「公的医療保険制度のもとでは行ってはならない医療（未熟児網膜症に対する光凝固法）であるのに，司法が勝手に制度を歪めてしまった。司法が医療制度を犯すことの責任を取れるのか」という深い憂慮をあらわしたものであろう。

　医療側の反発はもう一つ記録されている。日赤高山病院事件地裁判決の7週間後に岐阜県眼科医会が発送した文書を見ると，「定期的に未熟児の眼底検査する（ことは），明らかに現行法上不法行為である」「光凝固療法は未だ網膜症に対する有効な治療法として確立されていなかった（昭和）45年当時，これ（光凝固法）を使うことはやはり違法だった」，そして「保険医療機関として，保険医として，現行の医療保険制度を守って，診療行為を行っていたのに，債務不履行，または不法行為と判決で決めつけられた以上，吾々眼科医は今後決意を新たにし，法治国の国民として法規を堅く守り，現行の医療保険制度を厳守して，未熟児網膜症の眼底検査には一切応じられない事を天下に声明する」とある[23]。「違法」，「現行の医療保険制度を厳守して，未熟児網膜症の眼底検査には一切応じられない」とは，未熟児を対象として実験中の網膜光凝固法には保険適応がないことを理由として，公的医療保険制度のもとではその治療を実施できないことを説明する部分である。すなわち，

---

(22)　山口・前掲論文注(17)。
(23)　山口・前掲論文注(17)。

日赤高山病院事件地裁判決の内容が公的医療保険制度に矛盾することを指摘する。言い換えれば「司法が相手とするべきは医師ではなく医療保険制度なので，医療側はどうすれば良いのか分からない，教えて欲しい」ということであろう。

　これら医療側の悲鳴に対し，法学側は回答を示さない。判決は，制度に反した内容であっても，必要があればその治療を行うべきとする。治療が制度に優先する考えは確かに正しい。だがその理由，すなわち保険適応がない光凝固法を医療保険制度下で実施することの正当性を司法は全く示していない。わずかに「(社会通念として)司法が思い描く期待」を根拠としているだけである。ここにおいて生まれた法と医の「認識の相違」は，解決されぬまま放置され，司法内での紆余曲折を経て，その後の本件最高裁判決に持ち越された。紆余曲折の中で，本件第二審大阪高裁判決[24]は単なる「抽象的期待感情」によって光凝固法を医療側義務とすることはできないと判示し，これに対して，本件最高裁判決はこの第二審判決を違法とした。司法内部においても，「抽象的期待感情」の解釈が「認識の相違」を生み出している[25]。さらに言えばそこに露呈するのは「抽象的期待感情」がマスコミの煽情に乗り司法を巻き込んで，盲目的に社会制度をも超えてしまったという恐ろしい結果である。

　法学側は，医療側がそのような医療保険のシステムの存在を主張しなかったことを理由に，敗訴になったのは医療側の責任だとするかもしれない。しかし，司法関係者を含めて世間一般は，日常的に医療保険制度の恩恵を被っ

---

(24)　前掲注(1)民集49巻6号1579頁。

(25)　第二審大阪高裁判決は，光凝固法が有効な治療法として確立していなくても「患者に自己決定権の前提となる情報を提供するために光凝固法による治療法が存在することを説明する義務がある」との控訴人主張に対して，「患者側の抽象的期待感情の満足を図らんがために，一般医療水準を超えたところに医療側の義務を拡張してまで，これを法的保護の範囲に取り込んでいくことは，衡平の観念に照らし，また先に説示した医療水準を基準にして注意義務の有無について判断するという基本原則からも大きく逸脱する」と指摘している。(医療保険制度のうえに成り立つ社会において)単なる「抽象的期待感情」によっていきなり「一般医療水準」に満たない(すなわち制度外の)光凝固法を医療側義務とすることはできないことを示す。本件最高裁判決は「抽象的期待感情」を前提なしに用いてこの第二審大阪高裁判決を違法とすることにより，医療保険制度からの逸脱を医療側義務とした。

ている。例えば歯の治療の充填に金を使用すると保険が効かないことなど，その保険契約の確認を通じて制度の存在と概要とを知っている。単にこれは説明を受けなかった，主張が無かった，だけでは済まされない社会的な基本事項である。（法）医療水準の設定において，だれもの身近にある医療保険制度の存在が全く考慮されていなかったことが，（医）医療水準からの決定的な乖離をもたらした。当時の医療側の反発とは，国民が利用する公的医療保険制度に法学側が理解を示さないこと，そして一部の学派が行う実験的医療に対する実践的医療側の反論を，司法が正確に理解しなかったことに対してであろう。そして，判決においてこの矛盾から抜け出すための答えが，やはり示されていなかった。その袋小路に入り，抜け出せないでいる「絶望感」が，これら反発の根本的原因である。

　医療側が反発した結果「岐阜地裁判決後，特異な現象として，学会は被告医師を守る場となり，本症に関する医学論文は裁判対策の傾向の度合いを強めるようになった」そして「自らを含む医学側の当事者が責任を負う可能性があるという状況においては，客観的な評価ができない，またはおよび腰の評価になってしまう」という現象を生じた。そのように法学側は記述を残す[26]。この突き放したような記述は，医療側の反発に法学側も「落差」を感じ，同様に「反発」を抱いたからであろう。医療側の反発は，司法が医療保険制度に違反することを求める相当の理由を全く示しておらず，そのためのいらだちでもあった。医療側としては，日常臨床における光凝固法の扱いに苦慮していたからでもある。一方法学側の立場に立てば，ある眼科医は光凝固法を「医療である」といい，別の眼科医は「医療でない」といい，その矛盾によって疑念を抱くであろう。一見すると，医師という団体が都合良く主張を変えて身内の防衛を図っているようにも思われるからである。だがこの点については説明が必要である。眼科医会の母体は日本眼科医師会であり，日本眼科学会とは異なる組織である。前者は主として実践的医療を行う医師が構成する場であり，後者は実験的医療を含めた新しい医療についての学問の場である。すなわち岐阜県眼科医会の文書は，実践的医療を行う臨床医が，実験的医療の学者が行う光凝固法を批判したものである。医療側の反発とは，

---

(26)　山口・前掲論文注(21)。

表向き司法判決に対するものではあったが，本質的には実験的医療を行う学者に対する臨床家たちの痛烈な批判であった。

## 4 実験的医療と実践的医療との関係

実験的医療と実践的医療とは本来医学の両輪をなす。だが，先駆的研究者によって開発される実験的医療が実践的医療として定着するまでの間，先駆的研究者は実験的医療をしばしば定義なしに安全で有効と主張する。それに対し実践的医療者はそれを（それまでの実践上の経験から）信用してはならないと敬遠する。もともと両者の間には立場の違いがあり論争があるから，両者ともに相手方の主張を（法学側から信頼を得られる程度に）法廷の場で肯定的に説明することは難しい。だがこの互いへの批判的精神こそ，医療を医療たらしめるためのシステムである。

医療側内部には実験的医療者と実践的医療者がおり，それぞれの領域内でのみ通じる専門ルールがあり，「安全性と有効性」の定義も，そのようなものの一つである。司法側がこれを区別し理解することはおよそ困難であろう。医療としては一つであるべきと信じているからである。だから，その内部での相反する主張は，司法側に不信感をもたらすものであった。そのような中で解（あるべき姿）を求めようとすれば，実験的医療者と実践的医療者の両者それぞれに裁判所はその安全性と有効性とを尋ねなければならない。だが，その代表者を選択するだけでも大変な作業になる。では，どうすればよいのか。こういったことを司法に説明できるのは活発な討論がなされる臨床医学の学会をおいてほかにない。学会代表委員の主張は偏りを伴い意味をなさないので，学会が主催する公開討論の場において，この実験と実践の両論の主張がなされるべきである。その討論の結果を踏まえ両論を併記した上で，統一体としての議長総括がその意志決定過程とともに，答申として司法に提出されればよい[27]。すなわち，司法はそのような意見陳述を，学会宛に是非依頼すべきである。すると，臨床医療の担当学会や医学会全体が総意を結集し，この事について責任を持って主導的に説明を行うであろう。だが依頼がなければ，これまでの慣例通り医学は，法学の領分に積極的に足を踏み入れるこ

---

(27) 川﨑富夫「第36回日本血管外科学会総会の新たな挑戦──総会記録集（司会者のまとめ）とコンセンサス」日本血管外科学会雑誌18巻3号425頁（2009年）。

とはしない。未熟児網膜症判決における紆余曲折は，法と医の交流の必要性を示した。

## Ⅷ　まとめ

　日本の医療は，医療保険制度の上に成り立つ。この制度上の医療が実践的医療であり，この領域内では，医療の「安全性と有効性」が積極的に是認されている。これに対して実験的医療は，医療保険制度外（適応外）の診療を指し，この領域に限定して消極的に是認された「安全性と有効性」が用いられる。医療内容が同じ「安全性と有効性」という言葉で表現されていても，実践的医療と実験的医療とでは，その言葉が示す医療内容は異なっている。そして，本件判決が示す「新規の治療法」とは，この実験的医療をさす。未熟児網膜症日赤高山病院事件地裁判決および本件最高裁判決は，光凝固法を医師および医療機関が実施すべき医療とした。実験的医療の実施を司法が法的に強制したのである。その結果，実験的医療が（本来行ってはならない形で）「無し崩し」的に行われるようになり「乱用状態」に陥った。医療保険制度の箍（たが）が一旦外れると実験的医療と実践的医療のバランスが崩れ，実験的医療が無批判に実施されるようになることをこの事実は示している。

　本件最高裁判決と医療現場感覚との「落差」の正体とは，光凝固法が実験的医療であったにもかかわらず，司法側が（医）医療水準から乖離した（法）医療水準を司法独自で設定し，医療保険制度の中に追い込んだことであった。そのため実験的医療と実践的医療との区別，ならびにそれぞれの「安全性と有効性」の区別が困難となった。そして，議論がかみ合わなくなり双方の反発につながった。

　この法と医における「認識の相違」は，当時医療側（臨床医療の担当学会）から適切な説明があれば，司法は理解できる内容であった。だが双方は互いに相手が何を必要としているのか熟慮しようとしなかった。つまり信頼関係を構築してこなかった。それは司法と医療の間に相互に信頼して疑問点を確認しあえる「良きチャンネル」が無かったためである。司法側と医療側の相互不信を解決する糸口は，このような「良きチャンネル」の構築をはかることから始められるべきである。その窓口となるのは，司法が諮問の場とすべ

き臨床医学の学会である。その開かれた討論の場こそ，司法が求める医療紛争の学問的法廷である。法と医の落差の解消には，この学会と法廷とが「叡智」を共有するかたちで結びつく必要がある。その交流を通じてこそ両者の「認識の統合」[28]が得られる。

【付記】本研究は早稲田大学で行われる「医療と司法の架橋研究会」（代表：甲斐克則早稲田大学大学院法務研究科教授）におけるメンバーの議論から多くの着想を得ている。また惜しみない励ましと助言をいただく医療法人厚生医学会理事長の大西俊輝博士に心から感謝する。なおこの研究は厚生労働省科学研究費補助金の一部を使用している。

---

(28) 川﨑富夫「医療紛争にみられる『認識の相違』はなぜ解消されないのか」Law & Technology 37 号 29 頁（2007 年）。

# 2　医療事故に対する刑事処分の最近の動向

押田茂實

医事法講座 第3巻　医療事故と医事法

　　Ⅰ　医療事故と医療過誤
　　Ⅱ　医療事故の現状
　　Ⅲ　医療事故と刑事責任
　　Ⅳ　具体的な事件と刑事責任
　　Ⅴ　最近の医療関係刑事事件の推移

## I 医療事故と医療過誤

　日本では年間約100万人を超える死亡者があり，最も多いのが悪性腫瘍（ガンなど）で約30数万人が死亡しており，次いで心臓疾患（心筋梗塞など）であり，3位は脳疾患（脳出血など），4位は肺炎となっており，この4大疾患で死亡者の約3分の2を占めている。今後更に高齢化が進行し，年間約150万人の死亡が推定されている。

　医療では多彩な疾患を持った患者の診断をし，注射や手術などの治療を行っているが，場合によっては"重大な危険"を内包している専門的な行為であり，その過程で生じる事故を「医療事故」という。従って，医療事故は，医療のあらゆる場面において発生してくる可能性があることになる。いわゆる医療事故の中には疾病のため回避不可能なものもあるが，一方で，その医療行為の過程で，有害結果の発生が医師・医療従事者の判断で予防・回避可能であるにもかかわらず，医師・医療従事者がその予防・回避措置を怠ったという過失が認められた場合，その有害結果の発生は「医療過誤」と呼ばれることになる。医療事故が発生した場合に，患者あるいは家族や遺族などが医療関係者にクレームをつけたり，損害賠償を求めたりすると，「医療（医事）紛争」になる。医療紛争になり，患者側が裁判を提起すると，「医事裁判」になる[1]。

## II 医療事故の現状

　本邦における医療事故や医療紛争の年間発生総数は，発生届出システムが完備していないので詳細は不明である。平成16年10月から財団法人日本医療機能評価機構に付設された医療事故防止センターが厚生労働大臣の登録分析機関として医療事故情報収集等事業を開始した。これらは本邦の医療機関の一部であり，今後の対象施設の増加が望まれる。

　各種のデータによると，日本では医療紛争は次のように処理されていると

---

（1）　押田茂實・児玉安司・鈴木利廣『実例に学ぶ医療事故　第2版』（医学書院，2002年）。

推測される[(2)]。100件の医療紛争のうち，その後消失してしまう紛争が約30％，見舞金を支払って決着している紛争が約40％，弁護士などの仲介により示談している紛争が約20％であり，以上の約90％が訴訟には至らず，水面下で終了していると推測される。一方，約10％が民事訴訟となるが，訴訟中取下げが約2％弱，和解が約5％，判決に至るのが約3％強と推測される。この3％強の判決中では，約2/3が診療側無責，約1/3で診療側に対する損害賠償請求が認められている。最近1年間で医療に関する民事判決は約400件であり，判決にまで至るのは医療紛争全体の約3％強と見込まれるので，医療紛争の数はその約30倍とすると，約12,000件ということになる。

アメリカでは，1999年にINSTITUTE OF MEDICINE OF THE NATIONAL ACADEMIESが「TO ERR IS HUMAN」を公表した。同書では，アメリカ国内では，薬物療法のエラーなどの医療過誤（medical errors）の結果によって年間少なくとも4万4,000人，最大で9万8,000人が死亡していると推定し，この数は，交通事故（4万3,458人），乳がん（4万2,297人），エイズ（1万6,516人）の死者を上まわっているという。そして，そのための経済損失は170～290億ドルに上るとしている。

日本では1年間の交通事故死者数は約1万人弱である。交通事故の死亡者と同じくらいかそれよりやや多い数の医療過誤による死亡者が日本でも発生しているとすれば，年間約1万人ということになり，これは放置できない数字であろう。

## III　医療事故と刑事責任

医療行為に大きなトラブルがなく診療が順調な過程にある場合には，医師・医療従事者は，特に法律を意識することなく患者の診療を行っているが，患者に何らかの予想外の有害結果が発生すると，医師・医療従事者は様々な法律上の問題に直面することになる。

医療事故において民事責任を追及されるケースが多く，刑事責任を追及さ

---

（2）　押田茂實『医療事故　知っておきたい実情と問題点』（祥伝社，2005年）。

れることは比較的少ないと考えられていた。しかし，医師の明らかな過失により患者の身体に傷害が残ったり，その生命が失われた医療過誤の場合には，医師が刑事責任を問われることがある。

　昭和60（1985）年から平成11（1999）年までの15年間に入手できた刑事事件判決を整理したところ，45件の医療事故刑事事件，50判決が「刑事医療過誤」に収録されていた[3]。45件のうち，医師のみが業務上過失致死傷罪に問われた事件は29件（31人）であった[4]。看護師（准看護師）のみが同罪に問われた事件は8件（8人）であり，医師と看護師が同罪に問われた事件は5件（医師5人，看護師5人），薬剤師のみ1件，無罪1件〜胃ゾンデ管に電気吸引器の噴出用管を接続し，胃内に空気を噴出した患者死亡例で，因果関係を10年間争った。業務上過失致死傷罪として有罪となった事件は42件で，罰金刑となったのは医師（歯科医師）31人，看護師（准看護師）13人，薬剤師1人であり，禁錮刑（執行猶予あり）となったのは医師5人であった。

　平成11（1999）年1月に横浜市立大学において患者取り違え手術事故が発生し，同年2月に都立広尾病院において看護師の注射誤投与死亡事故が発生した。これらの事故を契機に医療に関する安全対策がマスコミにより注目され，その後医療事故刑事責任追及のケースが続出した。

　日本では，起訴便宜主義（刑事訴訟法第248条）といわれ，検察官が捜査結果に基づき被疑者（医療事故の場合は，医師・医療従事者等）を起訴するかどうかを決定する。医療事故においては，医師の過失を明白に証明することは，原疾患の存在のためかなり困難である。刑事事件では，被告人を有罪とするには，行為と結果の間に高度の因果関係の存在が必要であるが，有罪の見込みがなければ，検察官は起訴しない（不起訴処分）ので，実際に起訴される医療過誤事件は少なかった。

　全国の警察への医療事故の届け出は，平成10年には数十件であったが，平成15・16年には年間約250件となっていた。一方，医師や医療従事者の刑事責任を問う刑事医療過誤訴訟について，起訴件数や有罪率等についての公式な統計資料は存在していない。数少ない資料では，平成11（1999）年1

---
（3）　検察官の飯田英男氏と山口一誠氏が出版した『刑事医療過誤』（判例タイムズ社，2001年）。
（4）　飯田他・前掲注（3）。

月～平成 16（2004）年 4 月までの刑事医療過誤事件の判決・略式命令の件数と内訳はおよそ次のようになっていた[5]。この期間では公判請求 20 件（36 人），略式命令 59 件（76 人）であり，判決・略式命令の内訳では，禁錮刑以上 17 人（懲役刑 4 人，禁錮刑 13 人），罰金 82 人，公判係属中 11 人（上告審係属中 2 人，控訴審係属中 2 人，1 審係属中 7 人），無罪 2 人であった。なお，懲役刑の 4 人は，それぞれ，準強制わいせつ罪と併合されての実刑，非医師によるレーザー脱毛施行，虚偽有印公文書作成・同行使の罪（後述），証拠隠滅等（後述）によるものであり，業務上過失致死傷罪のみによる懲役刑ではない。また，禁錮刑ではいずれも執行猶予となっている。職種別では，約 4 割が医師に対する公判請求・略式命令であり，約 3 割が看護師に対するもの，約 1 割がその他の医療従事者に対するものであった。

　これらの刑事事件は，注射薬剤の間違い，異型輸血，手術部位の取り違え，医療器械の操作における単純な間違いというように過失の程度が大きく，かつ，患者が死亡する，不要な手術を施行されたなどと結果が重大な場合が多い。これらは，大部分が初歩的な注意義務違反によるもので，医師としての基本的義務を怠った事例がほとんどである。

　医療過誤で起訴された場合，起訴の半数以上が略式起訴の申し立てとなっていた。これは，検察官の請求により，簡易裁判所が，公判手続を経ないで，検察官の提出した資料だけによる書面審理で一定額の罰金または科料の刑を科する略式命令を発する簡易な手続で，公判は開かれない。

　医療過誤事件で公判請求がなされ，その判決が有罪となった場合，罰金となるのが一般的であり，禁錮刑の場合でもほとんどが執行猶予とされていた。尚，医師 2 人，看護師 1 人で禁錮刑の執行猶予なしの実刑となっていた[6]。

## 1　業務上過失致死傷罪

　医療過誤が疑われる場合には，業務上過失致死傷被疑事件（刑法第 211 条 1 項前段）が問題となることが多い。

---

（5）　押田茂實・勝又純俊「医療過誤における医療従事者の責任——刑事責任と行政処分」日大医学雑誌 63 巻 10 号 437 頁（2004 年）。
（6）　飯田英男『刑事医療過誤 II ［増補版］』（判例タイムズ社，2007 年）。

・刑法第211条1項前段〔業務上過失致死傷等〕

業務上必要な注意を怠り，よって人を死傷させた者は，5年以下の懲役若しくは禁錮又は百万円以下の罰金に処する。(注：平成18年5月18日に改正され，それ以前では罰金は50万円以下であった)

刑法第211条では直接の行為者がその責任を問われる法律である。従って，看護師（婦）が薬剤を取り違え内服薬を静脈注射し患者を死亡させた場合，与薬方法を間違えた看護師（婦）のみが罪を問われた「投薬方法過誤致死事件」（看護婦：罰金10万円），電気メスの接続が誤っていたために患者に傷害を負わせた事例ではケーブルの接続を間違えた看護師（婦）が罪を問われた「北海道大学電気メス事件」（看護婦：罰金5万円）などでは，医師の刑事責任は問われていない[7]。

## 2　死亡診断書（死体検案書）

刑法第211条で直接医療過誤の刑事責任を問われるのではなく，医療過誤に関連する諸行為に対して医師の刑事責任を問われる場合がある。

医療過誤，すなわち医師・医療従事者の明かな過失行為に基因して患者が死亡した場合，あるいはその疑いがある場合には，その患者の死因の種類は，病死ではなく，災害死と考えられる。「死因の種類」は「1 病死及び自然死」ではなく「不慮の外因死　8 その他」，状況によっては「12 不詳の死」が適切な場合もある。しかし，医師が，医療過誤を隠蔽する目的で，「死亡の原因」を偽って記入したり，「死因の種類」を「1 病死及び自然死」と記入すると，その医師が公務員である場合には，刑法第156条〔虚偽公文書作成等〕や，刑法第158条〔偽造公文書行使等〕に該当し，また，公務員でない医師の場合には刑法第160条〔虚偽診断書等作成〕に該当することになるので注意が必要である[8]。

## 3　証拠隠滅・虚偽診断書作成等

刑事事件としては，医療事故を発生させたという業務上過失致死傷罪より

---

(7)　飯田他・前掲注（3）。
(8)　押田・前掲注（2）。

も，それを隠蔽しようとした故意の罪の場合の方が罪が重いと判断される。

・刑法第156条〔虚偽公文書作成等〕
　公務員が，その職務に関し，行使の目的で，虚偽の文書若しくは図画を作成し，又は文書若しくは図画を変造したときは，印章又は署名の有無により区別して，前二条の例による。（刑法第155条〔公文書偽造等〕1年以上10年以下の懲役）
・刑法第160条〔虚偽診断書等作成〕
　医師が公務所に提出すべき診断書，検案書又は死亡証書に虚偽の記載をしたときは，3年以下の禁錮又は30万円以下の罰金に処する。

　公務員は禁錮・懲役の刑事処分を受けると，執行猶予が認められていても自動的に失職（国家公務員法）・免職（地方公務員法）となる。これを考え合わせて，医師・医療従事者の業務上過失致死傷に対する処分として罰金刑の上限のケースが多かったと推測される。

・刑法第104条〔証拠隠滅等〕
　他人の刑事事件に関する証拠を隠滅し，偽造し，若しくは変造し，又は偽造若しくは変造の証拠を使用した者は，2年以下の懲役又は20万円以下の罰金に処する。

　この条文では，「他人の刑事事件に関する証拠を隠滅し」となっているので，上司や部下，看護師の医療過誤を隠蔽するために，診療録を改竄したり，その他の記録を破棄したりすると，この罪に問われることになる。一方，医療過誤の当事者の場合には，診療録の改竄やその他の記録の破棄は刑法第104条に直接抵触する行為ではない。しかし，医療過誤そのものは過失犯とされるが，診療録の改竄や破棄は故意犯であり，公判において事件の情状として不利に働くことになろう。診療録の改竄は厳に慎まなければならないのは当然のことである。

## Ⅳ 具体的な事件と刑事責任

### 1 患者取り違え手術（横浜市立大学）

　平成 11（1999）年 1 月 11 日，第一外科病棟に入院し，心臓手術を予定していた患者 G（74 歳男性，僧帽弁閉鎖不全症）と肺手術を予定していた患者 H（84 歳男性，右肺がん）を，病棟看護婦 D が，それぞれの患者をストレッチャーにのせ，同時に手術室交換ホールに運んだ。午前 8 時 25 分から 40 分の間，D は同ホールで順次ハッチウェイを通して手術室看護婦 E に 2 人の患者を引き渡したが，E は，よく確認しないまま，G を H，H を G として受け取ってしまい，そのまま手術室担当看護婦に引き渡した。次いで，E は D より両名のカルテを引き継いだが，姓の確認だけで引き継いだため，G・H は取り違えられたまま，G は H の入室する予定の 12 番手術室に運ばれ，H は G の入室する予定の 3 番手術室に運ばれた。

　G 担当の麻酔科医 F（平成 6 年卒，特別職診療医），H 担当の麻酔科医 C（平成 9 年卒，研修医）は，両名の取り違えに気づかず，それぞれ H，G に対して全身麻酔を導入した。G の執刀医第一外科部長（教授）A，H の執刀医（助手）B らは，患者の術前検査所見と手術所見が異なることに疑問をもちながらも，患者の取り違えには思い至らず，H に対し心臓手術を，F に対し肺の手術を施行した。手術終了後患者 G・H は集中治療室に移され，ここで患者の取り違えが判明した。

　事故の発生翌日，病院が事故を警察に報告し，捜査の結果，同年 7 月 7 日，神奈川県警は業務上過失傷害の疑いで 18 名を書類送検した。横浜地検は，平成 12 年 3 月に，患者 G の執刀医 A，麻酔科医 F，患者 H の執刀医 B，麻酔科医 C，患者 2 名を手術室に運んだ病棟看護婦 D，2 名を引き継いだ手術室看護婦 E の 6 名を横浜地裁に起訴した。

　平成 13（2001）年 9 月 20 日，横浜地裁で判決公判が開かれ，表に示す判決があった。横浜地検は罰金刑・無罪の被告人 5 名の地裁判決を不服として控訴し，また，禁錮刑となった E 被告も控訴した。

　平成 15（2003）年 3 月 25 日に東京高裁は原判決を破棄し，被告人 6 名を

表：医師・看護婦への求刑と判決

| | 求刑 | 横浜地裁判決 | 東京高裁判決 |
|---|---|---|---|
| 執刀医A | 禁錮1年6月 | 罰金50万円 | 罰金50万円(確定) |
| 執刀医B | 禁錮1年6月 | 罰金30万円 | 罰金50万円(確定) |
| 麻酔医F | 禁錮1年6月 | 無罪 | 罰金25万円(上告) |
| 麻酔医C | 禁錮1年6月 | 罰金40万円 | 罰金50万円(確定) |
| 病棟看護婦D | 禁錮1年 | 罰金30万円 | 罰金50万円(確定) |
| 手術室看護婦E | 禁錮1年 | 禁錮1年<br>(執行猶予3年) | 罰金50万円(確定) |

有罪とする判決を下した。

一審では，麻酔医Fは，麻酔導入前，「外見的特徴の記憶などという不確かさを残すものより，声掛けやカルテ等により当該患者の同一性を確認することが劣るとはいえず」，外見的特徴から同一性に気付かなかったことをもって「注意義務違反があったとはいえない」として無罪判決となったが，控訴審は麻酔導入前に「被告人Fとしては，目の前の患者がGかどうかを把握するだけの容貌，身体的特徴を十分に把握することができたと認められる。」「しかるに，被告人Fは，患者の同一性確認について意識が希薄であったため，麻酔を導入するまで，患者がGではなくHであることに全く気付かなかった」と一審とは異なる過失認定をした。また，麻酔導入後に患者の同一性に疑問を抱き確認をしようとしたことを，その「程度の手立てでは不十分であり，過失責任を免れない」とした。ただし，「麻酔導入後の過失の程度は軽く」「本件に関与した他の被告人のいずれよりもかなりその程度が軽い」とも指摘した。

「本件取り違え事故が発生した背景には，横浜市大病院における医療体制等の問題が多々存した」と述べ，「看護婦の患者引渡しの際や手術室入室の際の患者確認，麻酔医や執刀医による麻酔導入前の患者確認等に関して，これらに関与する者にその意識が欠けていたことのほか，病院全体としての患者確認のための指導・教育の不足，患者取り違えを防止するための確実な方策が採られていなかったこと」を指摘した。また，「被告人ら以外の医師の中にも，被告人らと同等もしくは見方によってはそれ以上の責任を問われて然るべきと思われる者が存在することも否定できない」とも指摘し，被告人

らと起訴されなかった者との不均衡を指摘し，罰金刑が相当として表に示す判決となった。判決後，Ｆのみが上告し，5名の被告人の判決は確定した。

民事関係では，一審判決の時点では患者Ｈと市の和解（慰謝料250万円）が成立していたが，その後，平成14年11月に患者Ｇ（平成11年10月に胃がんで死亡）の遺族とは850万円の慰謝料の支払いで和解が成立している。

## 2　都立広尾病院事件

平成11（1999）年2月11日，慢性関節リウマチ治療のため左中指滑膜切除術手術後の入院患者（58歳女性）にヘパリンナトリウム生理食塩水と誤り，消毒液ヒビテングルコネート液を点滴したため，患者が死亡した。薬剤を誤って準備した看護婦は業務上過失致死罪に問われ，禁錮1年（執行猶予3年），与薬した看護婦には禁錮8月（同3年）の判決が下された[9]。一方，主治医（整形外科）は医師法21条〔異状死体等の届出義務〕に違反するとして略式命令にて罰金2万円[10]とされ，平成13年5月に業務停止3月の行政処分を受けた。院長（整形外科）に対しては，主治医が女性患者の病理解剖に立ち会った際に「患者の死体の外表を検査して検案を行い，患者の死体の右腕の静脈に沿って赤い色素沈着がある異状を認めたことが明らか」であり，「ポラロイド写真を見せられて死体に異状があるとする報告等を受けるなどしながら，届出しないとの判断を変えなかったことが認められ」，「医師法21条に定める所轄警察署への届出をしないことにつき，主治医らと共謀を遂げたことが明らかである」と認定した。また院長は，「主治医が，死亡診断書及び死亡証明書作成の職務を行うに際し，同医師らと共謀の上，患者の死因がヘパリンナトリウム生理食塩水と消毒液ヒビテングルコネート液を取り違えて投与したことによるものであって，病死及び自然死ではないのに，死因を偽って死亡診断書及び死亡証明書を作成しようと」したとして，主治医に，死亡診断書の「『病名』欄に『急性肺血栓塞栓症』と『合併症』欄に『慢性関節リウマチ』等と記載させ，また「『死因の種類』欄の『病死及び自然死』欄に丸印を付するなど」させて，家族に交付させた。結局，医師法21条違反，虚偽有印公文書作成・同行使の罪で懲役1年（執行猶予3年），

---

(9) 平成12（2000）年12月27日東京地裁判決。
(10) 平成12年6月19日東京簡裁略式命令。

罰金2万円（求刑：懲役1年，罰金2万円）との判決となった[11]。最高裁は院長の上告を棄却し判決は確定した[12]。この事件では，業務上過失致死罪に問われたのは，薬剤の準備・注射をした看護婦2人であり，主治医や院長は業務上過失致死罪には問われていない。

### 3 割りばし死亡事件（杏林大学）

平成11（1999）年7月，男児（4歳）が盆踊り大会会場で転倒，綿飴の割りばしがのどを貫いたとして大学病院に救急搬送された。耳鼻咽喉（いんこう）科の当直医は傷口に消毒薬を塗り帰宅させたが，男児は翌日死亡した。当日午後6時50分ころ，救急隊員は，医師に対して，「綿飴の割りばしを喉に刺したようです。傷の深さは分かりません。」，「割りばしは抜けています，本人が抜きました。」，「搬送途上，嘔吐が1回ありました。」と申し送ったとのことだった。

頭蓋（ずがい）内に7センチ余の割りばしが存在することが司法解剖で初めて気づかれ，警視庁は平成12（2000）年7月，医療ミスが死亡の原因とみて耳鼻咽喉科当直医を書類送検し，東京地検が平成14（2002）年8月に在宅起訴した。

この事故の概要を聞いて，日大解剖学教授とどこから割りばしが頭蓋内に刺入されて患児の受け答えができるか検討し，ここしかないと確認できるまで約2時間の時間が経過した。検察官は，割りばしの刺入経路につき，「Aの軟口蓋を貫通した割りばしは，上咽頭腔内，上咽頭後部を経て，頭蓋底において左頸静脈孔内を通り，頭蓋腔内に嵌入して左小脳半球の脳実質に至っていた」旨釈明した。

平成18（2006）年3月の東京地裁の一審判決では無罪とされた[13]。ただし，一審の刑事判決では，医師の行為と男児の死亡との因果関係は否定されたが，医師の過失自体は認めていた。一審判決では，次のように事実を認定した。「出店していた屋台で，割り箸に巻き付けた綿飴を貰い，同日午後6時5分ころ，その割り箸を手に持ち綿飴を口にくわえたまま同園中庭を小走りに

---

(11) 平成15（2003）年5月19日東京高裁判決。
(12) 平成16（2004）年4月13日最高裁判決。
(13) 飯田・前掲注（6）726頁。

走っていたところ，前のめりに転倒し，その際，手に持っていた綿飴の割り箸が同人の軟口蓋に突き刺さった。付近にいた人が男児のほうを見ると，右腕をひじから曲げて身体の下に入れるようにしてうつ伏せに倒れていたが，その後，口の中から割り箸を引き抜いてこれを放るような動作をしていた。」

東京高裁判決[14]は，民事判決と同様に，医師の過失を否定した。具体的には，一審判決では「割りばしによる頭蓋内損傷を疑ってCT検査などを行うべきであったが，それをしなかった注意義務違反がある」とされたが，高裁判決ではこの注意義務違反自体も否定された。東京高検は上告しないと発表し，「憲法違反や判例違反，判決を覆すだけの重大な事実誤認がなかった」と説明した。

なお，通常のレントゲン検査やCT検査で割りばしは確認できないし，MRIでは小児の場合必要な検査時間中に動かないことが確保されるように麻酔をかける必要がある。

平成20（2008）年2月の民事裁判でも原告（遺族側）の損害賠償請求（8900万円請求）は棄却された。

この事例に関して担当した奥田保弁護士[15]は，「そもそも起訴すべき事案ではなかった」として，「判決文では計29ページのうち，因果関係についての記載は3ページ強で，大半は過失認定に割かれています。あくまで推測ですが，社会的にも注目度が高かった事件ですから，東京高裁は，医療界，あるいは患者・国民への影響も配慮したのだと思われます。民事と刑事で，担当医の過失についての司法判断が分かれたままでは，後々医療界が混迷する，このまま放置はできないと懸念したために，『職権判断』をしたのだと思われます。過失の有無は厳格な証拠によって，判断されるべきです。民事裁判における過失の有無は証拠の優越性で決まりますが，刑事裁判では99％確実，言い換えれば『合理的な疑いが残ったら無罪』。つまり，厳格な判断が要求される刑事裁判での判決こそが，後々の指針になるだろうという判断を東京高裁はしたのだと思います」と述べている。

刑事裁判で無罪が確定し，民事裁判でも損害賠償請求が棄却された本件のようなケースに関して，「被害者」という表現にも大いに問題が残っている

---

(14) 平成20（2008）年11月。
(15) 検察官・裁判官経験者，m3.com医療維新（2008年12月10日）。

と思われ，これらの裁判が確定するまでの約10年間に及ぶ当該大学病院の医療に関する非難的なマスコミ報道には検討すべき問題点が山積していると思われる。

## 4 心臓手術事件（東京女子医大）

平成13（2001）年3月2日に，12歳女児の心房中隔欠損症等の手術中に人工心肺が脱血不良となり，患者が脳循環不全による重度の脳障害となり，3日後死亡する事故が発生した。

ミスを隠すためカルテを改ざんしたとして，担当医だった医師（当時46歳，講師）が証拠隠滅の罪に問われ，被告医師は無罪を主張していたが，懲役1年，執行猶予3年の有罪判決が確定した[16]。判決によると，被告医師は，人工心肺装置を操作していた循環器小児外科の元助手が刑事責任を問われるのを恐れ，看護師長らに手術記録の書き直しを命じ，自らも記録を改ざんしたと認定された[17]。

その後，厚生労働省医道審議会は平成17（2005）年2月には，手術記録を改ざんした医師（元講師，証拠隠滅罪で有罪確定）を医業停止1年6カ月とするよう答申した。一方，平成14（2002）年7月に厚生労働省は，大学病院の特定機能病院の承認を取り消した。安全管理体制の改善及び患者や家族の理解が得られたとの判断により，大学病院の特定機能病院が再承認されたのは平成19（2007）年8月であった。

このケースで，人工心肺装置を操作していた医師（当時38歳，助手）が逮捕された後に起訴され，業務上過失致死罪に問われていた。東京地裁判決[18]では，患者の死亡原因を，人工心肺装置のフィルターの目詰まりだと認定した上で「被告医師にはこのトラブルを予見することはできなかった」として，業務上過失致死罪に問われていた医師に対し，無罪を言い渡した[19]。そして，東京高裁の判決[20]で無罪が確定した。

---

(16) 平成16（2004）年3月22日。
(17) 飯田・前掲注（6）649頁。
(18) 平成17（2005）年11月30日。
(19) 飯田・前掲注（6）661頁。
(20) 平成21（2009）年3月。

## 5　福島県立大野病院事件

　平成16（2004）年12月17日に帝王切開手術を受けた産婦（妊娠36週，第2子）が死亡したことにつき，手術を執刀した産婦人科の医師1人が業務上過失致死と医師法違反の容疑で平成18（2006）年2月18日に逮捕され，翌月に起訴された。

　福島県立大野病院医療事故調査委員会は平成17（2005）年3月に記者会見し，「病院側に過失があった。家族には説明し謝罪した。今後賠償について話し合う」と説明した。これをキッカケに警察の捜査が開始され，担当医師が業務上過失致死などの罪で逮捕・起訴された。日本産科婦人科学会と日本産婦人科医会は「最も難しい症例であり，ミスではない」として，医師逮捕は不当であると訴え，「癒着胎盤という診断も対応も難しい症例で，医師が誠意をもって医療を行ったが力が及ばなかった。過失や故意はなく，逮捕・起訴するなど刑事責任を追及するのはおかしい」と訴えた。

　公判に伴い，検察官側の産婦人科関係の鑑定人（日本産婦人科学会会長）の癒着胎盤の経験が1例しかないことが判明し，弁護人依頼の産婦人科専門医の鑑定では，「癒着胎盤の剥離を開始したら中止せず，剥離を完遂させることが臨床医学の実践における医療措置である」とされ，執刀医の過失を否定した。

　平成20（2008）年8月20日，福島地裁は，被告人の医師を無罪とする判決を言い渡し，検察側が控訴を断念したため確定した[21]。医師は休職中であったが復職した。なお，医師の過失のない措置によって，診療中の患者が疾病により死亡したような場合は，医師法21条にいう異状の要件を欠くとして，医師法21条にいう異状に該当するとはいえないともした。

　国内の産科医数は減少していたが，この事件以後にはますます産科を敬遠する傾向が強まり，福島県内では事件以後産婦人科からの撤退が相次ぎ，産婦人科を掲げる医療機関は減少した。

---

(21)　医療判例解説16巻20頁。

### 6 禁錮刑で執行猶予がつかなかった事例（宇治川病院事件）

平成 13（2001）年 1 月 15 日，じんましんの治療中だった女児（事故当時 6 歳）に元准看護師（事件当時 60 歳）＝ 2 審で禁錮 8 月，確定＝が医師指示の塩化カルシウム液と間違え，塩化カリウム液を注射し心停止状態になった。医師は適切な蘇生措置をしないまま放置し，患者は低酸素脳症による寝たきり状態の障害となった。

業務上過失傷害罪に問われた元医師（事故当時 68 歳）の控訴審判決（平成 18（2006）年 2 月）で，大阪高裁は，禁錮 1 年（求刑禁錮 1 年 6 月）とした 1 審京都地裁判決を破棄し，禁錮 10 月を言い渡した。医師が 1 年前に医師免許を返上したことなどを理由に減刑した。医師は 1 審で無罪を訴えたが，控訴審では過失を認めた上で，医療ミス事件としては異例の実刑とした 1 審判決について「執行猶予が相当だ」と主張していた。

両親が病院と元医師らに損害賠償を求めた民事訴訟では，平成 17（2005）年 7 月の京都地裁判決が約 2 億 5000 万円の支払いを命じ確定した[22]。

## V 最近の医療関係刑事事件の推移

医療事故の警察への届け出件数は平成 9（1997）年には 21 件であったが，平成 12（2000）年には 80 件となり，平成 16（2004）年には 256 件とピークを迎え，刑事無罪事件が続出した影響もあり，その後徐々に減少している。平成 9（1997）年に 3 件しかなかった医療事故の立件送致件数はその後急激に増加し，平成 16〜19 年には 90 件台となっていたが，その後減少している[23]。

検察官に送致された事件は，その後検察官が起訴・不起訴（起訴猶予，嫌疑不十分，嫌疑なし）の判断をする。近年略式命令を含み起訴事例は減少している。例えば胸骨穿刺後死亡したケースで，平成 15（2003）年 9 月の事例では医師は罰金 40 万円（業務停止 10 月）であったが，平成 19（2007）年 10

---

[22] その後，医療事故損害賠償保険の限度額である 2 億円で和解した。
[23] 立件送致とは，第 1 次的な犯罪捜査機関である警察が検察官に事件の引き継ぎを行うことをいう。

月の事例では不起訴処分であった[24]。

　平成16（2004）年1月から平成20（2008）年12月までの5年間に64件の事故・事件に関する75件の判決（命令）があった。業務上過失致死傷罪に問われたのが66判決であった[25]。被告人となったのは医師46人，歯科医師2人，看護師26人，准看護師6人，薬剤師3人，臨床検査技師1人，介護職員1人であった。医師が被告人の場合には，略式命令事件が17件で，公判請求事件が16件であった。一方，医師と看護師が被告人になったケースでは略式命令4件，公判請求事件は1件であり，看護師・准看護師が被告人になった事件では略式命令18件に対し，公判請求事件は4件であった。

　医師5人が無罪判決を受け，罰金刑27人，禁錮刑（執行猶予あり）13人であり，1人の医師が禁錮刑（執行猶予なし，前述6）であった。また，懲役刑（執行猶予あり）を受けた医師が2人おり，証拠隠滅罪（前述4），虚偽公文書作成罪等（都立広尾病院事件）によるものであった。看護師・准看護師では罰金刑27人，禁錮刑（執行猶予あり）4人で，禁錮刑（執行猶予なし）の実刑を受けたのは准看護師（前述6）であった。

　85人の被告人中5人の医師（1人は歯科医師）に対し無罪判決が出され，被告人とされた医師・歯科医師は48人であったので，無罪率は約10.4％であった。一般の刑事裁判の無罪率は約0.2％であるので医師に対する無罪率は高率である。公判請求された事件に限ると，被告人とされた医師・歯科医師は23人であって，5人が無罪になったので，無罪率は約21.7％となり，著しく高い無罪率となる。

　前述4の院内事故報告書や5の県の医療事故調査委員会報告書はいずれも早急な示談のために過失を認定した書類であったが，それらが直接的ではないとしても刑事責任追及の根拠にされるとしたら，これらの文書の再評価を厳しく行わなければならない。特に4の事件では，その後の3学会報告書[26]

---

(24) 水谷渉・澤倫太郎『日医総研ワーキングペーパー　医療刑事裁判について』2010年。
(25) 勝又純俊「医療事故に対する刑事処分の現状（平成16年～20年）——新聞記事データベースからの収集」犯罪学雑誌76巻48頁（2010年）。
(26) 平成15年5月に発表された日本胸部外科学会，日本心臓外科学会及び日本人工臓器学会の「3学会合同陰圧吸引補助脱血体外循環検討委員会報告」。

との見解の相違を含めて，判決とは別に，医学的検討・評価が必要であろう。また，このようなケースでは，起訴するに至る鑑定の存在も大きな争点となり，学会の専門家の鑑定書の果たした役割に関しても厳しい検討が求められている。なお，前述の1のケースでは病理解剖が施行され，3のケースでは司法解剖が施行されているが，その他の死亡したケースでは解剖所見が存在しないことが注目される。

　最近では，明らかな医療過誤（誤薬・異型輸血・手術部位の誤りなど）の場合には，早急に示談し，示談書に「刑事責任を追及しない」との文書を作成し，刑事事件に発展することを希望しないケースもみられている。

　なお，3～5の3件の医療関連無罪事件に関して，日医総研シンポジウムが平成23（2011）年7月24日に「更なる医療の信頼に向けて——無罪事件から学ぶ」として開催された。

【付記】本論文の作成に際し，各種データの整理などに上杉奈々さん（日本学術振興会特別研究員）の絶大な協力をいただきました。記して深謝いたします。

# 3　医療事故に対する行政処分の最近の動向

勝又純俊

Ⅰ　はじめに
Ⅱ　医療事故が発生した病院に対する行政処分
Ⅲ　医療事故に関与した医師・歯科医師に対する行政処分
Ⅳ　医療事故に関与した看護師・助産師・保健師に対する行政処分
Ⅴ　医療事故に関与したその他の医療従事者の行政処分
Ⅵ　まとめ

# I　はじめに

　「医療事故に対する行政処分」は，その対象として事故のあった医療施設（病院，医院，診療所）と事故発生の当事者となった医療従事者（医師，歯科医師，看護師，助産師，薬剤師等）が考えられる。しかし，本邦の法律（医療法，医師法，保健師助産師看護師法等）は，医療事故発生，関与を直接の理由として医療施設や医療従事者に対して診療の制限など行政処分を行うものとはなっていない。その点で本稿のタイトル「医療事故に対する行政処分」そのものが存在しないことになるが，現実には医療法や医師法の運用によって，特定機能病院に対する経済上，経営上の制限を課したり，医師等に対して業務停止処分を科すことを可能にしている。

# II　医療事故が発生した病院に対する行政処分

## 1　病院・診療所に対する処分

　一般には後述する特定機能病院に対する処分以外，医療事故発生時ないし発生後に医療事故の発生を理由として医療施設に対し診療を制限するなどの処分を行う権限を行政は有してはいない。渉猟しうる範囲では，整形外科診療所において，セラチア菌に汚染された消毒綿等の使用によりセラチア菌に感染した患者1名が死亡，28名が入通院することになった院内感染事故に対して，事故発覚後，県が診療所に対して約4月間「診察の自粛等を要請」した事案がある程度であり（医業停止処分取消請求事件[1]），これは法律に依らない「行政指導」に過ぎないものである（後述**表1**，**事例102**）。
　一方，重大な医療事故を起こした特定機能病院に対しては，医療法に基づく立入検査を実施し，行政処分に該当する可能性がある場合は，社会保障審議会医療分科会で審議を行い，特定機能病院の承認の取り消し等を行うこととなっている[2]。

---
（1）　東京地判平成22年9月7日ウエストロー・ジャパン。
（2）　厚生労働省『平成16年厚生労働白書』125頁（ぎょうせい，2004年）。

## 2 特定機能病院に対する処分

平成12年12月厚生省医療審議会「医療施設機能部会」は，医療事故発生のあった特定機能病院[3]に対してその安全管理体制を評価し，その措置として「Ⅰ 概ね妥当」「Ⅱ 経過観察」「Ⅲ 指導及び再審議」「Ⅳ 承認取消相当」を定めている。本措置の決定する以前には，特定機能病院取消等を含めて処分規定がなかったため，平成11年1月に発生した「横浜市立大学病院患者取り違え事件[4]」では，同年6月に厚生省は病院を開設する横浜市長に対して特定機能病院の資格を辞退するように勧告し，これを受けて横浜市は特定機能病院の承認を取り下げている[5]。その後同病院は平成13年1月に特定機能病院としての再承認を受けている。

このような勧告は特定機能病院に対してのみ行えることになるので，「横浜市立大学病院患者取り違え事件」と同時期に発生した「都立広尾病院消毒薬誤注射事件[6]」に対しては，厚生省は処分を行ってはいない。

特定機能病院は診療報酬上の優遇を受けているので，特定機能病院でなくなると，病院は収益が減少することになり，病院としては経済上不利益を被ることになる。

平成12年12月以降，確認できる範囲では厚生労働省（厚生省）は，医療事故の発生した特定機能病院11病院に対して医療安全管理体制の評価を行っている。

このうち，心臓手術の医療事故で女児が死亡し，関係した医師2名がカル

---

（3） 特定機能病院とは医療法改正（平成4年）により定められた，高度の医療の提供，高度の医療技術の開発及び高度の医療に関する研修を実施する能力等を備えた病院であり，厚生労働大臣の個別の承認のある病院である。その役割は「高度の医療の提供，高度の医療技術の開発・評価，高度の医療に関する研修」であり，その指定があると診療報酬上の優遇が受けられる。平成23年7月現在，大学病院本院80病院，国立がん研究センター中央病院，国立循環器病研究センター，大阪府立成人病センターの計83病院が特定機能病院となっている（第19回社会保障審議会医療部会資料など）。この承認の取り消しにより病院は収益が減少することに成り経済上，経営上の不利益を受ける。
（4） 飯田英男『刑事医療過誤Ⅱ［増補版］』242頁（判例タイムズ社，2007年）。
（5） 平成11年6月24日四国新聞，同年6月28日 Medical & Test Journal。
（6） 飯田・前掲注（4）38頁。

テを改ざんした証拠隠滅などの罪で逮捕されていた東京女子医大病院[7]は、処分に先立ち特定機能病院の承認辞退を申し出ていたが、厚生労働省はこれを認めず、平成14年7月に社会保障審議会医療分科会は同病院の特定機能病院の承認を取り消している[8]。その後、平成19年8月に医療分科会は（1）事故報告制度の職員への周知徹底（2）医療記録の一元管理や内部監査の充実（3）職員の安全意識の向上—などの安全対策を評価し、約5年ぶりに同病院を特定機能病院として再承認した[9]。

さらに、患者が死亡するなどした4件の医療事故が続いた東京医科大学病院に対しては平成16年3月に「指導及び再審議」とする行政処分が行われた[10]。その後、心臓手術を受けた患者4人が相次いで死亡する医療事故が発生したため、同病院は東京女子医大病院と同様に平成17年5月に特定機能病院承認の返上を申し出ているが[11]、厚生労働省はこれを認めず、同年6月承認を取り消す行政処分を行っている[12]。そして、3年9月経過した平成21年2月に再承認に至っている[13]。本件は前述の横浜市立大学病院や東京女子医大病院と異なり、事故が刑事事件化してはいない。

一方、いわゆる「埼玉医大総合医療センター抗ガン剤過量与薬事件[14]」や「慈恵医大青戸病院腹腔鏡下手術ミス事件[15]」では、事故の発生した病院はいずれも大学病院分院という位置づけであり特定機能病院ではないので、これらの病院も厚労省の処分の対象にならなかった。

---

(7) 飯田・前掲注（4）649頁。
(8) 平成14年7月12日朝日新聞。
(9) 平成19年8月10日産経新聞。
(10) 平成16年3月30日産経新聞。
(11) 平成17年5月11日読売新聞。
(12) 平成17年6月6日朝日新聞。
(13) 平成21年1月20日読売新聞。
(14) 飯田・前掲注（4）98頁。
(15) 飯田・前掲注（4）502頁。

## Ⅲ 医療事故に関与した医師・歯科医師に対する行政処分

### 1 医師に対する行政処分

医師法第7条は,医師が成年被後見人又は被保佐人となった場合には免許を取消すことを定めると同時に,
　一　心身の障害により医師の業務を適正に行うことができない者として厚生労働省令で定めるもの
　二　麻薬,大麻又はあへんの中毒者
　三　罰金以上の刑に処せられた者
　四　前号に該当する者を除くほか,医事に関し犯罪又は不正の行為のあつた者
のいずれかに該当する者,または医師としての品位を損するような行為のあったときは,厚生労働大臣は
　一　戒告
　二　3年以内の医業の停止
　三　免許の取消し
のいずれかの処分をすることができるとしている。

この医業停止期間には,かつては上限がなかったが,平成19年の医師法改正において3年以内の医業の停止とする上限が設けられ,それ以上の処分とされる場合は免許の取消しとなった。また,この改正で新たに医業停止には至らない厳重注意・行政指導とする「戒告」が設けられ,さらに,再教育・再免許の手続が定められた。

このような医師法の適用を受けて,医療事故に関与した医師の一部が行政処分を受けることになるが,以下に述べるような状況から,そのような行政処分を受ける医師は,実務上は,医療事故が刑事事件となり,罰金以上の刑に処せられた医師にほぼ限られている。

平成19年の医師法改正に先立って,平成14年12月に医道審議会医道分科会は「医師及び歯科医師に対する行政処分の考え方について[16]」を公表し,

---

(16) http://www.mhlw.go.jp/shingi/2002/12/s1213-6.html

その中では「基本的な考え方」として「医師，歯科医師の行政処分は，公正，公平に行われなければならないことから，処分対象となるに至った行為の事実，経緯，過ちの軽重等を正確に判断する必要がある。そのため，処分内容の決定にあたっては，司法における刑事処分の量刑や刑の執行が猶予されたか否かといった判決内容を参考にすることを基本とし，その上で，医師，歯科医師に求められる倫理に反する行為と判断される場合は，これを考慮して厳しく判断することとする。」としている。そして，「まず，医療提供上中心的な立場を担うべきことを期待される医師，歯科医師が，その業務を行うに当たって当然に負うべき義務を果たしていないことに起因する行為については，国民の医療に対する信用を失墜するものであり，厳正な対処が求められる。その義務には，応招義務や診療録に真実を記載する義務など，医師，歯科医師の職業倫理として遵守することが当然に求められている義務を含む。」と述べている。

また，「事案別考え方」の中で，「医療過誤（業務上過失致死，業務上過失傷害等）」に対しては次のように述べている。「人の生命及び健康を管理すべき業務に従事する医師，歯科医師は，その業務の性質に照し，危険防止の為に医師，歯科医師として要求される最善の注意義務を尽くすべきものであり，その義務を怠った時は医療過誤となる。」「司法処分においては，当然，医師としての過失の度合い及び結果の大小を中心として処分が判断されることとなる。」「行政処分の程度は，基本的には司法処分の量刑などを参考に決定するが，明らかな過失による医療過誤や繰り返し行われた過失など，医師，歯科医師として通常求められる注意義務が欠けているという事案については，重めの処分とする」「なお，病院の管理体制，医療体制，他の医療従事者における注意義務の程度や生涯学習に努めていたかなどの事項も考慮して，処分の程度を判断する」などとしている。しかし，具体的な医業停止期間については言及していない。

さらに，厚労省は平成17年4月に「行政処分を受けた医師に対する再教育に関する検討会報告書」を公表して，医師の行政処分後の再教育の目的や内容を示し，平成19年4月の医師法改正では，再教育の手続が法律化された。

この医師法第7条に基づく医師に対する行政処分は，年2回程度医道審議

会医道分科会で処分が検討され，厚生労働大臣に答申される。その処分内容は，新聞などに報じられ，最近では週刊「日本医事新報」（日本医事新報社，東京）に詳細が掲載されている。また，厚生労働省のホームページ[17]には処分の概要が開示されている。同時に，歯科医師に対する行政処分も歯科医師法第7条に基づいて行われ，厚生労働省のホームページにその概要が開示されている。

医師・歯科医師に対する行政処分に関しては，処分理由，免許取消や医業停止期間などについて，高橋らが昭和46年（1971年）の処分から平成18年（2006年）までの動向を詳細に分析している[18][19]が，医療事故に関与した医師に対する行政処分は，全処分の中では一部であり，その傾向や状況に対する詳しい解析には欠けている。

また，厚労省は平成17年4月22日に公表した「行政処分を受けた医師に対する再教育に関する検討会報告書」の参考資料[20]として，「医師及び歯科医師の処分件数（昭和46年度～平成17年3月）」「行政処分の件数（年度別）」「行政処分の件数（医業停止の期間別）」等を公表しているが，この資料の中でも処分理由と医業停止期間の関係については明らかになっていない。

そこで，筆者は，昭和60年から平成20年9月までの間に，医療事故に関与したことを理由として厚生労働省から行政処分を受けた医師・歯科医師の処分内容や処分理由を調査し，その状況を検討したが[21]，以下，平成23年2月までの資料を追加して，医療事故に関与した医師・歯科医師に対する行政処分の現状を紹介する。これらのデータは，オンラインデータベースの新聞・雑誌記事横断検索[22]に収録されている医道審議会の行政処分に関する記事，厚生労働省のホームページの医道審議会医道分科会（平成12年までは厚

---

(17) http://www.mhlw.go.jp/shingi/index.html#idou
(18) 竹井哲司，高橋登世子「医道審議会答申の内容分析——昭和46年度から昭和57年度までの12年間の3大新聞による」日本歯科医療管理学雑誌19巻31頁（1984年）。
(19) 高橋登世子，小室歳信，野上宏明ほか「医師，歯科医師に対する行政処分の分析（第4報）——1971～2006年」犯罪学雑誌73巻91頁（2007年）。
(20) http://www.mhlw.go.jp/shingi/2005/04/s0422-8.html
(21) 勝又純俊「医療事故に関与した医師・歯科医師に対する行政処分の最近の状況」犯罪学雑誌76巻12頁（2010年）。
(22) http://db.g-search.or.jp/

生省医道審議会審議部会）の議事要旨（平成8年～23年2月），週刊「日本医事新報」に掲載された医道審議会の行政処分を報じる記事をまとめたものである。

## 2 医療事故に関与した医師・歯科医師の行政処分の動向

昭和60年から平成23年2月まで51回の医道審議会医道分科会の処分が公表されており，その間に免許取消あるいは医業停止，戒告（平成19年9月から）となった被処分者は医師755名，歯科医師327名であった。そのうち医療事故を引き起こした当事者として刑事処分を受けたことを理由に医業停止処分となった医師は99名，歯科医師は2名であった（**表1**）。その他，刑事処分前に医療事故を理由（医事に関する不正（医療過誤））として医業停止処分となった医師2名があり（**事例36・37**），また，この事故と関係したが刑事上は起訴猶予とされた医師1名に対しても医業停止処分があった（医事に関する不正（医療過誤の監督責任）**事例38**）。さらに，刑事事件とはならなかったが，医療事故の民事訴訟で有責となった医師1名に対して医業停止処分があった（**事例53**）。また，戒告処分となった医師が1名いた（**事例106**）。

これらを「医療事故を理由とする被処分者」として各医道分科会の被処分者数の推移を表した（**図1**）。

免許取消となった医師が1名いたが，これは患者に対する準強制わいせつ罪と医療事故による業務上過失致傷罪の併合による刑事処分を受けている医師であった（**事例39**）。

医療事故に関係して，業務上過失致死傷の罪以外で刑事事件として有罪が確定し，行政処分を受けた医師は9名であった（**表2**）。

各被処分者の医業停止期間を，1-2月，3月，4-6月，7月-1年，1年1月以上に分けて，それぞれの被処分者数の推移を示した（**図2**）。

以上より，およそ次のことがいえる。医道審議会における医療事故を理由とする被処分者は，平成12年頃までは1年当たり0～2人で推移していたが，平成13年頃より処分数が増加し，平成17年頃より年間10余人が処分を受けるようになっている（**図1**）。これは，平成12年6月に刑事処分を受けた医師の一部を厚生省（当時）が把握しておらず，行政処分に漏れがあることが指摘された[23]ため，この一連の報道を受けるかたちで，厚生労働省

医事法講座 第3巻 医療事故と医事法

表1：医療事故を理由とする行政処分被処分者（昭和60年～平成23年2月）

| 事例No. | 年月日 | 医業停止期間 | 刑事処分 | 処分 | 事件・事故の概要 |
|---|---|---|---|---|---|
| 1 | 昭和60年11月15日 | 1月 | 業務上過失致死 | 罰金20万円 | 入院患者の病院放火により6名が死亡。火災報知器が切られていた。 |
| 2 | 昭和61年8月21日 | 2月 | 業務上過失致死 | 禁錮1年執行猶予2年 | 全身麻酔管理で純笑気を吸入させ患児が死亡した。 |
| 3 | 〃 | 1月 | 業務上過失傷害 | 罰金20万円 | カルテの指示札の間違いに気づかず妊娠16週の妊婦の胎盤の一部を摘出した。 |
| 4 | 昭和63年7月20日 | 6月 | 業務上過失致死 | 禁錮1年執行猶予2年 | 妊娠7月の女性を妊娠4月と誤診して人工妊娠中絶手術を施行，子宮壁損傷のため女性は死亡。 |
| 5 | 平成元年2月17日 | 1月 | 業務上過失傷害 | 罰金10万円 | 開腹手術時に止血鉗子を腹腔内に遺残し，緊急手術を必要とさせた。 |
| 6 | 平成2年8月20日 | 1月 | 業務上過失傷害 | 罰金20万円 | 患者を取り違えて人工妊娠中絶手術を施行した。 |
| 7 | 〃 | 1月 | 業務上過失致死 | 罰金20万円 | 異型輸血により患者が死亡した。 |
| 8 | 平成3年2月4日 | 2月 | 業務上過失致死 | 禁錮1年執行猶予2年 | 脊髄造影に使用禁忌のウログラフィン注射液を用いて脊髄造影を施行し，患者2名が死亡した。 |
| 9 | 平成3年9月30日 | 1月 | 業務上過失傷害 | 禁錮8月執行猶予2年 | 左尿管がんの患者に対し，誤って右腎臓・右尿管摘出術を施行した。 |
| 10 | 平成8年3月27日 | 1月 | 業務上過失致死 | 罰金40万円 | 事務員が喘息患者に誤ってβブロッカーを渡したため，内服した患者が死亡した。 |
| 11 | 平成10年4月20日 | 1月 | 業務上過失致死 | 罰金50万円 | 歯科医。咽頭腫瘍生検で内頸動脈を損傷したため患者が死亡した。 |
| 12 | 平成10年11月16日 | 1月 | 業務上過失致死 | 禁錮10月執行猶予2年 | 脊髄造影にウログラフィンを使用し患者が死亡した。 |
| 13 | 平成11年10月25日 | 3月 | 業務上過失致死 | 罰金50万円 | 脊髄造影にウログラフィンを使用し患者が死亡した。 |
| 14 | 〃 | 3月 | 業務上過失致死 | 罰金50万円 | 全身麻酔管理で純笑気を吸入させ，患者が死亡した。（看護婦が操作） |
| 15 | 平成12年4月12日 | 3月 | 業務上過失致死 | 罰金50万円 | 脊髄造影にウログラフィンを使用し患者が死亡した。 |
| 16 | 平成13年5月30日 | 3月 | 業務上過失致死 | 罰金20万円 | 気切時に腕頭動脈を損傷し手患者が死亡した。 |

(23) 平成12年6月21日毎日新聞。

3 医療事故に対する行政処分の最近の動向 [勝又純俊]

| 事例No. | 年月日 | 医業停止期間 | 刑事処分 | 処分 | 事件・事故の概要 |
|---|---|---|---|---|---|
| 17 | 〃 | 1月 | 業務上過失傷害 | 罰金20万円 | 帝王切開時に腹腔内にガーゼを遺留した。 |
| 18 | 平成13年11月22日 | 3月 | 業務上過失致死 | 罰金50万円 | 虫垂炎手術時に麻酔管理を怠り患者が死亡した。 |
| 19 | 〃 | 3月 | 業務上過失致死 | 罰金15万円 | 看護婦が硬膜外ブロックのマーカイン注入後に患者が死亡した。 |
| 20 | 平成14年6月26日 | 3月 | 業務上過失致死 | 罰金50万円 | 交通事故後、CTの腹腔内気腫像に気づかず、十二指腸後腹膜穿孔の診断が遅れ、患者が死亡した。 |
| 21 | 〃 | 3月 | 業務上過失致死 | 罰金50万円 | |
| 22 | 〃 | 3月 | 業務上過失傷害 | 罰金50万円 | 常位胎盤早期剥離に気づかず治療開始が遅れた。 |
| 23 | 〃 | 2月 | 業務上過失傷害 | 罰金30万円 | ICUで心臓手術後の患児の急変に気付くのが遅れた。 |
| 24 | 〃 | 1月 | 業務上過失傷害 | 罰金20万円 | 抗ヒスタミン剤を過量処方した。 |
| 25 | 平成14年12月13日 | 3月 | 業務上過失致死 | 罰金50万円 | 腋臭症手術時に局所麻酔剤を過量に使用し患者が死亡した。 |
| 26 | 〃 | 3月 | 業務上過失致死 | 罰金50万円 | 硬膜外麻酔予定が全脊麻になり患者が死亡した。 |
| 27 | 〃 | 1月 | 業務上過失傷害 | 罰金20万円 | アルサルミン入力するところをアルケランを入力、与薬した。 |
| 28 | 平成15年7月31日 | 1年 | 業務上過失致死 | 罰金50万円 | シスプラチンの休薬期間を間違え過量に処方し患者が死亡した。 |
| 29 | 〃 | 1年 | 業務上過失致死 | 罰金50万円 | 胃管を気管に留置し、腸内洗浄液を注入させ患者が死亡した。 |
| 30 | 〃 | 1年 | 業務上過失致死 | 罰金50万円 | 異型輸血により患者が死亡した。 |
| 31 | 〃 | 1年 | 業務上過失致死 | 罰金50万円 | 異型輸血により患者が死亡した。 |
| 32 | 平成16年2月4日 | 1年6月 | 業務上過失致死 | 禁錮1年執行猶予3年 | プレドパを過量に点滴したために患者が死亡した。 |
| 33 | 〃 | 6月 | 業務上過失傷害 | 罰金50万円 | サクシゾンと入力するところをサクシンと入力し、与薬させた。 |
| 34 | 〃 | 2月 | 業務上過失傷害 | 罰金20万円 | ICUで心臓手術後の患児の急変に気付くのが遅れた。 |
| 35 | 平成16年3月17日 | 3年6月 | 業務上過失致死 | 禁錮2年執行猶予3年 | 抗がん剤過量与薬により患者が死亡した。担当医。 |
| 36 | 〃 | 2年 | 刑事処分前 | —— | 経験のない腹腔鏡下前立腺摘出術で患者が死亡した。執刀医。 |
| 37 | 〃 | 2年 | 刑事処分前 | —— | 経験のない腹腔鏡下前立腺摘出術で患者が死亡した。主治医。 |

医事法講座　第3巻　医療事故と医事法

| 事例No. | 年月日 | 医業停止期間 | 刑事処分 | 処分 | 事件・事故の概要 |
|---|---|---|---|---|---|
| 38 | 〃 | 3月 | 起訴猶予 | —— | 経験のない腹腔鏡下前立腺摘出術で患者が死亡した。診療部長。 |
| 39 | 平成16年7月29日 | 免許取消 | 業務上過失傷害／準強制わいせつ | 懲役3年6月 | 患者が局所麻酔剤中毒で低酸素脳症になった。診療所で女性患者にわいせつな行為をした。 |
| 40 | 〃 | 1年 | 業務上過失致死 | 罰金50万円 | ヨード過敏症患者に造影剤を使用しアナフィラキシーショックで死亡させた。 |
| 41 | 〃 | 1年 | 業務上過失致死 | 罰金50万円 | 腎尿管摘出手術で下大静脈を損傷し，患者が死亡した。 |
| 42 | 〃 | 1年 | 業務上過失致死 | 罰金50万円 | 胸腔鏡下胸腺摘出時に左腕頭静脈を損傷し患者が死亡した。 |
| 43 | 〃 | 10月 | 業務上過失致死 | 罰金40万円 | 胸骨骨髄穿刺時に上行大動脈を損傷し患者が死亡した。 |
| 44 | 平成17年2月3日 | 1年6月 | 業務上過失傷害 | 禁錮1年執行猶予2年 | 下肢静脈瘤手術で右浅大腿動脈を抜去。右下肢切断後に患者が自殺した。 |
| 45 | 〃 | 1年3月 | 業務上過失致死 | 罰金50万円 | 腹腔鏡下脾臓摘出手術にモルセレーターで腹部大動脈を損傷し患者が死亡した。 |
| 46 | 平成17年7月27日 | 2年 | 業務上過失致死 | 禁錮1年6月執行猶予3年 | 抗がん剤過量与薬により患者が死亡した。主治医。 |
| 47 | 〃 | 1年 | 業務上過失致死 | 罰金50万円 | 作り置きヘパリン生食で患者6名が敗血症(セラチア)で死亡した。病院長。 |
| 48 | 〃 | 1年 | 業務上過失致死 | 罰金50万円 | 右頚部カテーテル穿刺時に右総頚動脈を損傷し患者が死亡した。 |
| 49 | 〃 | 1年 | 業務上過失致死 | 罰金50万円 | 心臓カテーテル検査時に空気を注入し患者が死亡した。 |
| 50 | 〃 | 1年 | 業務上過失傷害道交法違反 | 罰金50万円（＋6万円＋9万円） | インスリン過剰与薬，低血糖による障害。速度違反 |
| 51 | 〃 | 10月 | 業務上過失致死 | 罰金30万円 | 吸引遂娩術の繰り返し(20数回)により新生児が死亡した。 |
| 52 | 〃 | 1月 | 業務上過失傷害 | 罰金20万円 | 帝王切開時に腹腔内にガーゼを遺留した。 |
| 53 | 平成18年3月1日 | 2年 | 医事に関する不正 | （民事有責判決） | 豊胸手術後に患者が低酸素脳症になった。診療録記載不備。 |
| 54 | 〃 | 2年 | 業務上過失致死 | 禁錮1年6月執行猶予3年 | ビタミン剤を添加しない高カロリー輸液を長期施行し患者が死亡した。 |
| 55 | 〃 | 1年 | 業務上過失致死 | 罰金50万円 | 心臓カテーテル検査時に空気を注入し患者が死亡した。 |
| 56 | 〃 | 1年 | 業務上過失致死 | 罰金50万円 | 10%キシロカインを看護師に静注させ患者が死亡した。 |

3 　医療事故に対する行政処分の最近の動向［勝又純俊］

| 事例No. | 年月日 | 医業停止期間 | 刑事処分 | 処分 | 事件・事故の概要 |
|---|---|---|---|---|---|
| 57 | 〃 | 1年 | 業務上過失致死 | 罰金50万円 | 10%キシロカインを看護師に静注させ患者が死亡した。 |
| 58 | 〃 | 1年 | 業務上過失致死 | 罰金50万円 | アロプラスタジル禁忌の患者に使用しアナフィラキシーショックで死亡した。 |
| 59 | 〃 | 1年 | 業務上過失致死 | 罰金50万円 | リン酸カリウム剤を静注させた患者が死亡した。 |
| 60 | 〃 | 1年 | 業務上過失致死 | 罰金50万円 | CDDP，5-FUの過量与薬（レジメンの読み間違え）。 |
| 61 | 〃 | 1年 | 業務上過失致死 | 罰金30万円 | 心臓ペースメーカー留置時に心筋損傷。心タンポナーデに気付かず患者が死亡した。 |
| 62 | 〃 | 6月 | 業務上過失傷害 | 罰金50万円 | 動注ポートの位置をよく確認せず，マイトマイシンCを皮下注射し皮膚壊死となった。 |
| 63 | 〃 | 3月 | 業務上過失致死 | 罰金50万円 | 大腸がん疑いの患者にニフレックを内服させたところ腸管破裂となり死亡した。 |
| 64 | 平成18年8月2日 | 1年6月 | 業務上過失致死 | 禁錮1年執行猶予3年 | 抗がん剤過量与薬により患者が死亡した。教授。 |
| 65 | 〃 | 1年 | 業務上過失致死 | 罰金50万円 | シクロフォスファミドの過量与薬により患者が死亡した。 |
| 66 | 〃 | 1年 | 業務上過失致死 | 罰金50万円 | 子宮内膜掻爬時にイソゾールを使用して舌根沈下，窒息で患者が死亡した。 |
| 67 | 〃 | 1年 | 業務上過失致死 | 罰金50万円 | 異型輸血により患者が死亡した。 |
| 68 | 〃 | 6月 | 業務上過失致死 | 罰金50万円 | 脳室チューブ穿刺時に上矢状静脈洞を損傷したため患者が死亡した。 |
| 69 | 〃 | 6月 | 業務上過失致死 | 罰金50万円 | 事例68と同じ。 |
| 70 | 〃 | 6月 | 業務上過失致死 | 罰金50万円 | 全前置胎盤帝王切開手術・不妊手術後に子宮内出血で患者が死亡した。 |
| 71 | 〃 | 6月 | 業務上過失致死 | 罰金30万円 | 全身麻酔管理時ピープバルブを吸気側に接続したため患者が窒息・死亡した。 |
| 72 | 〃 | 3月 | 業務上過失致死 | 罰金50万円 | 胸骨骨髄穿刺時に心臓を損傷したため患者が死亡した。 |
| 73 | 平成19年2月28日 | 1年6月 | 業務上過失致死 | 禁錮1年2月執行猶予3年 | 腹部脂肪吸引術時の硬膜外麻酔が全脊麻となり患者が死亡した。 |
| 74 | 〃 | 1年 | 業務上過失致死 道交法違反他 | 禁錮10月執行猶予3年 | 暴れる患者の口にティッシュペーパーを詰め拘束したため患者が死亡した。 |

医事法講座 第3巻 医療事故と医事法

| 事例No. | 年月日 | 医業停止期間 | 刑事処分 | 処分 | 事件・事故の概要 |
|---|---|---|---|---|---|
| 75 | 〃 | 1年 | 業務上過失致死 | 罰金50万円 | 中心静脈栄養カテーテルを右心房に留置。心タンポナーデとなり患者が死亡した。 |
| 76 | 〃 | 6月 | 業務上過失致死 | 不明 | 腰椎椎間板ヘルニア手術時に腹部大動脈分枝を損傷したため患者が死亡した。 |
| 77 | 〃 | 6月 | 業務上過失致死 | 不明 | S状結腸小腸瘻の解除手術後、腹膜炎で患者が死亡した。術後管理が不適切。 |
| 78 | 〃 | 6月 | 業務上過失致死 | 罰金50万円 | 胃瘻ボタン交換で腹腔内に交通留置したため患者は腹膜炎で死亡した。 |
| 79 | 〃 | 6月 | 業務上過失致死 | 罰金50万円 | 左大腿骨骨頚部骨折手術時に外腸骨静脈を損傷したため患者が死亡した。 |
| 80 | 〃 | 3月 | 業務上過失致死 | 禁錮1年執行猶予3年 | 胆嚢摘出手術時総胆管を結紮・切離したことに気付かず閉腹、術後も胆汁性腹膜炎に気付くのが遅れ患者が死亡した。 |
| 81 | 〃 | 3月 | 業務上過失致死 | 禁錮1年執行猶予3年 | 事例80と同じ。 |
| 82 | 〃 | 1月 | 業務上過失致死 | 不明 | 腹腔鏡下子宮筋腫手術時に麻酔器のチューブが外れているのに気付かず患者が死亡した。 |
| 83 | 〃 | 1月 | 業務上過失致死 | 罰金30万円 | 歯科医師。経営する歯科医院で治療中の患児が急変し死亡した。 |
| 84 | 平成19年9月27日 | 1年 | 業務上過失致死 | 禁錮1年執行猶予2年 | CDDP, 5-FUの過量与薬(休薬期間の短縮？)。 |
| 85 | 〃 | 3月 | 業務上過失致死 | 不明 | 腹部透視検査で検査台から転落し、外傷性脳障害で患者が死亡した。 |
| 86 | 〃 | 3月 | 業務上過失致死 | 罰金30万円 | 左鎖骨下静脈から留置したカテーテルが左胸腔内にあり、胸腔内に輸液が溜まり死亡した。 |
| 87 | 〃 | 3月 | 業務上過失致死 | 罰金30万円 | |
| 88 | 〃 | 3月 | 業務上過失致死 | 不明 | 胃瘻造設手術で穿刺針によって腹部大動脈を損傷させたため患者が死亡した。 |
| 89 | 〃 | 3月 | 業務上過失傷害 | 罰金50万円 | 横浜市立大学病院患者取り違え事件、教授。 |
| 90 | 〃 | 3月 | 業務上過失傷害 | 罰金50万円 | 横浜市立大学病院患者取り違え事件、執刀医。 |
| 91 | 〃 | 3月 | 業務上過失傷害 | 罰金50万円 | 横浜市立大学病院患者取り違え事件、麻酔科医。 |

| 事例No. | 年月日 | 医業停止期間 | 刑事処分 | 処分 | 事件・事故の概要 |
|---|---|---|---|---|---|
| 92 | 〃 | 3月 | 業務上過失傷害 | 罰金25万円 | 横浜市立大学病院患者取り違え事件，麻酔科医。 |
| 93 | 平成20年2月22日 | 1年6月 | 業務上過失致死 | 禁錮1年6月執行猶予4年 | 経験のない腹腔鏡下前立腺摘出術で患者が死亡した。助手。 |
| 94 | 〃 | 1年 | 業務上過失致死 | 罰金40万円 | CDDP10倍量与薬し，誤りに気付いてからも2日与薬を続けたため患者が死亡した。 |
| 95 | 〃 | 2月 | 業務上過失致死 | 罰金50万円 | あいまいな指示で10%キシロカインを静注させたために患者が死亡した。 |
| 96 | 平成20年9月25日 | 3月 | 業務上過失傷害 | 不明 | 不適合輸血2回施行。事例85の研修医師。 |
| 97 | 〃 | 3月 | 業務上過失傷害 | 不明 | 不適合輸血。事例96の外科部長。 |
| 98 | 平成21年2月23日 | 6月 | 業務所過失致死 | 不明 | 気管カニューレ交換時にカニューレを器管に留置せず気道閉塞により死亡。 |
| 99 | 〃 | 3月 | 業務上過失傷害 | 罰金50万円 | 全身麻酔で食道挿管となっていたが，気づくのが遅れ低酸素脳症となった。 |
| 100 | 平成21年10月28日 | 2年 | 業務上過失致死 | 禁錮2年執行猶予5年 | 腹腔鏡下左副腎摘除術に当たり誤って膵尾部を滌創し，出血性ショックで死亡した。 |
| 101 | 〃 | 2年 | 業務上過失致死 | 禁錮1年8月執行猶予5年 | 小腸狭窄部に食道用ステントを留置し，十二指腸穿孔となり，開腹手術を行っているが，ステントの留置に固執したため汎発性腹膜炎等を発症，死亡。 |
| 102 | 〃 | 2年 | 業務上過失致死 | 罰金70万円 | セラチア菌院内感染.1名死亡8名感染。 |
| 103 | 〃 | 3月 | 業務上過失致死 | 罰金50万円 | 人工呼吸器使用の患者の消化内視鏡治療中に酸素ボンベが空になったことに気づかず患者が窒息した。 |
| 104 | 〃 | 3月 | 業務上過失致死 | 罰金50万円 | 事例103と同じ |
| 105 | 平成22年2月24日 | 3月 | 業務上過失致死 | 罰金50万円 | 椎間板ヘルニアの手術で大血管を損傷した。 |
| 106 | 平成23年2月23日 | 戒告 | 業務上過失傷害 | 罰金40万円 | 分娩室のベッドから男児が転落，頭蓋骨骨折の傷害。 |

医事法講座 第3巻 医療事故と医事法

### 図1：行政処分を受けた医師・歯科医師，医療事故を理由とした被処分者

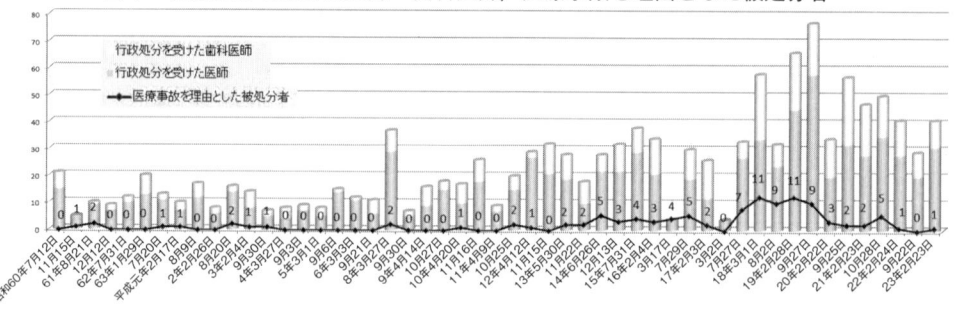

### 表2：医療事故に関係した行政処分（業務上過失致死傷罪以外）

| 事例 No. | 年月日 | 医業停止 | 罪名 | 刑事処分 | 事案の概要 |
|---|---|---|---|---|---|
| i | 平成11年4月9日 | 1月 | 虚偽診断書作成 | 罰金30万円 | 男性が同室者に殴られて死亡したところ，急性心不全とする診断書作成した。 |
| ii | 平成13年5月30日 | 3月 | 医師法違反(21条) | 罰金2万円 | 死体を検案して異状を認めたのに24時間以内に警察に届け出なかった。 |
| iii | 平成16年2月4日 | 8月 | 虚偽診断書作成，医師法違反(21条) | 罰金32万円 | 看護師による医療事故での死亡であるのに「病死」とした。 |
| iv | 〃 | 4月 | 医師法違反(21条) | 罰金2万円 | 上記事故。病院長。 |
| v | 平成17年2月3日 | 1年6月 | 証拠隠滅 | 懲役1年執行猶予3年 | 心臓手術後患者死亡に対し証拠隠滅をおこなった。 |
| vi | 平成17年7月27日 | 1年6月 | 虚偽有印公文書作成，同行使，医師法違反(21条) | 懲役1年執行猶予3年罰金2万円 | 病院長。看護師による医療事故での死亡であるのに「病死」とする診断書を作成させた。 |
| vii | 平成20年9月25日 | 1年 | 虚偽死亡証書作成，医師法違反(21条) | 罰金30万円 | 看護師による医療事故での死亡であるのに「病死」とした。 |
| viii | 平成20年9月25日 | 9月 | 虚偽死亡証書作成，医師法違反(21条) | 罰金30万円 | 看護師による医療事故での死亡であるのに「病死」とした。 |
| ix | 平成20年9月25日 | 6月 | 虚偽診断書作成，医師法違反(21条) | 不明 | 看護師による医療事故での死亡であるのに「病死」とした。 |

は法務省に協力を求め，平成16年2月以降，医師・歯科医師に関する「罰金以上の刑が含まれる事件」で公判請求した事件又は略式命令を請求した事件の情報が法務省から厚労省に提供されることになり[24]，医療事故を理由とする被処分者のみならず，行政処分被処分者が増加している理由になっていると思われる。

また，平成11年のいわゆる「横浜市立大学病院患者取り違え事件[4]」や「都立広尾病院消毒薬誤注射事件[6]」以降，医療事故の警察への届け出が増加し[25]，その結果刑事処分される医師が増加したとも考えられる。

しかし，平成20年には2回の処分では医療事故を引き起こした当事者として処分を受けた医師は計5名にとどまり，21年には7名と微増したが，22年には被処分者は1名になっている。現在「罰金以上の刑が含まれる事件」で公判請求を受けた医師を厚生労働省が総て把握しているとすれば，医療事故を引き起こし刑事処分を受けている医師の数が平成20年代になって顕著に減少していることになる。

厚生労働省の「平成20年 医師・歯科医師・薬剤師調査の概況」によると就業医師数は約28万6千名であり，医療事故を理由とする行政処分被処分者数を年10名程度とし，医師の就業年数を40年と仮定すると医師が生涯で医療事故を理由として行政処分を受ける割合は医師1,000人中1－2名と推測できる。

医業停止期間をみると，昭和60年代から平成10年までは，医業停止期間は1～2月とされてきていたが，平成11年から平成14までは医業停止期間が3月程度とやや長くなっていた（図2）。さらに，平成15年にはこの医業停止期間が一挙に1年に延長されていた。平成16年以降平成18年までの3年間は，医業停止期間は原則1年とした上で，事故・事案の内容によっては1年3月～3年6月とより長期の医業停止を課すようになり，医療事故を理由とした行政処分の厳罰化の傾向がうかがえた。ところが，平成18年8月の処分では，被処分者9名のうち4名は医業停止1年であったが，他の4名

---

[24] 厚生労働省医政局医事課「「罰金以上の刑に処せられた医師又は歯科医師」に係る法務省からの情報提供体制について」平成16年2月24日。

[25] 飯田英男「増加する刑事医療過誤事件 医師への刑事責任追及は厳しくなっているのか」日経ヘルスケア206巻62頁（2006年）。

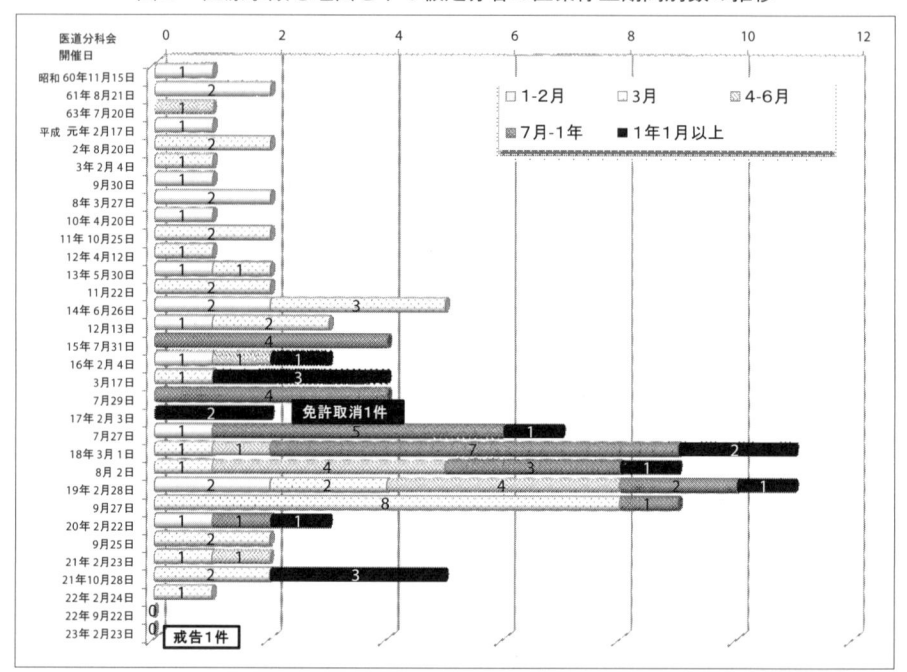

**図2：医療事故を理由とする被処分者の医業停止期間別数の推移**

は医業停止6月にとどまり，1名は医業停止3月であった．さらに，平成19年2月の処分をみると医業停止期間は3～6月を原則としているようであり，平成19年9月の処分では医業停止期間3月を原則としているようであった．このような平成15～19年の間の医業停止期間の著しい変動は行政処分の公平性に関し疑問を抱かせるものであろう．

事故の内容についてみても，平成19年3月には，10%キシロカインの静脈注射による事故に関わった医師に対して医業停止1年としていたが（**事例56・57**），平成20年2月の処分では類似した事故に関与した医師の医業停止期間は2月になっていた（**事例95**）．また，胸骨骨髄穿刺による死亡事故の場合，平成16年7月の処分では医業停止10月とされていたが（**事例43**），平成18年8月の処分では医業停止3月となっていた（**事例72**）．あるいは，平成2年には異型輸血の患者死亡に対して医業停止1月だったもの（**事例7**）が，平成15年・18年には医業停止1年とされ（**事例30・31・67**），医業停止期間が一気に長期化したが，平成20年には患者死亡例ではないものの，

類似の事故（**事例 96・97**）に対しては医業停止 3 月となり，医業停止期間が短縮されている。また，点滴による院内感染で患者 6 名が死亡した事故に対して平成 17 年 7 月には病院長が医業停止 1 年（**事例 47**）という処分にされていたのに対して，患者 1 名の死亡であった事故では平成 21 年 10 月には医業停止 2 年（**事例 102**）とされている。この**事例 102** の医師は長期の処分を不服として行政訴訟を提起しているが，棄却されている（医業停止処分取消請求事件[1]）。あるいは，手術による患者死亡事故に対しても，医業停止期間は 3 月〜2 年と大きな幅がある（**事例 25・36・37・45・68・69・76・80・81・93・100・101**）。

　一方，抗がん剤の過量与薬による死亡事故に関与した医師は，いわゆる「埼玉医大総合医療センター抗ガン剤過量与薬事件[14]」の被告となった医師ら 3 人の医業停止 3 年 6 月（**事例 35**），2 年（**事例 46**），1 年 6 月（**事例 64**）の処分以外は，平成 20 年 2 月の処分まで 4 名の医師に対して一貫して医業停止 1 年となっていた（**事例 28・65・84・94**）。

　また，平成 14 年以前は刑事裁判で禁錮刑とされた医師の医業停止期間もほとんどが 1〜2 月であった（**事例 2・8・9・12**）。しかし，平成 15 年以降平成 18 年までは，刑事裁判で禁錮刑とされた医師（**事例 32・35・44・46・54・64**）は，いずれも 1 年 6 月以上の長期の医業停止となっており，刑事処分で禁錮刑とされた医師に対しては，罰金刑とされた医師以上に重い処分を行うという判断があったようである。ところが，平成 19 年 2 月の処分では禁錮 1 年執行猶予 3 年とされた医師 2 名に対しては医業停止期間が 3 月とされており（**事例 80・81**），また，他 2 件（**事例 74・84**）の禁錮刑事例も医業停止期間が 1 年になっており，罰金刑を受けた医師に対する処分よりは厳しいながら，禁錮刑の判決を受けた医師への医業停止期間も短縮傾向にあったようである。しかし，平成 20 年 10 月の処分では，医業停止 2 年とされた医師が 3 名あり，直近の傾向からすると相当に厳しい処分が行われる一方で，医業停止 3 月とする 2 名の処分があり，医業停止期間が二分されている。

　平成 11 年以降，医療事故が大きな社会的問題になり，刑事処分の対象とされる著名な事件が続いていた。医療事故を理由とした行政処分内容の軽重，医業停止期間の長短の変化は，その流れの中で変化しているといえそうである（図 3）。

図3：医療事故を理由とする年間被処分者数，主な医業停止期間の推移と著名な
　　　医療事故，厚生労働省等の動き

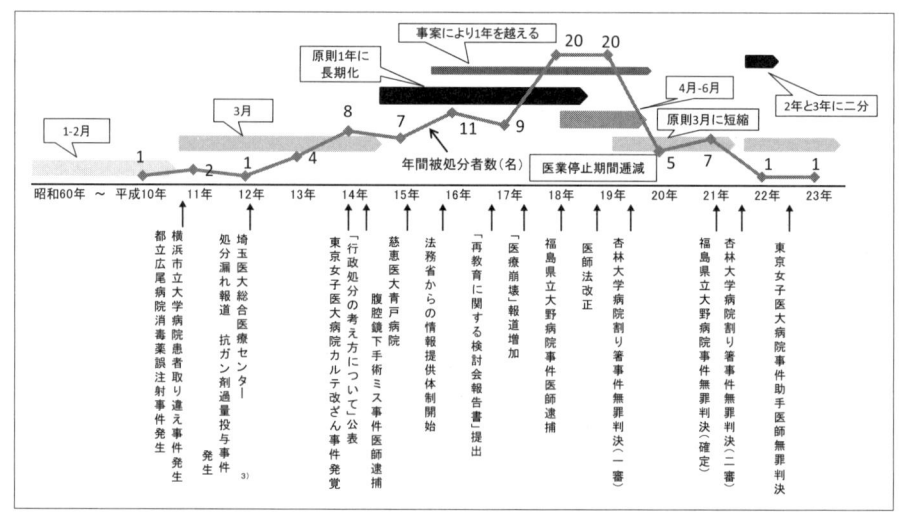

免許取消処分となった医師が1名いる（**事例39**）が，これは，医療事故だけではなく，女性患者に対する準強制わいせつの罪で実刑判決となった医師であった。従来から，わいせつ犯に対しての免許取消処分が散見されること[19]，あるいは「医師及び歯科医師に対する行政処分の考え方について」の中で「診療の機会に医師，歯科医師としての立場を利用した猥せつ行為などは，国民の信頼を裏切る悪質な行為であり，重い処分とする」とされていることなどを考えると，この免許取消は準強制わいせつの罪に因るところが大きいと思われる。

刑事処分前に医療事故を理由（医事に関する不正（医療過誤））として医業停止処分となった医師2名（**事例36・37**）と，この事故と関係したが刑事上は起訴猶予とされた医師1名に対しても医業停止処分があった（医事に関する不正（医療過誤の監督責任），**事例38**）。刑事処分前に行政処分が決定したのはこの医師2名のみであるが，これは，いわゆる「慈恵医大青戸病院腹腔鏡下手術ミス事件[15]」の当事者医師であり，その医業停止期間も2年間と長く，事件当時の社会的影響が大きく反映していたと思われる。また，同時に医業停止3月とされた医師は当時の診療部長であるが，起訴猶予とされた医師に対する処分も唯一であった。

民事訴訟の判決を元にして医業停止処分とされた医師が1名あった（**事例53**）。これは，美容外科クリニックにおいて，医師一人で女性患者に全身麻酔下で豊胸手術を行った結果，術後に患者は意識が回復せず低酸素脳症となった事故であり，家族から提起された損害賠償請求訴訟で有責が確定した事件である。公表されている一審判決（東京地判平成15年11月28日[26]）によると，診療録及び麻酔記録のねつ造を認定しており，また，一人で行っていた麻酔管理の過失を認定していた。医道審議会は，この診療録の記載不備と安全管理の怠慢を理由として行政処分を行った。

　医道審議会は「医師及び歯科医師に対する行政処分の考え方について」の中で，「国民の医療に対する信頼確保に資するため，刑事事件とならなかった医療過誤についても，医療を提供する体制や行為時点における医療の水準などに照らして，明白な注意義務違反が認められる場合などについては，処分の対象として取り扱うものとし，具体的な運用方法やその改善方策について，今後早急に検討を加えることとする」としていた。また，当時の報道でも，「和解や示談などでも医療過誤が明らかな場合は処分の対象にする[27]」，「厚生労働省は医師免許の取り消しなど行政処分の要件に，医療事故紛争の大半を占める民事裁判で，過失やカルテ改ざんが認定されたケースを加えることを決め，13日の医道審議会に諮る[28]」と報じられている。その後，平成17年3月にはいわゆる「富士見産婦人科病院事件[29]」において，民事訴訟（損害賠償請求訴訟）での有責が確定した医師らに対して免許取消あるいは医業停止の行政処分が行われ，また，平成18年3月には前述した**事例53**の処分が行われた。

　しかし，「同省には医師らの処分を求める申し立てがこれまでに80件寄せられているが，処分にこぎつけたのは富士見事件を含め3件だけ。残りは調査中が20件，取り下げなど6件で，51件は手がついていない[30]」と報じら

---

(26)　東京・大阪医療訴訟研究会『医療訴訟ケースファイル Vol.1』357頁（判例タイムズ社，2004年）。
(27)　平成13年12月14日 朝日新聞。
(28)　平成14年12月13日毎日新聞。
(29)　東京地判平成11年6月30日判例タイムズ1007号120頁。なお，「富士見産婦人科事件」は医療従事者の過失による医療事故とは事件の性格が異なるので本稿では検討の対象外としている。

れており，示談や和解例を行政処分の対象とする困難さがうかがわれ（なお，毎日新聞記事では「処分にこぎつけたのは富士見事件を含めて3件だけ」とあるが，本調査では免許取消や医業停止となったのは同事件のほかは**事例53**のみであった），医療事故の当事者である医師に対する行政処分は，事実上，専ら刑事処分対象者に対して行われているといえる。

　医療事故に関係して，業務上過失致死傷の罪以外で刑事事件として有罪が確定し，行政処分を受けた医師は9名であったが（表2），**事例ii**と**事例vi**（都立広尾病院消毒薬誤注射事件[6]），**事例iii**と**事例iv**は同一事件であり，事件数としては7件であった（表2）。このうち7名が医師法第21条（異状死体届出義務）違反に問われており，6件では診断書の作成が問題とされていた。また，**事例v**は「東京女子医大病院カルテ改ざん事件[7]」の当事者医師である。

　**事例v・vi**とも医療事故の隠蔽工作に対しては医業停止期間が1年6月と長期とされている。また，虚偽診断書作成罪・虚偽死亡証書作成罪（**事例i・iii・vii・viii・ix**）についても，**事例i**を除いて，刑事処分の罰金30万円と比較すると，医業停止6月〜1年と長期となっている。とくに，平成20年9月の処分では，医療事故に対する業務上過失致傷罪に対しては医業停止3月（**事例96・97**）とされているのと較べると，**事例vii**の医業停止1年は明らかに厳しい処分といえる。前述の「医師及び歯科医師に対する行政処分の考え方について」においても，文書偽造として「特に，虚偽の診断書を作成，交付した場合など医師，歯科医師としての立場を利用した事犯等悪質と認められる事案は，重めの処分とする」としており，**事例iii**以降の処分にはこの考えが反映していると思われ，今後も，虚偽診断書作成罪・虚偽死亡証書作成罪に対しては医業停止6月〜1年程度の処分になると考えられる。

---

(30)　平成18年3月11日毎日新聞。

## Ⅳ　医療事故に関与した看護師・助産師・保健師に対する行政処分

### 1　看護師等に対する行政処分

看護師等の免許を定める保健師助産師看護師法も第 14 条において医師法と同様に
- 一　罰金以上の刑に処せられた者
- 二　前号に該当する者を除くほか，保健師，助産師，看護師又は准看護師の業務に関し犯罪又は不正の行為があつた者
- 三　心身の障害により保健師，助産師，看護師又は准看護師の業務を適正に行うことができない者として厚生労働省令で定めるもの
- 四　麻薬，大麻又はあへんの中毒者

のいずれかに該当する者，または保健師，助産師若しくは看護師としての品位を損するような行為のあつたときは，厚生労働大臣は，
- 一　戒告
- 二　3 年以内の業務の停止
- 三　免許の取消し

のいずれかの処分をすることができるとしている。

また，准看護師に対しても，都道府県知事が同様な処分を行えることを定めている。

看護師らに対するこの処分内容も平成 19 年の医師法改正と同時に改正が行われ，業務停止期間の上限は 3 年になった。また，この改正で新たに業務停止には至らない厳重注意・行政指導とする「戒告」が設けられ，さらに，再教育・最免許の手続が定められた。

医道審議会保健師助産師看護師分科会看護倫理部会は平成 14 年 11 月に「保健師助産師看護師行政処分の考え方」を公表している（平成 17 年 7 月改正）。その中で行政処分の事案別考え方として業務上過失致死傷（医療過誤）に対しては，「看護師等の業務は人の生命及び健康を守るべきものであると同時に，その業務の性質から危険を伴うものである。従って看護師等に対しては，危険防止の為に必要とされる最善の注意義務を要求される。看護師等

が国民の信頼に応えず，当然要求される注意義務を怠り，医療過誤を起こした事案については，専門職としての責任を問う処分がなされるべきである。」
「ただし，医療過誤は，様々なレベルの複合的な管理体制上の問題の集積によることも多く，一人の看護師等の責任に帰することができない場合もある。看護師等の注意義務違反の程度を認定するに当たっては，当然のことながら，病院の管理体制や他の医療従事者における注意義務違反の程度等も勘案する必要がある。」などと述べている。

そして，平成19年8月には「行政処分を受けた保健師・助産師・看護師に対する再教育に関する検討会報告書」を公表して，再教育研修を立法化した。

## 2 医療事故に関与した看護師等の行政処分の動向

看護師らに対する行政処分の実情については詳らかにした資料はほとんど見当たらない。かろうじて前の「行政処分を受けた保健師・助産師・看護師に対する再教育に関する検討会」資料中に「保健師・助産師・看護師の過去5年間の行政処分の状況」とするデータがあり，その中に「保健師助産師看護師の過去5年間の行政処分（110人）の状況（平成14年度～平成18年度）」として，45人が医療過誤を理由に1年未満の業務停止処分を受けていたことがわかる。また，この45人の関与した事故の大別が示されており，医薬

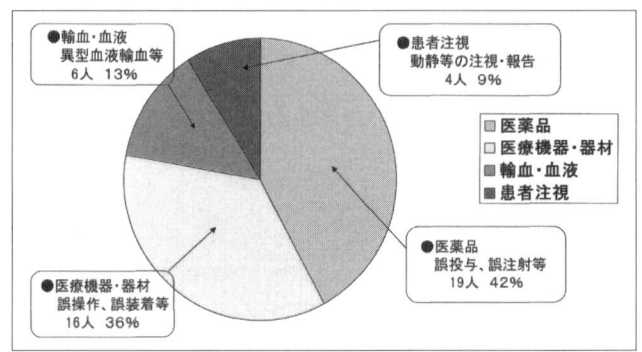

図4：保健師助産師看護師の過去5年間の医療過誤（45人）の内容
（平成14年度～平成18年度）

出典：厚生労働省ホームページ〈http://www.mhlw.go.jp/shingi/2007/06/dl/s0606-4f.pdf〉参照。

表3：医療事故を理由とする看護師等の行政処分被処分者
（平成12年〜平成23年2月）

| 事例No. | 年月日 | 業務停止期間 | 刑事処分 | 処分 | 事件・事故の概要 |
|---|---|---|---|---|---|
| 1 | 平成13年6月21日 | 1月 | 業務上過失致死 | 罰金50万円 | 人工呼吸器の接続を間違えて患者が窒息死した。 |
| 2 | 平成13年12月3日 | 2月 | 業務上過失致死 | 禁錮1年執行猶予3年 | ヘパリン生食と間違えてヒビテンを用意し，他の看護婦に注射させ患者が死亡した。 |
| 3 | 〃 | 1月 | 業務上過失致死 | 禁錮8月執行猶予3年 | ヘパリン生食と間違えて用意されていたヒビテンを注射し患者が死亡した。 |
| 4 | 〃 | 1月 | 業務上過失致死 | 罰金50万円 | 開けてあった保育器の窓から新生児が転落し死亡した。 |
| 5 | 〃 | 1月 | 業務上過失致死 | 不明 | 手術中の異型輸血により患者が死亡した。 |
| 6 | 平成14年11月26日 | 1月 | 業務上過失致死 | 罰金50万円 | 手術後の異型輸血により患者が死亡した。 |
| 7 | 〃 | 1月 | 業務上過失致死 | 罰金40万円 | 手術後の異型輸血により患者が死亡した。 |
| 8 | 〃 | 1月 | 業務上過失致死 | 罰金30万円 | 人工透析中に誤って鉗子を外し空気が注入され患者が死亡した。 |
| 9 | 平成15年9月29日 | 3月 | 業務上過失傷害 | 罰金50万円 | 助産師。切迫流産の患者に陣痛促進剤を点滴，流産。 |
| 10 | 〃 | 3月 | 業務上過失傷害 | 罰金50万円 | 看護師。切迫流産の患者に陣痛促進剤を点滴，流産。 |
| 11 | 〃 | 2月 | 業務上過失致死 | 罰金40万円 | 点滴バッグがプチダ菌等で汚染され患者5名感染し1人が死亡した。 |
| 12 | 〃 | 2月 | 業務上過失致死 | 罰金15万円 | 点滴バッグがプチダ菌等で汚染され患者5名感染し1人が死亡した。 |
| 13 | 平成16年1月30日 | 3月 | 業務上過失致死 | 罰金50万円 | 新生児の点滴チューブから内服薬を注入したため死亡した。 |
| 14-20 | 〃 | 2-3月 | | | 医療事故　7名　詳細不明 |
| 21 | 平成16年7月12日 | 6月 | 業務上過失致死 | 禁錮1年執行猶予3年 | 後輩看護師に詳しく指示を与えず，塩化カリウムを静注させたため患者が死亡した。 |
| 22 | 〃 | 4月 | 業務上過失致死 | 禁錮8月執行猶予3年 | 点滴に入れる塩化カリウムを静注し患者が死亡した。 |
| 23 | 〃 | 3月 | 業務上過失致死 | 罰金30万円 | 拘置所で喘息の被告に与薬，医師の診察を受けずに被告は死亡した。 |
| 24 | 平成16年12月17日 | 3月 | 業務上過失致死 | 罰金50万円 | 経管栄養チューブを気管内にいれたまま，栄養剤を投与したため窒息死した。 |
| 25・26 | 〃 | 3月 | | | 医療事故　2名　詳細不明 |

医事法講座 第3巻 医療事故と医事法

| 事例No. | 年月日 | 業務停止期間 | 刑事処分 | 処分 | 事件・事故の概要 |
|---|---|---|---|---|---|
| 27 | 平成17年7月22日 | 3月 | 業務上過失致死 | 罰金40万円 | 助産師。新生児をうつ伏せ寝させ，窒息させた。7月後死亡。 |
| 28 | 〃 | 3月 | 業務上過失致死 | 罰金50万円 | 点滴に入れる塩化カリウムを静注し患者が死亡した。 |
| 29 | 〃 | 3月 | 業務上過失致死 | 罰金50万円 | 抜けた胃瘻チューブを再挿入。腹腔内に入り，汎発性腹膜炎で死亡した。 |
| 30 | 平成17年12月20日 | 6月 | | | 医療事故　1名　詳細不明 |
| 31 | 〃 | 3月 | 業務上過失致死 | 禁錮1年執行猶予3年 | 人工呼吸器ににエタノールを入れ（入れさせ）たため患者が死亡した。 |
| | 〃 | 3月 | | | 医療事故　?名（1-9名）　詳細不明 |
| 32 | 〃 | 2月 | | | 医療事故　1名　詳細不明 |
| 33 | 平成18年8月21日 | 3月 | 業務上過失致死 | 罰金30万円 | 医療事故　1名　詳細不明 |
| 34-36 | 〃 | 3月 | 業務上過失致死 | | 医療事故　3名　詳細不明 |
| 37 | 〃 | 1月 | 業務上過失致死 | | 医療事故　1名　詳細不明 |
| 38・39 | 平成19年3月15日 | 3月 | 業務上過失致死 | | 医療事故　2名　詳細不明 |
| 40 | 〃 | 1月 | 業務上過失致死 | | 医療事故　1名　詳細不明 |
| 41 | 平成20年3月6日 | 3月 | 業務上過失致死 | | 医療事故　1名　詳細不明 |
| 42 | 〃 | 1月 | 業務上過失傷害 | 罰金50万円 | 手術室入室時患者取り違え。手術室看護師。 |
| 43 | 〃 | 1月 | 業務上過失傷害 | 罰金50万円 | 手術室入室時患者取り違え。病棟看護師。 |
| 44-47 | 平成21年1月28日 | 3月 | | | 医療事故　4名　詳細不明 |
| 48・49 | 平成22年2月1日 | 3月 | 業務上過失致死 | | 医療事故　2名　詳細不明 |
| 50 | 〃 | 1月 | 業務上過失傷害 | | 医療事故　1名　詳細不明 |

品の誤投与，誤注射等と医療機器・器材の誤操作，誤装着等が処分された事故の多くを占めていた（図4）。

一方，オンラインデータベースの新聞・雑誌記事横断検索（http://db.g-search.or.jp/）に収録されている看護師の行政処分に関する記事，厚生労働

省のホームページの医道審議会保健師助産師看護師分科会看護倫理部会の議事要旨（平成16年～平成23年1月）等を資料として，医療事故に関与したことを理由として厚生労働省から行政処分を受けた看護師らの処分内容や処分理由を調査すると，報道や公表が不十分なため，十分な資料が収集しきれず取りこぼしがあると考えられるが，平成12年以降およそ240名の看護師等が行政処分を受けており，その内医療事故を理由とした被処分者は少なくとも45名（平成17年には他に1～9名が医療事故を理由として処分されていると推測できるが，詳細が確認できない）であった（表3）。これも確認は困難であったが，被処分者の多くは看護師であり，助産師は1名のみであり，処分された保健師はなかった。これは，就業者数の違いと，職務の違いによるものと思われる。

　医療事故を理由とする被処分者数は平成13～15年は2～4名／年であったが，16年には14名，17年には6名＋数名（報道上1～9名が3月の業務停止になっていたことがわかるが，人数が特定できない）と処分を受ける人数は急増した。しかし，平成18年以降は0～5名／年に戻っている。

　従前の資料[31]からは，医療事故で刑事処分を受けた医療従事者数比は医師：看護師＝2：1程度であり，看護師の行政処分被処分者数は医師等のそれと比較して，おおむね妥当な数と思われる。

　厚労省の資料では「1年未満」とまとめられていた看護師等の業務停止期間は，平成12年以降ではおおむね1～3月程度とするのが一般的な処分であるようであり，業務停止期間は医師と比較して短いことがわかる。一方，平成16・17年には業務停止6月（**事例21・30**），4月（**事例22**）とされる処分がみられるが，医師に対する行政処分の傾向と同様，行政処分の厳罰化の流れのためと思われる。

## V　医療事故に関与したその他の医療従事者の行政処分

　医師法，保健師助産師看護師法以外でも，薬剤師法，診療放射線技師法，臨床検査技師等に関する法律，臨床工学技士法等医療従事者の免許を定める

---

(31)　勝又純俊「医療事故に対する刑事処分の現状（平成16年～20年）――新聞記事データベースからの収集」犯罪学雑誌76巻(2010年)48頁．

法律には，おおむね医師法に準じた欠格事由が定められており，それぞれ担当する医道審議会の分科会で免許の取り消し，業務停止ないし名称使用停止等の行政処分が行われることになる。

過去には診療放射線技師，臨床検査技師，臨床工学士が医療事故を理由として罰金刑となる刑事処分を受けており[31][32]，行政処分の対象となったと思われるが，処分内容は検索しえなかった。

一方，医療事故を理由とした薬剤師に対する行政処分としては，平成21年12月の医道審議会薬剤師分科会において，誤調剤によって患者が死亡した事故（業務上過失致死罪，罰金50万円）に関与した薬剤師2名，低血糖性脳障害になった事故（業務上過失傷害罪）に関与した薬剤師1名に対してそれぞれ業務停止6月を命じている記録がある。

業務停止期間6月は，医師のそれよりは短く，看護師への処分期間よりは長くしているようである。

## Ⅵ　まとめ

以上概括したように医療事故に関する行政処分の対象となりえるのは病院では，特定機能病院というごく一部の病院にとどまり，大学病院分院を含む大多数の病院はその対象にはならない。従って，実際上は「医療事故に対する行政処分」といった場合は，専ら医師と看護師がその対象とされている。確かに刑事処分となる医療事故の大部分は，初歩的な単純ミスによるものが多く，医療従事者としては許されない基本的事例を怠った事例[33]ではあろうが，一方で医療事故を語る文脈の中で「人は誰でも間違える[34]」ことが指摘されて久しく，医療システムの問題点も指摘されているが，こと「医療事故に対する行政処分」となると，専ら医師が対象に考えられているのが実情である[35]。しかしそれだけ必ずしも医療安全普及に貢献するものではなかろう。

---

(32)　飯田・前掲注（4）393頁。
(33)　飯田英男，山口一誠『刑事医療過誤』2頁（判例タイムズ社，2001年）。
(34)　コーン，コリガン，ドナルドソン『人は誰でも間違える　より安全な医療システムを目指して』5頁（日本評論社，2000年）。
(35)　磯部哲「シンポジウムⅢ　医療とプロフェッション　行政法の立場から」年報医事

今後はヒューマンエラーを前提とした安全なシステムの構築のため[36]に帰する行政処分のあり方を検討するべきと思われる。

---

　法学 26 巻 172 頁（2011 年）。
(36)　国立大学医学部附属病院長会議編『医療事故防止のための安全管理体制の確立に向けて［提言］』5 頁（日総研，2001 年）。

# 4　医療水準論の機能について
―― 医療と司法の相互理解のために ――

## 山口斉昭

Ⅰ　は じ め に
Ⅱ　医療水準論の機能の変遷：平成7年判決前まで
Ⅲ　医療水準論の機能の変遷：平成7年判決以降
Ⅳ　医療水準論の機能の変遷：まとめ
Ⅴ　「医学的医療水準論」とのギャップ
Ⅵ　最近における「医学的知見」等の用語について
Ⅶ　お わ り に

## I　はじめに

　本稿は，医師や医療事故法等を研究分野とする法律家がメンバーとなって構成される，早稲田大学で行われている「医療と司法の架橋研究会」での議論に刺激され，医療水準論の法的な機能や意味合いにつき再度整理しようとするものである。

　では，なぜそのような作業が必要か。簡単に理由を示すと以下の通りになる。

　すなわち，医療水準論は，未熟児網膜症訴訟によって我が国の判例理論において確立したが，長らくその内容については明らかにされてこなかった。ところが，すでによく知られているように，平成7年6月9日の最高裁判決[1]は，初めてその内容につき，具体的な枠組みを示し，その後，平成8年1月23日の判決[2]も，医療慣行や添付文書との関係で医療水準や医師の注意義務の内容につき，これを示し，また，その後平成13年11月27日の判決[3]も，医療水準を超える治療法についての注意義務について言及する。これらは従来の医療水準論を克服したものとして，少なくとも法律界からは，これらを評価する声が多かったように思われる。

　ところが，これら判決に対する医療側の評価は，これら法律界の評価とは全く逆のものが多いということが同研究会での議論において，強く印象付けられた。特に，医療水準を超えた治療法について注意義務を課した平成13年はともかく，平成7年判決や平成8年判決に対する反発がそれ以上に大きいこと，しかもその反発が，同判決が出されて10年以上を過ぎた現在でも大きいことは，若干意外でもあった。

　しかし，その反発を子細に見てみると，医療側の考える「医療水準」と，平成7年以降判例理論がそこに割り当てた役割との間に，ズレがあることが見て取れ，それが医療側の反発に結び付いているようにも思える。そして，実はこのような，用語や理論の機能に関する位置づけのズレが，医療側の反

---

(1)　最二判平成7年6月9日民集49巻6号57頁。
(2)　最三判平成8年1月23日民集50巻1号1頁。
(3)　最三判平成13年11月27日民集55巻6号1154頁。

発をもたらしているという構図は，ほかにも多くあるのではないか。

このため，本稿ではさしあたり判例における医療水準論という側面に限って，その法律学における機能や意味合いを確認し，それが医療側の考える医療水準とは一致しないことを確認する。むろん，このことは，そのような判例における（法学的）医療水準論が唯一のものであり，医療側の想定する医療水準が誤っているなどということを示そうとするものでは一切ない。しかし，少なくとも，同じ言葉を使っていながら，そのような相違があることを双方が認識していなければ議論はすれ違いになるばかりである。本稿は，そのような視点から，判例が医療水準論に与える機能を法律学の側から説明するものである。

そこで以下，本稿では医療水準がこれまでどのように機能を果たしてきたかを，平成7年より前と，それ以降とに分けて分析し，当初法的過失判断基準としての機能を想定されていなかった医療水準が，次に法的免責のキーワードとして，さらに法的過失判断の基準として機能してきた経緯を明らかにする。そのうえで，そのように法的過失判断基準としての機能を与えられた医療水準論が，現在も医療側からは，必ずしも高い評価を受けているわけではないことの原因を考察し，そのこととの関連から，最近判例理論に現れている「医学的知見」，「医療上の知見」といった言葉を用いることにより過失判断を行う手法についても，その背景について検討する。そしてこれら作業を通じ，医療と司法との間の相互理解に，少しでも寄与することを目指したい。

## II 医療水準論の機能の変遷：平成7年判決前まで

### 1 未熟児網膜症以前

#### （1）医療水準論前

医療水準ないしそれに似た用語が，我が国の裁判例に現れるのは，昭和30年代後半と思われる。まず，広島地判昭和37年3月6日[4]は，「医師である被告の過失の有無も現在の医学水準において判定されるべきでなく，そ

の行為の時の医学常識等客観的な見地から検討されなければならない」などとし，また，大阪地判昭和40年2月25日[5]も，「治療時における我が国の治療技術の水準からみて，専門医として当然なすべき注意義務」を尽くしている場合には免責されるとするという形で「医学水準」，「治療技術の水準」などという言葉が使われた。

### (2) 機　能

　ここでの特徴は，これら言葉が，多くの場合，医師を免責するための根拠として使われたということである。これには昭和36年の輸血梅毒事件[6]の影響が大きい。すなわち，同判決は，その中で医師に「実験上必要とされる最善の注意義務」が課されるとの判断を下し，下級審もこの判断に拘束されることになる。しかし，一方で，医師も無限定な責任を負わされることがあってはならず，その基準となるのはその後の水準ではなく，あくまでも診療当時における水準であるということを明らかにするため，このような言葉が用いられたものといえよう。

　その後も，函館地判昭和44年6月20日[7]，高知地判昭和47年3月24日[8]，山形地新庄支判昭和47年9月19日[9]等が，実際に「医学水準」，「治療技術の水準」，「医療水準」等の言葉を用いているが，これらもいずれも医師の過失を否定する際に，その理由としてこれら言葉を用いており．このように，当初より「医療水準」またはそれに近い言葉は，法的過失判断の注意義務を設定する際に，それに制限を設けるという機能を持って，使用されることが多かった。

---

(4)　医民集372頁。
(5)　判時407号61頁。
(6)　最判昭和36年2月16日民集15巻2号244頁。
(7)　判タ236号153頁。
(8)　判タ277号199頁。
(9)　判時738号39頁。

## 2　松倉説

### （1）松倉説の登場

　その後，医療水準論は未熟児網膜症訴訟の中で本格的に形成されることになる[10]。そこで大きな役割を果たしたのが，松倉説であった。

　未熟児網膜症は，昭和40年代以降，未熟児として出生したために酸素投与を受けた幼児に当時多く発症した網膜の異常増殖の疾患である。これに対する治療法としては，光凝固法や冷凍凝固法等があったが，当時開発されたばかりであったため，これを実施すべきであったか，実施のために転医をすべきであったか，あるいは，それらの治療法の存在を前提に，定期的な眼底検査を行うべきであったか，説明をすべきであったか，といった点が裁判において争われた。

　そして，この一連の未熟児網膜症訴訟において，最初の判決であった日赤高山病院事件の岐阜地裁高山支部判決[11]が「当時まだ常例ではない」治療法である光凝固法を，受けしめるべく最善の措置をとらなかったことが，病院の義務違反であるとしたことから，この点が医療側の大きな反発を呼び，法律界のみならず医療界や社会を含めて，大きな論点となった。

　この岐阜地裁判決に対する批判として現れたのが，「未熟児網膜症による失明事例と『現代医学の水準』」という論文[12]によって表された，松倉豊治による医療水準論である。松倉は，医療における「医学水準」には「学問としての医学水準」と「実践としての医療水準」とがあるとし，前者が「将来において一般化すべき目標のもとに現に重ねつつある基本的研究水準」であるのに対し，後者が「現に一般普遍化した医療としての現在の実施目標」であるとする。そして，日赤高山病院事件で問題となった光凝固法についても，それについての注意義務違反を認めた裁判所の判断に対し，「心情としては

---

(10)　詳細については，拙稿「『医療水準論』の形成過程とその未来」早稲田法学会誌47巻361頁（1997年）参照。
(11)　岐阜地高山支判昭和49年3月25日判時738号39頁。
(12)　松倉豊治「未熟児網膜症による失明事例と『現代医学の水準』」判タ311号64頁（1974年）。

素直に同意せられるところである」としながらも「それと，医学水準ないし医療水準なるものについての本来の医学理論的評価とは自から別である」として，少なくとも実践としての医療水準ではなかったことを示唆する。松倉論文は，上記日赤高山病院事件岐阜地裁高山支部判決に対する批判として書かれたものであり，後に見るよう，後の裁判にも大きな影響を与えた。

(2) 松倉説における医療水準論の機能

　このように松倉論文は，初めて医療水準論を提唱したものであり，「医療水準」の用語を裁判例に定着させた論文でもあった。しかし，それにもかかわらず，実は松倉論文は「医療水準」の裁判における機能をねらったものではなかった。松倉はその提唱する医学水準であれ，医療水準であれ，「本来医学自身が主体的に考えること」として，医学の主体性を強調する。そしてそのような意味での医療水準は，大学病院や大病院での医療の程度といわゆる第一線開業医でのそれとの格差というのは…前記医療水準を左右するものではない」のであり，これは「転医措置としての注意義務につながるもの」である。一方，その「医療水準」は，直接に法的注意義務の基準につながるわけではなく，法的な注意義務をいかに設定するかについては「医師・法律家ともにじっくり考える必要がある」とする。

　すなわち，ここで松倉説の述べる「医療水準」は医学・医療の側でとらえる概念としての医療水準であって，実践の医療が全体としてその実現に向けて体制を構築しようと現に努力している水準である。それゆえに「診療の実情ないし情状に関すること」が「医療水準を左右するものではない」。一方で，そのような「医療水準」は現場の目標である水準であるから，それを実現することができなかったからといって，直ちに過失が認められるものではない。また，逆に，医療には水準的治療を実現すること以外にも，様々な配慮を行う必要があるから，そのような意味での「医療水準」を実現しさえすれば責任を免れるというものでもないであろう。すると，法的な責任を判断する場合には，その医療水準を勘案しながらも，それとは独立に，具体的な事情をも勘案しながら過失判断をすべきということになる。

　もとより，このような松倉説による医療水準のとらえ方が，現在でも通用する医療側にとっての医療水準の認識とは言えないかもしれない。しかし，

後述するように，医療の側からの医療水準のとらえ方と，裁判における法的なそれとの違いにより，医療側の反発が生じていると思われる現時点から見ても，医療の側から積極的に医療水準のとらえ方について提言した松倉説は，むしろ現在からみて注目に値する。いずれにせよ，松倉説において述べられていた医療水準は，医学・医療の実践が日々現に目指している医療水準であって，（後の裁判におけるそれのような）事後的な過失判断の基準そのものとは明確に区別されるものであったことは，注意されるべきであろう。

## 3　松倉説後：法的な免責基準としての医療水準論

### （1）「医療水準」の用語の取り入れ

しかし，その後の判例理論は，松倉説の指摘するような，医学的視点からの医療水準を考慮することなく，むしろ医療水準という言葉のみを取り入れて，それを法的な免責基準として，そこに法的な機能を持たせることになる。

このような現象が生じた理由としては，まず先述のとおり，未熟児網膜症以前においても，当時の「治療水準」，「医学水準」等の言葉が医師の免責を根拠づける言葉となっていたのにみられるように，そもそも医療水準という言葉自体が免責のキーワードとなる要素を持った言葉であったということが可能であろう。また，訴訟当事者が意識的にそのような機能を「医療水準」の言葉に与えようとし，それに裁判所が影響を受けてきたということも考えられる[13]。

もっとも，裁判例も，当初は法的な注意義務と医療水準との関係を，その後のように，硬直的に同一のものとして考えていたわけではない。むしろ，当初の裁判例の多くは，新規の治療法が，治療法として完全に確立したわけではないという段階においても，その有効性が医師の間に広く知られつつあるという段階において，その実施義務はともかくとしても，具体的な場面に

---

[13]　実際，裁判においては，松倉説を引用しながらも「ある治療法が医療水準に達しているというためには，これが，種々の医学的実験を経た後，医学会においてその合理性と安全性が一般的に承認されて確立し，かつ当該医療行為当時，平均的な臨床医において具体的に施術されていなければならない」などといった主張も行われている（静岡地判昭和52年6月14日判時860号39頁における被告の主張）。

おいて、治療法の存在を前提とした検査や説明を行うべきであるとして過失を認めていた[14]。これは、結果的には医療水準よりも高度な注意義務を医業者に課しているようにも見えるが、むしろ、医療水準と法的な注意義務は別物であるという立場から、医療水準にかかわらず、それとは別に具体的な事情から法的な過失を判断する立場であったともいえる。

## （2）日赤高山病院事件控訴審判決の影響

しかしその後、未熟児網膜症の最初の判決として注目を浴び、社会問題をも引き起こした日赤高山病院事件岐阜地裁判決が控訴され、その控訴審判決である名古屋高裁判決[15]が、岐阜地裁判決を覆すことにより、未熟児網膜症訴訟、および医療水準論の流れに大きな影響をもたらすことになる。

すなわち、同判決は、岐阜地裁判決が「当該治療手段が医学界の常例ではないとしても他において施行されしかもその有効性が認められているとしたなら、当該治療手段を受けしめるべく適正な手続きをとるのが医師としての最善の注意義務と考える」としたのに対し、「なお学界並びに臨床医家の間にひろく支持をうけるに至っていないような新規開発にかかる治療方法の如きは、医師はこれを担当する患者に対して実施することはもとより、右新規治療方法の存在することを患者に告知する義務もない」とし、真っ向からこれに反対する。さらには「当該医師が医学的知見に照らし十分納得のいかない新規治療方法を患者に紹介することの方が却って医師として無責任な態度であり、診療契約上の義務違背であるとすらいうべき」とまで述べて、治療法の確立がない以上それを前提とする注意義務は一切存在しないとの立場をとった。

そして、同事件の上告審で、最高裁は、その高裁判決を受ける形で、「思うに、人の生命及び健康を管理すべき業務に従事する者は、その業務の性質に照らし、危険防止のため実験上必要とされる最善の注意義務を要求されるが、右注意義務の基準となるべきものは、診療当時のいわゆる臨床医学の実践における医療水準であるから、前記事実関係のもとにおいて、所論の説明

---

(14) このような考え方に基づき、当初の裁判例は昭和46年～47年頃の出生を境として医療側の責任を認めるという傾向があったように思われる。
(15) 名古屋高判昭和54年9月21日判時942号21頁。

指導義務及び転医指示義務はないものとしたうえ，被上告人の不法行為責任及び債務不履行責任は認められないとした原審の判断は正当であって，その過程に所論の違法はない」[16]として，上記のような名古屋高裁の立場を支持する。

### （3）判例理論における医療水準論の機能

このことによって，判例理論の理解として，次のような考え方が定着することになった。すなわち，医業従事者の注意義務の基準となるべきものが医療水準であるということは，最高裁の明言するところであるから，その医療水準が法的な過失判断の基準となる。では医療水準とは何かについてであるが，これは最高裁で述べられているものではないから，最高裁が支持した名古屋高裁の判断方法が参考とされ，治療法が確立することが医療水準の確立と考えられ，治療法の確立があって初めて，それに関する注意義務が発生する。このため，注意義務が認められるか否か，その違反による過失が認められるか否かも治療法が確立したか否かにより定まるのであり，このような考え方が，昭和50年の厚生省研究班報告の前後で責任の可否を決する「昭和50年線引き論」につながったのである。

その後の坂出市立病院事件[17]，名古屋掖済会病院事件[18]，日赤山田病院事件[19]における最高裁の立場も，およそこのような理解で説明できるものであり，このように，上記日赤高山病院事件の最高裁判決以降，医療水準論は，「治療法としての確立がない以上，医師に一切の責任を認めない」理論となっていた。このため，この時期の医療水準論は，確かに「医療水準」が法的な機能を有していたのであるが，医療水準の中身自体に積極的に法的な意味を与えるというよりもむしろ，免責のためのキーワード（あるいはマジックワード[20]）としてのみ機能していたといえよう。

---

(16)　最三判昭和57年3月30日判時1039号66頁。
(17)　最二判昭和61年5月30日判時1196号107頁。
(18)　最一判昭和63年3月31日判時1296号46頁。
(19)　最二判平成4年6月8日判時1450号70頁。
(20)　「医師・医療機関の損害賠償責任の基準について」年報医事法学24号20頁（2009年）。

## 4　免責基準としての医療水準論の問題点

しかし，このような医療水準論に問題があることは明らかであった。それは次の通りである。

### （1）治療法としての確立がない以上一切の注意義務が生じないことについて

まず，上記のような医療水準論は，治療法としての確立がない以上，それを前提とする注意義務は存在しないとするものである。このため，治療法の確立がある場合はともかく，確立していない場合には，その治療法がどれだけ知られているものであり，他の病院では実際にそれを前提とする治療等が行われている場合であっても，また，患者自身が望むものであっても，患者はそのような治療法を受けえず，それに関する機会も，説明も受けられないということになろう。上にあげた坂出市立病院事件，名古屋掖済会病院事件，日赤山田病院事件も，それに近い事例であった。

さらにその場合，極端にいえば，患者の受診した当該医療機関において，その治療法を受けることができる体制が整っていたにもかかわらず，医師が何もしなかったという場合においても，医療機関の責任を免れさせることになる。実際，後に見る姫路日赤病院事件[21]は，厚生省研究班報告がなされた昭和50年より前であるものの，昭和49年12月の出生事例において，病院としてもそれを前提とした体制をとっていたにもかかわらず，眼底検査を一度しか行っていなかった。しかし，それにもかかわらず，控訴審の高裁判決は，光凝固法の治療・診断基準が確立したのが昭和50年の厚生省研究班報告によるという点のみを理由として，病院の責任を否定しており，常識的には不合理と思われる判断が導かれる例となっていた。

### （2）注意義務の基準であるはずの「医療水準」の内容が不明であることについて

次に，上記のような医療水準論においては，医療水準が「医師の注意義務

---

(21) 詳しくは後掲。最二判平成7年6月9日民集49巻6号57頁。

の基準」であり，それゆえ法的な過失判断の基準であるにもかかわらず，医療水準の内容は一切明らかではなく，それゆえ，そもそも何をもって医療水準とするか，その立証をどのように行うのかが不明であった。

このため，「治療法の確立」が問題となるような新規のものにかかる治療法はともかく，それ以外の医療については，このような医療水準論は全く解決の基準を与えなかった。実際，後にみるように，たとえば医師が当時の医療慣行には従っていたが，医薬品の添付文書には従っていなかったという，腰椎麻酔ショック事件[22]においても，高裁は，医師が当然従うべきものであろうと思われる添付文書と，医療慣行との，どちらを過失の基準として採用すべきかわからなかった。

しかし，一方で治療法としての確立がない限り，それを前提とする注意義務が課されないと考えられていたのは上記のとおりであるから，医師に法的な注意義務違反がないことを主張するには，当該治療法が治療法として確立していないことを証明すればよいということになり，その結果，医療水準が問題となる裁判においては，当該医師の具体的な診療行為よりもむしろ，治療法の確立があったかどうかという，医学的な争点が中心的な争点となるという現象も，少なくとも未熟児網膜症訴訟においては生じていた。

### （3）免責のキーワードとしてのみの医療水準論

つまり，これらから明らかなように，かつて（これから見る平成7年判決以前）の医療水準論は，明確にそれが注意義務の基準とされているにもかかわらず，法的な過失判断の基準としては，ほとんど機能せず，繰り返しになるが，医師の責任を否定するためのキーワード的機能しかなかったのである。

## Ⅲ 医療水準論の機能の変遷：平成7年判決以降

### 1 新たな機能の付与

しかし，これらの問題点を踏まえてかどうかはわからないが，平成7年以

---

[22] 詳しくは後掲。最三判平成8年1月23日民集50巻1号1頁。

降，最高裁は，医療水準論に法的な機能を持たせ始める。すなわち，平成7年以降，最高裁は，医療水準の内容を明らかにし，その中で当事者間での立証責任の分配を意識しながら，法的過失判断の基準としての医療水準として，これを機能させ始めるのである。このことは，平成7年の未熟児網膜症姫路日赤事件判決，平成8年の腰椎麻酔ショック事件判決，平成13年の大阪乳房温存療法事件によく現れており，具体的に示すと，以下のとおりになるであろう[23]。

## 2　未熟児網膜症姫路日赤事件
### （最二判平成7年6月9日民集49巻6号57頁）

#### （1）その意義：相対的医療水準論

まず，平成7年の未熟児網膜症姫路日赤事件であるが，これは，最高裁が初めて「医療水準」の内容を示したものである。ここで最高裁は，「当該疾病の専門的研究者の間でその有効性と安全性が是認された新規の治療法が普及するには一定の時間を要し，医療機関の性格，その所在する地域の医療環境の特性，医師の専門分野等によってその普及に要する時間に差異があり，その知見の普及に要する時間と実施のための技術・設備等の普及に要する時間との間にも差異があるのが通例であり，また，当事者もこのような事情を前提にして診療契約の締結に至る」ことを理由に，「ある新規の治療法の存在を前提にして検査・診断・治療等に当たることが診療契約に基づき医療機関に要求される医療水準であるかどうかを決するについては，当該医療機関の性格，所在地域の医療環境の特性等の諸般の事情を考慮すべきであり，右の事情を捨象して，すべての医療機関について診療契約に基づき要求される医療水準を一律に解するのは相当でない」と判示して，医療水準のいわゆる「相対説」を採用した。

それゆえ「そうすると，姫路日赤の医療機関としての性格，上告人が姫路日赤の診療を受けた昭和四九年一二月中旬ないし昭和五〇年四月上旬の兵庫県及びその周辺の各種医療機関における光凝固法に関する知見の普及の程度

---

(23)　拙稿「要件事実論的視点から見た医療水準論について」Law & Practice 4号117頁（2010年）においても，すでに分析を行っている。

等の諸般の事情について十分に検討することなくしては，本件診療契約に基づき姫路日赤に要求される医療水準を判断することができない筋合いであるのに，光凝固法の治療基準について一応の統一的な指針が得られたのが厚生省研究班の報告が医学雑誌に掲載された同年八月以降であるというだけで，上告人が姫路日赤の診療を受けた当時において光凝固法は有効な治療法として確立されておらず，姫路日赤を設営する被上告人に当時の医療水準を前提とした注意義務違反があるとはいえないとした原審の判断には，診療契約に基づき医療機関に要求される医療水準についての解釈適用を誤った違法がある」として，それまで支配的であった昭和50年線引き論を排除した。

（2）法的判断基準としての機能

そして，法的機能という観点から重要である，医療水準の内容については，最高裁は次のように述べている。

「新規の治療法に関する知見が当該医療機関と類似の特性を備えた医療機関に相当程度普及しており，当該医療機関において右知見を有することを期待することが相当と認められる場合には，特段の事情が存しない限り，右知見は右医療機関にとっての医療水準であるというべきである。」

この部分については，法律家が実務的に読み取るべき内容が含まれている。すなわち，裁判の当事者として，当該「医療機関にとっての医療水準」を立証するためには，問題となっている新規治療法に関する知見が，当該医療機関と類似の特性を備えた医療機関に相当程度普及していることを示し，そのことによって当該医療機関がその知見を有することを期待することが相当であるとの心証を裁判官に持たせるべきということである。これは患者側が立証しなければならない。

一方，医療側にも反論の余地が存在する。すなわち，患者側がそのような立証をしても「特段の事情」が存すれば，その知見は当該医療機関にとっての医療水準とはならない。この「特段の事情」には，さまざまなものがありうるが，たとえば有効性・安全性が確立していない，治療・診断基準が確立していないため，他の類似病院で普及していても当該病院で行わない，説明しないことに合理的理由がある等，これまで医療側が多く行ってきた「医学的」な反論はこの「特段の事情」として評価される可能性があろう。

このように、実は平成 7 年判決による医療水準論は、医療水準を立証するための要件の明確化という、法律家へ向けたきわめて裁判実務的な内容が含まれていた。しかもそこで患者側が立証すべきは「知見の普及」という医学的評価の要素はそれほど含まれない、比較的中立な内容のものであり、一方、医療側が立証すべきは、医学的な論点である。これは、患者側に医学的内容以外の事実を、医療側には医学的内容の事実の立証を求めるという一定の合理的な裁判所としての立場を示しているとも見える。いずれにせよ、これらは、免責のキーワードとしてのみ用いられ、その内容については何も述べられていなかった、以前の医療水準論とは明らかに違う点であり、このような特徴は、次の平成 8 年判決にもみられる。

## 3　腰麻ショック事件（最三判平成 8 年 1 月 23 日民集 50 巻 1 号 1 頁）

### （1）その意義：規範としての医療水準

本件は、虫垂摘出術における麻酔事故が問題となった事件であり、麻酔剤注入後 10 ないし 15 分までは 2 分間隔で血圧を測定すべきと記載されていた当該麻酔剤の添付文書に従わず、血圧については 5 分間隔で測るのが常識とされていた当時の医療慣行に従って、看護師に 5 分ごとの血圧測定を指示していた医師の過失の有無が問題となった。

原審は、「本件手術のあった昭和 49 年頃は、血圧については少なくとも五分間隔で計るというのが一般開業医の常識であったから、当時の医療水準を基準にする限り……医師に過失があったということはできない」としながらも、一方では「医師は、使用する薬剤について、その能書に記載された注意事項を遵守することは当然の義務であるから、この観点からすると、本件麻酔剤注入後一〇ないし一五分まで二分ごとに血圧の測定をしなかった被上告人には、注意義務違反があった」と、過失の部分では明らかに矛盾した判断をし、しかし、後者の注意義務違反と結果との間の因果関係を否定することにより、医師の責任を否定していた。これは、先にも触れたように、それまでの医療水準に関する最高裁の判例理論が、下級審において判断の何らの指針にもならなかったことを端的に示したものであろう。

この点について最高裁は、「医療水準は、医師の注意義務の基準（規範）

となるものであるから，平均的医師が現に行っている医療慣行とは必ずしも一致するものではなく，医師が医療慣行に従った医療行為を行ったからといって，医療水準に従った注意義務を尽くしたと直ちにいうことはできない」として，医療慣行に従ったことだけでは免責されないことを述べている。これと同様の趣旨は，すでに輸血梅毒事件の最高裁判決でも判示されていたことであるが，医療水準との関係においても，医療水準が「規範」であり，注意義務の基準であるため，それは慣行とは必ずしも一致しないことが明らかにされている。

### （2）法的判断基準としての機能

そして，この判決も，添付文書との関係で，法的な過失認定のための要件を明確に示している。その部分が以下である。

「医薬品の添付文書（能書）の記載事項は，当該医薬品の危険性（副作用等）につき最も高度な情報を有している製造業者又は輸入販売業者が，投与を受ける患者の安全を確保するために，これを使用する医師等に対して必要な情報を提供する目的で記載するものであるから，医師が医薬品を使用するに当たって右文章に記載された使用上の注意事項に従わず，それによって医療事故が発生した場合には，これに従わなかったことにつき特段の合理的理由がない限り，当該医師の過失が推定されるものというべきである。」

この部分から法律家が実務的に読み取るのは，医薬品に関する医療事故において，「医師が添付文書に従わず」，「それによって医療事故が発生した」場合には，それらの事実だけで医師の過失は推定されてしまうということである。したがって，患者としてはそれらの事実を立証すべきであって，医師が添付文書に従うべきことや，添付文書の医学的・科学的な妥当性についてまでの立証は（その限りにおいて）求められていない。このため，患者にとっての立証の負担はかなりの程度軽減されているものといえよう。

むろん，この点について，医療側からの反論がありうるかもしれない。すなわち，臨床医学の実践からすれば，医薬品の添付文書も絶対的なものではなく，それに従わないことが許される場合，従うことが不可能な場合も存在する。このため，場合によって，医学的見地から，それに従うべきでない場合もありうるということである。

しかし，まさにそれゆえ，本判決は，「これに従わなかったことにつき特段の合理的理由がない限り」という留保を付している。この表現にも当然，法律家が実務的に読み取るべき内容は含まれている。すなわち，それら特段の理由の立証責任は医療側に課されており，医療側が特段の理由の立証に成功すれば責任を免れるが，立証が不十分であった場合，「医師が添付文書に従わず，それによって医療事故が発生した」という事実により，過失が推定されてしまっているため，責任を免れないということである。ここでの「特段の理由」には上記のような，添付文書に従うことが医学的に妥当でないこと，あるいは不可能であることなどが含まれるであろう。

つまり，ここで最高裁が示しているのは，「いかなる場合にも医師は添付文書に従うべき」という，医療者の従うべき臨床のルールではない。そのような臨床のルールとは全く別の次元で，むしろ，裁判において「添付文書に従わずに事故が起こった際に，なぜ添付文書に従わなかったかの（裁判官に対する）説明は，医療の側で行うべき」こと，それが不十分であった場合には責任を免れないということを示したに過ぎず，それはあくまでも訴訟上のルールである。また，ここでも，患者側に立証責任が課されているのは「医師が添付文書に従わず，それによって医療事故が発生した」という，比較的医学的論点の少ない部分であり，一方，医療側に課されるのは添付文書に従わなかった医学的な見地からの理由であることには注目すべきである。このように，平成8年判決も，明らかに裁判における，当事者間での立証責任の分配を意識したうえで，事後的な過失判断に際しての要件を明確にしているものといえる。

## 4　大阪乳房温存療法事件
　　（最三判平成 13 年 11 月 27 日民集 55 巻 6 号 1154 頁）

### （1）意義と批判

さらに，医療水準として確立していない治療法については，乳がんに関する乳房温存療法に関するものとして，最高裁で重要な判断がなされており，その内容は次のようなものである。

「一般的にいうならば，実施予定の療法（術式）は医療水準として確立し

たものであるが，他の療法（術式）が医療水準として未確立のものである場合には，医師は後者について常に説明義務を負うと解することはできない。とはいえ，このような未確立の療法（術式）ではあっても，医師が説明義務を負うと解される場合があることも否定できない。少なくとも，当該療法（術式）が少なからぬ医療機関において実施されており，相当数の実施例があり，これを実施した医師の間で積極的な評価もされているものについては，患者が当該療法（術式）の適応である可能性があり，かつ，患者が当該療法（術式）の自己への適応の有無，実施可能性について強い関心を有していることを医師が知った場合などにおいては，たとえ医師自身が当該療法（術式）について消極的な評価をしており，自らはそれを実施する意思を有していないときであっても，なお，患者に対して，医師の知っている範囲で，当該療法（術式）の内容，適応可能性やそれを受けた場合の利害得失，当該療法（術式）を実施している医療機関の名称や所在などを説明すべき義務があるというべきである。」

以前の医療水準論では「確立された治療法」でない限り，それを前提とする一切の注意義務が認められないとされていた。しかし，本判決は，判決の挙げるような一定の場合においては，未確立の治療法であっても，当該医師の知っている範囲で，それに関する情報を説明すべきであるとした。このため，従来の医療水準論から一歩踏み出すものとして大きく注目された。もっとも，そのような義務は「たとえ医師自身が当該療法（術式）について消極的な評価をしており，自らはそれを実施する意思を有していないときであっても」課されるものである。このため，このことは，医師のプロフェッションとしての役割を否定することにもつながるとして，批判も存在した[24]。

### （2）法的機能から見た評価

しかし，これを裁判における過失判断の基準として見た場合，また別の評価が可能である。

すなわち，未熟児網膜症訴訟において形成されたかつての医療水準論では，治療法として確立していない以上，それを前提とする注意義務は一切課され

---

(24) 新美育文「判批」リマークス2003（上）29頁。

ないという立場であった。このため，ほとんどの場合は，当該事案における具体的な事情よりも，治療法の確立という医学的な部分が争点となり，裁判が医学論争の場となっていた。

しかし，本判決では，「確立していない」とされる治療法でも，それが相当数実施されていること，適応可能性，患者の強い関心など，諸般の間接的な具体的事実を立証することにより，それに関する説明義務とその注意義務違反を，少なくとも法的な観点からは，認める余地があることを明らかにしている。しかもそれは，医師自身が消極的な評価をしていても認められるものであるから，この点からもやはり，治療法の確立やその評価という医学的な論点にかかわらず，一定の範囲での過失判断が可能であるということになる。

むろん，本判決は「少なくとも」という形にみられるように，一般的に法的過失判断の要件を示したものではない。しかし，それでもなお，裁判所の側で具体的事情に基づき，医学的な論点に振り回されず，主体的な判断をなしうるための枠組みを示したという点で意義のあるものだったといえよう

## 5　法的過失判断基準としての医療水準論

### （1）過失判断と立証の分配に関する基準の明確化

以上のように最高裁は，これらの判決によって，患者の側には医学的評価に密接には関わらない事実の立証を求める一方，医療側には医学的な立場からの反論を求めるが，それが十分でない場合には，過失を認めるという形で立証の責任を分配し，そのような枠組みのもとで過失の判断をしている。以前の医療水準論においては「治療法の確立」が「医療水準の確立」と同視され，それゆえ，当該事案に関わる具体的な事情が軽視され，治療法の確立という医学的な論点が中心的争点となって，もっぱら光凝固法の有効性や安全性ばかりが裁判で争われるなど，裁判が医学論争の場となる傾向にあった。しかし，最近の新たな判例理論は，このような立証責任の分配を行うことにより，医療と患者の間での「不毛な」医学論争を回避し，基本的に医学には素人であるはずの裁判官にとっても，合理的な判断ができる枠組みを形成している。

### （2） 法的な「使いやすさ」について

　むろん，この枠組みによれば，医療側にとっては，医学的合理性の立証の責任がほぼすべて自らに課されるものであるため，厳しいものとも思われよう。しかし，医療側が医学の専門家であり，一般に専門家としての説明責任を有していることからすると，このような枠組みも，決して不合理ではないと思われる。また，かりに厳しいものであったとしても，それは裁判における立証責任という点においてのものであって，実践の臨床医に対して過度な注意義務を課しているわけではない。このため，このような判断は，医療水準を事後的な過失判断の基準としてのみ用いるという，法律側の意図が医療側に正しく伝われば，そもそも実践の医療に影響をもたらすものではないともいえる。そうであるならば，そのような観点からも，裁判所にとってはこのような医療水準論は「使いやすい」はずのものであったと思われる。

## Ⅳ　医療水準論の機能の変遷：まとめ

以上をまとめると，次のようになる。
① 　医療水準論は，当初の松倉説においては，臨床の医学の実践が目指すべき目標として，医学が主体的に設定するものとして主張され，裁判の過失判断基準としての機能を果たすべきものとは考えられていなかった
② 　しかし，その後判例理論に取り入れられた医療水準論は，治療法としての確立がない新規治療法について，医療上の一切の責任を否定する理論として機能するが，一方で，それ以上に過失認定における法的な判断基準としては，何ら機能を果たしてこなかった。
③ 　平成7年以降の，判例理論における医療水準論の展開は，医療水準を，裁判における法的な過失認定の判断基準として機能させるものであった。

## V 「医学的医療水準論」とのギャップ

### 1 判例理論への医療側の評価

　以上のように，法的過失判断基準としての役割を与えられることになった医療水準であるが，これに対する医療側の評判は必ずしも芳しいものではない。このことは，最初に述べたように研究会での医師のメンバーの発言からも感じられることであり，また，学会におけるワークショップでの参加者の発言[25]などからも看取できることである。むろん，その中には単なる誤解から生じている反発等も含まれているであろう。しかし，少なくとも研究会のメンバー等には，法律の側からの理屈を説明することはでき，そのことは理解いただいているようでもある。ただ，それでもなお，臨床の医師にとっては，納得のできない部分が存在するようである。それはいったい何か。

### 2 医療側の求める医療水準論との違い

　そこで考えるに，上記のとおり，判例理論における法的な医療水準論は，いくつかの変遷を経たうえで，法的な過失判断の基準となった。しかし，まさにそのことが，医療側にとっての違和感として表れているという可能性は認識されなければならない。

　なぜなら，特に臨床医にとって，医療水準とは医療を実践しているまさにその時々において従うべき準則であり，患者の治療のために，あるいは，事故の防止のために現実に従っているルールである。それゆえ，そもそもそのようなルールを最初から無視するような非良心的な医師でもない限り，通常，それに従うことが，よき医療を行うために必要と考えて実際に従っているところの「医療慣行」と，そのような医療水準とは，区別がつくものではないであろう。したがって，最高裁が医療水準と医療慣行とが異なると述べても，そのことは，まさに今，現実に医療慣行に従って医療を行っている臨床医で

---

(25) 第38回日本医事法学会ワークショップA「医師・医療機関の損害賠償責任の基準について」（担当：鈴木利廣，手嶋豊）における議論（その要約は年報医事法学24号20頁）を参照している。

あるからこそ，そのことが納得できないとも思われる。つまり，現にそれに従っている慣行が，そしてそれに従うことこそが，よき医療につながると信じているルールが，裁判所によっていとも簡単に，「それは医療慣行であって医療水準ではない」とされる不安が，最高裁の判決文を見ることによって，臨床医に生じてしまっているようにも思われるのである。

　もっとも，それらも法的な観点からすると，基本的には，事後的な過失判断の観点から述べているものであり，繰り返しになるが，裁判における法的な医療水準は，あくまでも事後的な過失判断のためのルールである。このため，ここで裁判所が述べる「医療水準」と，臨床医の考える「医療水準」とは異なっており，明らかに議論はすれ違っている。しかし，そうはいっても，現に従うべきルールが何かを求めている臨床の医師にとっては，そのような答えは，何の答えにもならず，また，役にも立たない。例えば添付文書に従わずに事故が生じた場合に医師の過失が推定されるということは，そのような過失判断の基準のもとで臨床における医療の実践にあたる医師にとっては，「原則として添付文書にすべて従うべき」という命題としかとらえられないということでもある。言い換えると，そのような過失判断の基準を採用するということは，少なくとも臨床の医師にとっては，そのような行為基準を求められているとしか受け止められないということでもあろう。

### 3　法的医療水準論の評価について

　もし，そうであるとすると，法律家の責任は重大である。このため，まずは上記のように，判例理論における医療水準論は，あくまでも事後的な過失判断の基準に関するものであることの十分な説明が必要であろう。しかし，仮に「医療水準」を法的な過失判断の基準そのものにしてしまったこと自体により，上記のような医療側の不安が生じているとするなら，場合によってはそれだけでは足りず，さらに少なくとも現場に悪影響をもたらさないような，過失判断の基準の立て方についての新たな検討もしなければならない。その観点からするならば，平成7年以降の規範の立て方も，完全ではなかったとの評価もあり得る。

## 4 医療側が考える「医療水準論」について

　この点，当初松倉説が述べていた医療水準のあり方について，再度評価しておくことは有用であろう。というのも，松倉説は，先にみたとおり，法的な過失判断の基準とは別個の問題として，医療の側から見た医療水準につき，当時松倉が考えたあり方を述べたものである。むろん，その述べる医療水準が当時も今も，医療の側から見た医療水準として，ほとんどの医療者が支持するものであったかどうかはわからない。むしろこれまでの経緯を見ると，松倉説はその（独り歩きによる）裁判への影響のほうが注目され，そのような「医療の側から見た医療水準」としての，内容の妥当性に関する検討すら十分にされてこなかったように思われる。しかし，松倉のように，医療者が医療者としての立場から，その考える医療水準とはどのようなものであるかを論ずることはきわめて重要であり，この点が，今後の議論において一層求められている点であるといいうるかもしれない[26]。

　むろん，法律家も，法の側からの「理屈」をきちんと説明する努力を継続的にしてゆかなければならないことはいうまでもない。しかし，医療の側からも，臨床の現場の実態や，その中で考えるところを，多くの論者が積極的に述べられることを，法学の側からは，期待するところではあろう。

## VI　最近における「医学的知見」等の用語について

　そこで，最後に，以上の観点からも注目される現象としての，「医学的知見」，「医療上の知見」といった言葉を用いて，医師や医療機関の過失判断をする，最近の判例における考え方について触れておきたい（どのような点が，以上の観点からも注目されるかは，すぐ後に述べる）。

---

(26) このような観点から，川﨑富夫「肺塞栓症予防対策における注意義務違反：医療水準とガイドライン」L&T40号75頁(2008年)，同「未熟児網膜症姫路日赤事件における医療水準の論考：医学的視点から・認識統合のために」L&T46号36頁(2010年)などは，貴重な文献であり，注目される。

## 1 「医学的知見」、「医療上の知見」について

まず、上記に指摘した現象がどのようなものかを確認する。これは、最近の最高裁においては、医療水準について特に積極的な判示をせず、当時の「医学的知見」といった言葉や「医療上の知見」といった言葉を用いて、必ずしも規範的とは言えない客観的な一連の事実としての「知見」を認定し、そこから、予見可能性や結果回避可能性などの伝統的な過失判断の枠組みを用いて、個々の事案における医師らの過失判断をするという過失認定方法が見られるということである[27]。

たとえば、最判平成18年4月18日（判時1933号80頁）は、患者が、病院において冠状動脈バイパス手術を受けたところ、術後に腸管え死となって死亡した事件に関する医療事故裁判であったが、原審は、「当時の医療水準に照らすと、医師に術後の管理を怠った過失があるということはできない」として病院の責任を否定した。これに対し最高裁は、まず、事件当時の「腸管え死に関する医学的知見」として、「腹痛が常時存在し、これが増強するとともに、高度のアシドーシスが進行し、腸閉そくの症状が顕著になり、腸管のぜん動運動を促進する薬剤を投与するなどしても改善がなければ、腸管え死の発生が高い確率で考えられる。腸管え死の場合には、直ちに開腹手術を実施し、え死部分を切除しなければ、救命の余地はない。え死部分を切除した時点で、他の臓器の機能がある程度維持されていれば、救命の可能性があるが、他の臓器の機能全体が既に低下していれば、救命は困難である」ことを指摘する。そして、患者の容態推移等の事実関係から、「医師としては、腸管え死が発生している可能性を否定できるような特段の事情が認められる場合でない限り、同日午前8時ころまでには、腸管え死が発生している可能性が高いと診断すべきであった」とし、また、「腸管え死が発生している可能性が高いと診断した段階で、確定診断に至らなくても、直ちに開腹手術を実施すべきであり、さらに、開腹手術によって腸管え死が確認された場合には、直ちにえ死部分を切除すべきであった」とし、医師の過失を認めた。

---

[27] 最判平成13年6月8日判時1765号44頁、最判平成14年11月8日判時1809号30頁、最判平成15年11月14日判時1847号30頁、最判平成16年9月7日判時1847号30頁、最判平成18年4月18日判時1933号80頁等。

このように，原審が「医療水準」という言葉を用いているにもかかわらず，最高裁は，医療水準に触れずに，あえて「医学的知見」という言葉を用いてそれによる過失判断を行い，医師の過失を認めなかった原審の判断を覆している。このような現象を見ると，最高裁に，医療水準論に関する，何らかの新たな意図があると解釈することも不可能ではない。ではこのように，「医療水準」に替え，「医学的知見」，「医療上の知見」等の言葉を用いて過失判断を行う判決が増えてきた背景に何があるのだろうか。

2　背景：医療水準論の「使いにくさ」？

この点につき，推測も交えて検討すると，まず，法的な過失判断基準として機能を果たすことが期待された，平成7年以降の医療水準論が，少なくとも原告等の当事者にとっては，実は，必ずしも使いやすいものではなかったという可能性を指摘しうる。すなわち，先述のとおり，平成7年判決によれば，新規治療法に関する知見が，当該医療機関にとっての医療水準であると主張するには，当該医療機関と類似の特性を備えた医療機関に相当程度普及していることを示し，そのことによって当該医療機関がその知見を有することを期待することが相当であるとの心証を裁判官に持たせればよい。このことは，その治療法の確立という，医学的な論点に踏み込まずに立証が可能であるという点で，患者側にメリットがあるように見えることは，先にみたとおりであった。しかし，逆にそのことは，当該治療法が，地域で類似の特性を持った医療機関において普及していることのデータを示さなければならないということでもある。しかし，このことは，治療法の医学的な確立を示すと同様に，あるいはそれ以上に困難な場合がありうる。

また，一方で，医学の側でも，各学会等でEBMや標準的な治療をまとめる努力が，近時ではきわめて熱心に行われ，標準的な教科書や，治療・診断指針，ガイドライン等が以前よりもはるかに入手しやすくなっているという事情も存在する。すると，客観的な医学的知見については，これら教科書やガイドラインをもとに，その普及度等を勘案せずとも認定し，そのうえで，それに当該事例の具体的事情を当てはめることで，医療水準の枠組みによるよりもより簡易に，当該医師や病院の過失を認定できるようになってきたという分析は，一応，可能かもしれない。

## 3　背景：規範的側面の排除

　また，それに加えて指摘すべきは，当時の「医療水準」ではなく，「医学的知見」，「医療上の知見」等の言葉を用いて過失判断を行うことにより，そこでの判断から規範的な要素を可及的に排除するといった側面である。
　つまり，従来の判断方法によれば，「医療水準」と照らし合わせて医療の過失を判断するから，そこで認定された「医療水準」は，事後的過失判断の基準であれ，規範であって，それに従うべきとの圧力が生じることになる。しかし，当時の「医学的知見」，「医療上の知見」を示して，それに基づき当該事案における過失判断を示すという手法であれば，そこで認定するのは「水準」ではなく「知見」であるから，「規範」ではなく，少なくとも，直接の現場に対する影響は抑えられるということになろう。
　むろん，法的な過失判断をする以上，裁判所も，そこで規範的判断をしないわけにはいかないのであるが，それでも，そこで行われる規範的判断は，当時の医学的知見と，当該具体的な事案との組み合わせによる，個別具体的な規範である。すると，「医療水準」を認定する手法と違い，この手法では，一応すべての事案に関する裁判所の判断がいわゆる「事例判断」に分類できることになる。このようにして司法が現場の医療に大きな波及効果をもたらさないよう，慎重に配慮をしているとするならば，そのような方向性には一定の評価がなされてよいと思われる。

## 4　「医学的知見」と「医療水準」

　もっとも，一方で，それら「医学的知見」，「医療上の知見」から具体的に過失認定を行う際に使われている手法は，先にもみたように，そのような「知見」から予見可能性や結果回避可能性があったかを判断して具体的な注意義務を認定し，その違反を問うというものである。しかし，そもそも医療水準に基づく過失判断の方法は，診療債務が結果を保証するわけではない「手段債務」とされる中で，結果回避等の可能性にかかわらず，医業者の注意義務を導くために用いられてきた側面も存在する。すると，このような医療水準論のそもそもの趣旨と，最近の考え方をどのように調和させ，あるいはその役割分担をどのように考えるかという点は，今後さらに検討される必

要があろう。

## Ⅶ　おわりに

　以上において，医療水準論の機能に関する変遷と，また，近時において医療水準という言葉を用いずに行われつつある判断枠組みの機能に関する一定の理解の可能性についても検討をしてきた。ここで明らかになったように，医療水準論は当初松倉説により医学の主体性を主張するために提唱されたが，その後医師の法的な免責を根拠づけるためのキーワードとして用いられることによってその性格が変化し，法的な道具としても十分な機能を果たさなくなったが，平成7年以降は，それを法的な機能を与えるための枠組みが形成された。

　もっとも，最後に示したように，上記のような経緯を経て形成された医療水準論も，必ずしも十分な機能を果たしているわけではないようであり，そのことが医療水準論とは別の枠組みを作ろうとする試みにもつながっているともいえる。

　これら一連の経緯を見てゆくと，医療水準論の機能の変遷は，医療に対し司法が介入しなければならない中で，医療の主体性を保ちながら，悪影響をもたらさない形での介入を可能にしてゆくための枠組み作りの変遷であったともいえよう。もっとも，そのための両者のこれまでの歩み寄りは必ずしも十分でなく，両者の説明責任や，過失判断の機能を超えた形での医療水準の策定等が求められる要素はより多くなってゆく。とりわけ医療水準に関しては，従来，患者や医療被害者側から見て問題がある医療がなされたときにそれが問題とされ，医療者を法的責任から守る道具として用いられてきたが，本来は，松倉説が当初主張したように，医療者が，医療全体の責任として，それを実現すべき水準が「医療水準」であるはずである。そのような「医療全体の責任」としての「医療水準」を今後どのように実現してゆくかの議論も，過失判断の基準策定の議論とは別に，なされる必要があろう。

# 5　診療ガイドラインと民事責任

手嶋　豊

Ⅰ　はじめに
Ⅱ　診療ガイドラインについて
Ⅲ　診療ガイドラインの民事責任法上の位置づけ
Ⅳ　検　討

# I　はじめに

　本稿は，近時わが国の下級審判決においても多く言及されるようになった，診療ガイドラインに関する問題を，民事責任との関係で検討するものである。近時増加し続けている診療ガイドラインは，日本においても，医療の様々な局面において，その有用性等から，存在感を急速に増しつつあるとされている[1]。ある論者によれば，かつても存在していた診療ガイドラインは，「当該領域における権威者の主観的意見や専門家委員会の合意形成（コンセンサス）をまとめたものが多く，内容の妥当性を保証することは必ずしも容易でなかった」[2]，とされるが，その後のEBMの医療界への浸透は，診療ガイドラインの医学的妥当性を保証できることにつながり，実際にも患者の良好な治療結果に結びついているとして，その有効性が実証されつつあると言われている[3]。本稿は，医療事故の民事責任の問題にかかわる限度で診療ガイドラインを検討しているにとどまるが，診療ガイドラインは，本稿で扱うような医療関係者の責任問題にとどまるものではない。むしろそうした使い方は望まれていないものであり，医療資源の効率的提供を可能にするものとしての意義が大きいことがより重視されるべきと思われる[4]。

　診療ガイドラインのアメリカにおける動向については，以前にも検討したところである[5]。その内容をごく簡単に要約すれば，以下のようになる。す

---

(1)　福井次矢「わが国における診療ガイドラインの現状」山口徹・北原光夫・福井次矢総編集，『今日の治療指針 2010 年版』1684 頁（医学書院，2010 年）。以下「福井（2010）」で引用する。

(2)　福井次矢「診療ガイドラインの作成手順と臨床現場での用い方」山口徹・北原光夫・総編集『今日の治療指針 2002 年版』1438 頁（医学書院，2002 年）。以下「福井（2002）」で引用する。なお診療ガイドラインに関する記述が『今日の治療指針』に現れたのは，2002 年版が最初である。

(3)　福井（2002）1438 頁。

(4)　なお参照，Leenen=Dute=Kastelein, Handboek gezondheidsrecht Deel II, Gezondheidszorg en recht（5$^e$ druk, 2008）p27.

(5)　手嶋豊「アメリカにおける臨床上の実施ガイドラインをめぐる民事責任の諸問題」潮見佳男編『民法学の軌跡と展望』99 頁以下（日本評論社，2002 年）所収。なおイギリスについて，川副加奈「イギリス医療訴訟における責任基準に関する一考察」東北法

なわちアメリカでは，臨床上の実施ガイドライン（Clinical Practice Guidelines. 以下，CPGs と略す）と民事責任に関して，多数の専門家により作成され適切とされた事前の判断である CPGs は，事故後に責任の有無について決する医学に素人の人々で構成される陪審による判断よりも信頼できる内容であり，また，専門家にとって実施可能な無理のない水準を設定できること，専門家の総意によって作成された CPGs は臨床的に意義があること，CPGs によって当該疾患に実施されるべき処置の内容が事前に表明されることは医療関係者に安心をもたらし，不必要な処置を行う防衛的医療も抑制できること，CPGs が適切な医療であれば，それに沿う医療が広く実施されるようになることで訴訟の減少が期待できること，などである。CPGs は責任法上，注意義務の水準決定の問題で扱われるが，それらにも様々なものがあり，専門家証人の代替になるとまでは考えられていない。それでも，CPGs の作成主体が誰で，どのような資料によって作成され，当該疾患についてこうした CPGs が複数存在するか，作成目的はいかなるものか，といったことから評価されることが指摘されている[6]。

本稿は，上記のようなアメリカでかつてなされた議論を踏まえつつ[7]，主として日本における診療ガイドラインの責任法上の課題を，判例を主たる素材として概観するものである。以下においては，診療ガイドラインを取り巻く状況を簡単に紹介し（Ⅱ），診療ガイドラインの民事法上の位置づけを概観する（Ⅲ）。最後に，こうした現状の当否について検討する（Ⅳ）こととしたい。

---

学 22 号（2003 年）170 頁以下参照。
(6) 手嶋・前掲注 (5) 論文 105 頁およびそこに引用の諸文献参照。
(7) アメリカでは，現在でも診療ガイドラインに関する議論は続いている。診療方法にバリエーションが存在する必要性が大きくないものについてはこうした診療ガイドラインは有益とされるが，医療費抑制目的や，医療関係者の免責のみを目的として診療ガイドラインを利用しようとする動きには，支持が得られず失敗に終わったとされる。これらにつき，Amy Widman, *Liability and the Health Care Bill: An "Alternative" Perspective*, 1 Cal. L. Rev. Circuit 57, 65 (2010). なお参照, Ronen Avraham, *President Obama's First Two Years:* 34 Harv. J. L. & Pub. Pol'y 543, 568 (2011)。

## Ⅱ　診療ガイドラインについて

### 1　はじめに

　診療ガイドラインは，わが国では1999年に厚生労働省が12学会に依頼したのが始まりとされるが，その後急速にその数が増え，400以上の診療ガイドラインがあるとされる[8]。日本医療機能評価機構の提供するインターネットサイト Minds（http://minds.jcqhc.or.jp）には，多くの診療ガイドラインが掲載されているほか，個別の書籍・文献[9]において，学会等が発表したガイドラインを入手することが可能となっている[10]。

　診療ガイドラインとは，特定の臨床状況における適切な医療について，適切な判断を下せるように医師と患者を支援する目的で作成された系統的な見解をいうとされている[11]。診療ガイドラインが出現した背景には，医療における科学的合理性の裏づけが必要とされるという Evidence Based Medicine（EBM）の影響がある。診療ガイドラインの作成に際しては，文献等を渉猟して，そのエビデンス・レベルに基づいて，実施が推奨されるものから実施を控えることが勧められるものまでを段階づけることがその作成手順として示される[12]。こうして作成された診療ガイドラインは，従来，個々の臨床医の経験に基づいて適切と考えられる処置が選択されていたというアートとしての色彩が濃い方法論から，過去の多数の臨床医の経験を集約した方法論に

---

(8)　福井（2010）1684頁。
(9)　『今日の治療指針』（医学書院），『ガイドライン外来診療』（日経メディカル開発）等。
(10)　診療ガイドラインの例として，各種のがん検診ガイドライン，がん治療ガイドライン，喘息治療ガイドライン，急性膵炎診療ガイドライン，骨粗鬆症の予防と治療ガイドライン，てんかん治療ガイドライン，頚椎症性脊髄症診療ガイドライン，前立腺肥大症診療ガイドラインなどがある。また，「ガイドライン」との名称は用いられていなくても，実質上ガイドラインと同趣旨のものと位置づけられるもの（標準規約等）もある。
(11)　日本医療機能評価機構のサイト http://minds.jcqhc.or.jp/参照。
(12)　福井（2002），福井（2010）。福井（2010）は，福井他編『Minds 診療ガイドライン作成の手引き』（医学書院，2007年）を引用する。

変更するという契機を含むものである[13]。

診療ガイドラインは今日，様々な主体によって作られているが，当該疾病について関与する専門医の学会が委員会を構成して作成することが一般的である。学会は単一のこともあるが複数が関与することもある。また，医療は絶えず進歩するということから，ガイドラインが一度作成されればそれで終わりではなく，数年ごとに版が重ねる場合[14]，また，数年後の改訂を予め明らかとするもの[15]などが多数存在する。

診療ガイドラインの体裁はいずれも似通っており，上述した『今日の治療指針』付録に掲載されているガイドラインは，準拠したエビデンス，推奨グレード・分類等が冒頭に置かれ[16]，次いで，治療に関する部分の解説，ガイドラインの特徴，利用者への注意点と続いている。

なお，診療ガイドラインへは，これまで述べてきた医療現場の科学性の担保という以外にも，知識・技術の普及がいち早く行われるという効果が期待されている[17]。そうであれば，責任法理に使われる恐れがあるからといってガイドラインを作らないという対応は，適切なものではないだろう。

## 2 診療ガイドラインの利用に際しての注意事項として指摘されている点

診療ガイドラインは，過去の治療実績を背景として，そのデータをもとに勧められる治療法を提案するものではあるが，その内容はあくまで平均的な指針であって，ガイドラインが当てはまるのは患者のうち「せいぜい60％-90％」であり，「すべての患者での画一的な診療を迫るものではない」。そ

---

(13) 以上につき，福井 (2010)。
(14) 例えば，『COPD（慢性閉塞性肺疾患）診断と治療のためのガイドライン』（メディカルビュー社）は，2009年の時点で第3版が公表されている。
(15) 例えば，『高血圧治療ガイドライン2009』（日本高血圧学会）は，4年後に改訂予定とする。もっとも，改訂は予定するが時期は未定とするものも少なくない。
(16) もっともガイドラインによっては，エビデンスレベルが記載されていないものもある。
(17) 海外での議論であるが例えば，Trubek et.al, *Improving Cancer Outcomes through Strong Networks and Rewgulatory Frameworks: Lessons from the United States and the European Union*, 14 Health Care L. & Pol'y 119, 128 (2011).

こで指摘されているのは,「推奨が導き出される根拠となった」対象患者群と治療しようとする患者との諸点（①性別,年齢,人種 ②当該疾患の重症度 ③併存疾患,リスク要因 ④治療遵守（コンプライアンス） ⑤医療チーム,医療機関の診療能力 ⑥患者と家族の意向・価値観や医師患者関係 ⑦倫理的側面,インフォームド・コンセントの取得 ⑧医療保険制度）の一致度合いを考慮すべきとされ,そのうえで採否が決定されるべきとされている[18]。ガイドラインによっては,「医師の裁量を制限するものではない」との記載や,法的に用いられることは適当でないといった趣旨の記載があることがある。

## III 診療ガイドラインの民事責任法上の位置づけ

### 1 医療事故における過失・義務違反存在の判断基準としての「医療水準」とその内包する問題点

医療事故の民事責任の成立要件のひとつである過失は,客観的行為義務違反と捉える見解が多数説と解されている[19]。

医療行為における客観的行為義務違反は,医療水準に適合した診療行為をなしたかどうかを基準として判断される（最判昭和57年3月30日判時1039号66頁）。医療水準は,現に行われている医療慣行とは異なる当為の問題であり（最判昭和36年2月16日民集15巻2号244頁,最判平成8年1月23日民集50巻1号1頁）,診療機関の性格,所在する地域の医療環境の特性等の諸般の事情を考慮して個別に決定される（最判平成7年6月9日民集49巻6号1499頁）。なお,医療水準が新規の治療法の普及に重点があると解する関係から,「医学的知見」という表現を用いることも少なくない（最判平成8年9月3日判時1594号32頁など）。また,医薬品の添付文書は,医薬品の使用に際して危険性等について注意を喚起する目的で提供される情報源であり,それに従わなかった場合は医師の過失が推定される（前掲最判平成8年1月23

---

(18) 福井（2010）1686頁。ただし指摘されている諸点は記載されている年度で多少のばらつきがあり,それぞれの重要度も,医学的観点からは同一のものではないものと解される。

(19) 窪田充見『不法行為法』45頁（有斐閣,2007年）。

日）。その際の参照先は最新のものであるべきで，また，その含意を理解することも求められている（最判平成14年11月8日判時1809号30頁）。

　診療ガイドラインは，こうした医師がなすべき客観的行為義務違反を発見し，かつ，認めるための基礎資料としての役割を果たすことが考えられる。そこで客観的行為義務違反の判断の問題に診療ガイドラインがいかなる位置を占めるか，がここでの検討対象である。そこでまず，医療水準との関係で論じられることの多い①医療慣行，②医学的知見，③添付文書，と医療水準との関係を順次みてゆくこととする。

　まず，①医療慣行，は，現に慣行的に医療現場で行われている医療行為であるが，しばしば指摘されるように，こうした慣行は医学的な根拠があって実施されているとは限らず，社会的・人的・物的事情からある段階にとどまって行なわれるに至っているものも少なくないと思量される。そうであれば，医療慣行に従って行動していたとしてもそれで常に免責されることはない（前掲最判昭和36年2月16日，前掲最判平成8年1月23日ほか）。

　次に，②医学的知見，との関係についてであるが，最高裁は，医療水準が個別に定まるとした判決（前掲最判平成7年6月9日）において，医学的知見の広がりは，医学的知見が，基幹的診療機関から自然と広がる流れの中で取捨選択が起こり，おのずと医療水準は定まってゆく，という図式を提示した。この図式は，平成7（1995）年の時点においては相当と評価されるべきものであると考えられる。医療水準は未熟児網膜症に対する光凝固法の実施時期の法的義務化がいつになるかから論じられることが多かったため，治療方法の普及という議論の観点から「水準」になっていたかどうかが議論されてきたという経緯がある。しかしある処置を単独で抽出して水準にあったか否かという議論をするのは医療全体からは通例とはいえない面があり，むしろ総合的見地から当該疾患に対する理解とそれへの対処方法の適否を論じる方が適切なことがあって，それが，最先端の治療の不実施が問題とされたわけではない，少なくない医療事故の事案において，「医学的知見」からの責任の有無の判断という形で論じられてきたものである。

　さらに，③添付文書との関係であるが，判例では添付文書は診療当時の最高水準を示すものとして指摘されている。

　以上が「医療水準」とそれを取り巻く関係概念についての概略であるが，

医療水準は医療現場において「現に行われているもので十分」というわけではなく，医療現場において「あるべき姿」を医療の観点からみて決定し，それとなされた・なされなかった医療行為がどの程度乖離していたかどうかとを比較して，責任の有無を決するものである。もっとも，あるべき姿をどのように析出するのか，については，当該紛争となっている事案に左右される側面が大きく，最高裁判決の示している抽象的な尺度は明らかにできても，具体的事案において何が基本知識であり，なすべき行為と考えられるのか，その内容は医学・医療の非専門家でしかない法律関係者には雲をつかむような印象しか持ちえないことも少なくないものと思われる。こうした局面からは，医療水準概念の具体性の乏しさから，ある疾患の処置の適否が問題になっているとき，裁判官や弁護士等の法律家が，明確な行動指針を示す診療ガイドラインに対して，責任法上利用できないかと考えるのは，理由のないことではないように思われる。

　一方，ある疾患に関する知見を集めて一定の方針を示そうとする診療ガイドライン作成の動きが日本でも本格化した1999年以降，医学サイドでは，上記の最高裁の枠組みとは異なる側面が展開している。診療ガイドラインの動きとして特徴的なのは，以下の諸点である。①診療ガイドラインの提示主体は，最高裁が位置づける基幹的医療機関では必ずしもなく，むしろ学会等の専門集団が中心であること，②水準が自然淘汰的に定まってゆくというものではなく，意識的・自覚的に作成される動きであること，③少ない症例数であってもこの種の診療ガイドラインは作成可能であること。

　こうした違いは，例えば，①疾患が高度医療機関に常に集積される，というものではない以上，現実に即した内容になっていること，②漠然と知識・知見が広がるというよりは当時の治療法で最善のものと解されるものがより早く普及する可能性があること，③そのような経緯で作成された診療ガイドラインについては，近い時点で改めて改訂が行われる可能性は小さくないこと，の3点が指摘できよう。

　他方，①診療ガイドラインは妥協の産物・人工的な取捨選択が行われる可能性もあることから，ガイドライン作成の動機付け，経緯の追跡が必要になる可能性があること，②矛盾するガイドラインが複数発生する可能性があること，③診療ガイドラインが概括的な内容に終始する場合は，具体的事案の

解決には直結しないことも十分にありうること，といったことも指摘できる。これらの違いが医療水準と診療ガイドラインとの間にあるとすれば，責任法レベルの問題での関係を解すべきかについても，結局，医療水準と診療ガイドラインは異なる枠組みで進展しているものであり，そうした違いを取り込んだうえで責任法上の利用を考える，というのが最も穏当なところであろう。

診療ガイドラインと医療水準との関係について，下級審判決にはこれを論じている判決群がある。これらについては，本稿の問題関心に直接かかわる関係もあり，判決の該当部分を引用する。

① 大阪高判平成14年9月26日判タ1114号240頁
「乳房温存療法ガイドライン（1999）」を，「乳房温存療法の標準的な療法の正しい普及を目指して策定されたものであり，現時点における乳がん診療の到達点を示すものと考えられる」。

② 大阪地判平成19年9月19日判時2004号126頁，判タ1262号299頁
「一般に診療ガイドラインは，作成時点で最も妥当と考えられる手順をモデルとして示したものであることが認められ，具体的な医療行為を行うにあたって，ガイドラインに従わなかったとしても，直ちに診療契約上の債務不履行又は不法行為に該当すると評価することができるものではないが，当該ガイドラインの内容を踏まえた上で医療行為を行うことが必要であり，医師はその義務を負っていると解される。」

③ 仙台地判平成20年8月19日裁判所HP
「本件ガイドライン記載の肺塞栓症の予防策が，6月当時，医療水準となっていたか否かについて検討するに，……本件ガイドラインには静脈血栓塞栓症の予防法が記載されているところ，静脈血栓塞栓症の危険性は入院中の患者のみならず，ギプス装着等の危険因子を持つ通院患者にもあり，本件ガイドライン記載の予防法は通院患者に対しても効果のあるものであるから，本件ガイドラインの制定によって，肺塞栓症の危険因子を持つ通院患者に対しても静脈血栓塞栓症の予防法をとることが医療水準となったという余地は

ある。しかし，本件ガイドラインは10月に公表されたものであり，それ以前に整形外科の一般開業医が内容を知ることはできなかったのであるから，6月当時においては本件ガイドラインを根拠に医療水準を検討することはできない。そして，本件ガイドラインが公表された10月以前には，仙台の基幹4病院のうち3病院が通院患者に対して静脈血栓塞栓症について何らの予防法を講じていなかったのであり，1病院においても，四肢をできるだけ動かすことという予防法が講じられていたのみであることからすれば，被告のような一般開業医において静脈血栓塞栓症の予防をとることが医療水準であったと評価するのは困難である。」

④ 仙台地判平成21年1月27日裁判所HP
「本件ガイドラインは急性胆道炎診療に関する初めてのガイドラインであり，本件ガイドラインが策定される前には，急性胆道炎に関して世界共通の診断基準や重症度診断基準も存在せず，急性胆道炎の種々の診断，治療手技について客観的な評価はなされておらず，標準化がなされていない状態であった。本件ガイドラインはあくまでも最も標準的な指針であり，実際の診療行為を決して強制するものではなく，施設の状況（人員，経験，機器等）や個々の患者の個別性を加味して最終的に対処法を決定すべきものとされる。……本件ガイドラインは急性胆道炎の診療に当たる臨床医に実際的な診療指針を提供するものであり，臨床医学上の標準的治療が行われたかどうかの基準となるものである。……急性胆道炎に関して，本件ガイドラインが初めてのガイドラインであり，それ以前には，共通の診断基準や重症度診断基準も存在せず，治療方法も標準化されていなかったという事情はあるものの，2月16日の段階では本件ガイドラインが発行されてから4か月経過していたのであるから，少なくとも被告病院のような総合病院において消化器科を担当するD医師や消化器を含む外科手術を実施する医師にとっては，本件ガイドラインの内容は医療水準であったというべきである。もっとも，実際の治療にあたっては，施設の状況や個々の患者の状態等から医師が最終的な対処法を決定するものであるから，合理的理由がある場合には，本件ガイドラインと異なる治療等が行われたとしても，医療水準に従った治療等がなされなかったということにはならないというべきである。」

⑤ 仙台地判平成22年6月30日最高裁ウェブサイト

　「診療ガイドラインは，その時点における標準的な知見を集約したものであるから，それに沿うことによって当該治療方法が合理的であると評価される場合が多くなるのはもとより当然である。もっとも，診療ガイドラインはあらゆる症例に適応する絶対的なものとまではいえないから，個々の患者の具体的症状が診療ガイドラインにおいて前提とされる症状と必ずしも一致しないような場合や，患者固有の特殊事情がある場合において，相応の医学的根拠に基づいて個々の患者の状態に応じた治療方法を選択した場合には，それが診療ガイドラインと異なる治療方法であったとしても，直ちに医療機関に期待される合理的行動を逸脱したとは評価できない。」

⑥ 大阪地判平成23年1月31日判タ1344号180頁

　「近年，臨床医が遭遇する疾患は多様化しているものが多く，複雑な医療環境下ではそれらの疾患を現時点において標準的とされている方法に基づいて診察することが必要となることから，ガイドラインの作成が医療現場より要求されており，肺がんについてもその診療ガイドライン策定は特に重要とされていた。……本件診療ガイドラインは，……本件診療ガイドラインに示したエビデンスは特定の症例集団の臨床試験の結果であるから，本件診療ガイドラインはあくまでも診断や治療に対する「指針」であり，強制力を持つものではなく，肺がん診療医は，診療に際し，一つひとつ自らの知識から個々の症例の身体状況や価値観，感性に応じて，十分なインフォームドコンセントを行って，より良い治療選択を実践していくことが重要であり，また，いかに優れたガイドラインでも，すべての患者に適用できるわけではなく，ガイドラインを金科玉条のごとく実地診療に振りかざすことは厳に慎むべきであるとしている。……本件診療ガイドラインにおいて非小細胞肺がんの第二次治療でBレベルとされているドセタキセルの投与は，平成18年4月当時，医療水準として確立した治療方法とまで認定するのは困難であるといわざるを得ない（本件治験ガイドラインにおいても，少なくとも非小細胞肺がんの第二次治療を行う患者に対して第2相試験を行うことは，「その疾患に対して確立された適切な治療がないもの」として許容されると解される。）。」

これらの判決例からは，診療ガイドラインを積極的に評価し，診療の到達点（①）という表現や，当該疾患に関する標準的な手順を明らかにしたものと位置づける（②④⑤），ということが行われている。そのため，診療ガイドラインを参照して治療を組み立てることが一般的には望ましいと解される（②）。しかしながら他方で，診療ガイドラインは医療水準と同一のものと位置づけているわけではなく（③），あくまで「指針」であって，個別事案との間で修正されるものであること（⑤⑥）も含意している。このため，診療ガイドラインと異なる治療が禁じられているわけではなく，そこからの乖離も直ちに責任を問われるわけではなく，合理的理由があれば問題とならない（④⑤）。

## 2　下級審判決における診療ガイドラインの利用の実際

上記のような事情を反映して，医療訴訟において診療ガイドラインの扱いが論じられていることもまれでなくなっている。

### (ⅰ)　医学的知見・医療水準を確認するための利用

まず，医学的知見を確認するために診療ガイドラインを用いるというものであり，平成10年以降急増した診療ガイドラインに言及する判決では，医学的知見を得るための指針のひとつとして利用する形態は非常に多い[20]。

---

(20)　富山地高岡支判平成13年2月28日判時1761号107頁（「『アレルギー疾患治療ガイドライン』」，仙台地判平成14年2月14日裁判所HP（「アレルギー疾患治療ガイドライン95年改訂版」）広島地判平成15年2月26日LEX/DB（日本脳ドック学会による脳ドックのガイドライン），東京地判平成16年2月2日判タ1176号243頁（日本心臓ペーシング学会ペースメーカー植込み適応に関する小委員会ガイドライン），東京地判平成16年2月23日判時1964号70頁判タ1149号95頁（「冠動脈疾患におけるインターベンション治療の適応ガイドライン（冠動脈バイパス術の適応を含む）」，東京高判平成16年12月28日判時1964号59頁（「冠動脈疾患におけるインターベンション治療の適応ガイドライン（冠動脈バイパス術の適応を含む），高松高判平成17年5月17日裁判所HP（日本神経外傷学会の重症頭部外傷治療・管理のガイドライン作成委員会報告），大阪地判平成17年7月6日判タ1254号253頁（ABGの選択），高松高判平成17年12月9日判タ1238号256頁（「褥瘡の予防・治療ガイドライン」），和歌山地判平成18年3月7日判タ1244号281頁（日本脳ドック学会の委員会が策定したガイドライン），東京地判平成18年4月26日裁判所HP（胸腔鏡下肺葉・区域切除術（VATS）），

(ⅱ) 診療ガイドラインに反した場合の対処

　診療ガイドラインが一般的なものであり，個別具体的場面においてその修正が必要ということは前提とされている。そこで，診療ガイドラインが事案の責任存否において参照される場合にも，このことが考慮に入れられることが求められる。その結果として，責任が肯定される場合と否定される場合が生じることであろうことは予測可能であり，実際にも肯定例・否定例が併存するが，数としては責任を否定する場合が多い。

① 責任否定例

　まず，診療ガイドラインの推奨内容と異なる方法を事案適合的と判断するものがある[21]。次に，ガイドライン自体の拘束性を否定する事案[22]や，ガイ

---

東京地判平成 18 年 5 月 17 日裁判所 HP（5 学会合同脳卒中治療ガイドライン（暫定版）），東京地判平成 19 年 6 月 21 日裁判所 HP（「喘息予防・管理ガイドライン 1998」），東京地判平成 19 年 6 月 27 日裁判所 HP（胆管癌・胆嚢癌に対する放射線治療計画ガイドライン）などである。

(21)　神戸地姫路支判平成 14 年 2 月 25 日裁判所 HP は，抗生物質治療ガイドラインについて，「……との記載がある。しかし，〔1〕……第 1 選択薬として……をあげる文献もあること，〔2〕本件創傷については，……一般感染を予防することを主たる目標に据えて，広範囲スペクトルを有する抗生物質を使用することが合理的であったことにかんがみると，上記の「抗生物質治療ガイドライン」の記載によって前記認定を左右することはできないというべきである」とするのがその例である。東京地判平成 21 年 3 月 30 日裁判所 HP は，当時，亡 B に対して術後放射線照射を実施することがより望ましいものであったとはいえるものの，〔1〕平成 13 年当時の術後放射線治療に関する議論の状況，〔2〕本件においては，切除範囲の広い 90 度角の乳房扇状部分切除術が行われ，かつ，切除断端陰性との報告がなされるなど，平成 11 年ガイドラインでいう術後放射線照射を省略できる可能性がある場合に準じた状況にあったと認められることなどに照らし，亡 B に対して術後放射線照射を実施しなかったことは，採用され得る治療方針の一つであったと解され，当時の医療水準に照らして許されないものであったとは言い難い，とする。

(22)　大阪地判平成 15 年 4 月 25 日裁判所 HP が，「JCOG のガイドラインは，臨床試験計画（プロトコール）作成にあたって，臨床試験の中止基準を明らかにするよう求めているものの，中止基準の設定は個々の研究者の裁量に委ねているものと解されるところ，……平成 8 年当時 JCOG の副作用判定基準は，未だ一般化するには至っていなかったといえるし，上記 JCOG のガイドラインの記載に照らし，絶対的な中止基準という性格のものでもないというべきである。」とする。同様に，東京地判平成 19 年 2 月 16 日

ドラインの情報からは確実に結果が回避できたとはいえないとする事案がある[23]。診療ガイドラインの一般性を強調する事案もその延長線上にあるといえよう[24]。反対に、診療ガイドラインの触れていない点が具体的事案に存することから責任を否定する場合もある[25]。また、事案がガイドラインに当て

---

　　裁判所 HP は、ガイドラインは安全性が未確認な部分を適応から除外しているにすぎず、適応外とされていることが、直ちに安全でないことを意味するものではないと理解すべきであるとし、同ガイドラインの基準に反することを理由に、直ちに照射が不適切であったとすることはできないとする。
(23) 名古屋地判平成 21 年 12 月 16 日判タ 1323 号 229 頁は、子癇発作に対する予防措置として、……との報告がなされており、前記の PIH 管理ガイドライン 2009 年版においても、保険適応はないものの、副作用に注意しつつ、重症の PIH 妊婦に対する分娩後の予防投与が推奨されている。しかしながら、上記の各報告やガイドラインにおいても、全ての子癇発作が予防できるとまではされておらず、子癇の予防目的での投与としては保険適応がないことを考えると、標準的な予防法であるとみるのは困難である。したがって、子癇発作に対する予防措置として、硫酸マグネシウムを投与しなかったからといって、過失があるとは認められない。」とする。
(24) 札幌地判平成 19 年 11 月 21 日判タ 1274 号 214 頁は、「喘息予防・管理ガイドライン 2003 では、ステロイド薬の投与を優先するとされているものの、ガイドラインはあくまで治療の際の一般的な指針を示したものにすぎず、喘息治療薬の選択に関し、医師が当該患者の症状等に照らしてこれと異なる薬剤を処方することを一切禁止する趣旨ではないと解すべきであるし、……前記ガイドラインの存在を考慮しても、医師がテオドールを処方したことが不適切であったということはできない」、とする。さらに、仙台地判平成 20 年 9 月 29 日裁判所 HP は、「喘息予防・管理ガイドラインはその作成された時点における喘息治療の一規範を示したものであって、個々の病態に応じて治療方法が検討されることを想定しているものであるところ、侵襲性の大きな手術の前にステロイドを投与する方法に関しては、その有用性が報告される一方で、対象症例、投与時期、投与量について明確な指標がなく、またその投与による術後合併症発生頻度の減少などの明確な評価が得られていないことなどの理由から、ステロイドの適応をできるだけ厳密に選択することも求められており、結局、術前のステロイド投与をいつ行うかについては個々の病態に応じて検討されるべき事項であるということができる。」とし、被告病院の医師はステロイドの投与に関し、ガイドラインで示されているところに従って投与すべき義務までは負っていないとして責任を否定している。
(25) 大分地判平成 21 年 4 月 16 日裁判所 HP は、「抗不整脈薬の投与の適否についてみるに、ガイドラインでは、急性心筋炎における期外収縮の頻発や非持続性心室頻拍に対して、抗不整脈薬の効果が乏しく、むしろ不整脈を誘発することが少なくないとして、安易な薬物療法は行わないとしているところ、B に対しては、……B に投与された抗不整脈薬については、上記症状に対する一般的な適応は認められ、当時の他の文献上は心

はまらないとしたものもある[26]。

② 責任肯定例

　診療ガイドラインに従わなかったことをもって過失があるとした事案[27]や，ガイドラインと医療水準が合致しているとした事案[28]などがあり，ガイドラ

---

筋炎における心室性不整脈に対して抗不整脈薬であるリドカイン投与を肯定する記載も見られること，ガイドライン上も安易に抗不整脈薬を使用しないことを推奨するが，禁忌とまではしていないこと，……，Ｂに対する抗不整脈薬の投与が直ちに不適切であったということはできない。したがって，原告の抗不整脈薬投与に関する過失の主張は採用することはできない。」とする。

(26) 東京地判平成20年3月27日裁判所HPは，「ガイドラインでは，免疫不全に合併する肺炎のエンピリック治療として，……と定められ……しかしながら，Eは，肺炎を発症したと考えられる9月17日の時点でいまだリンパ球の著明な低下はなく，……前記ガイドラインが念頭に置いているような免疫不全に肺炎を合併した症例であると正面から評価することはできない。……前記ガイドラインの定めを考慮したとしても，……注意義務違反があると認めることはできない」としている。東京地判平成21年4月16日裁判所HPは，「循環器病の診断と治療に関するガイドライン（2002－2003年度合同研究班報告）によっても，一時留置型下大静脈フィルターの適応に関して，十分なエビデンスはないとされており，Aが，当時，ガイドライン上 Class2bの適応事例である，……ことに鑑みると，被告病院において，一時留置型下大静脈フィルターを使用すべき義務があったとは認められない」とし，さらに岐阜地判平成21年11月4日裁判所HPは，「平成9年のガイドラインは，……としているが，直径5mm前後より小さい未破裂動脈瘤についての手術適応を全く否定したものとはいえない。したがって，本件手術当時，直径5mm前後より小さい未破裂動脈瘤の手術適応の有無は，個々の症例の動脈瘤の破裂の危険性と開頭術による合併症等の危険性とを比較し，患者自身の希望の程度をも考慮し，判断すべきものであったと認められる」とする。

(27) 岐阜地判平成21年6月18日裁判所HPは，「医学的知見によれば，……具体的な方法としては，平成13年ガイドラインで，電気的除細動施行後はワーファリンによる抗凝固療法を4週間継続することが推奨されていること，……が勧められていることが認められる。……以上より医師には，本件除細動後に抗凝固療法を十分に行わなかった過失があるというべきである，とする。

(28) 大阪地判平成21年9月29日判タ1319号211頁は，肺血栓塞栓症がいったん発生した場合の死亡率は高いこと，本件当時，ガイドラインによれば弾性ストッキングの着用が推奨され，我が国における肺血栓塞栓症の予防法の主流は弾性ストッキングであったこと，弾性ストッキング着用は保険が適用される予防法となっていたことに照らして考えると，本件当時の臨床医学の実践における医療水準としては，弾性ストッキングないし弾性包帯の着用が一般的標準的な予防法となっていたものと考えられる。そうする

インは目安の一つにすぎないが，ガイドラインを参考になされた行為の合理性を問題視するという事案もある[29]。

(iii) なお，問題とされている診療ガイドラインが作成された時期等の過失（義務違反）については，以下のような点が付随的に問題とされている。

① 診療ガイドラインが作られる前の段階の場合

具体的事案が，診療ガイドラインが作られる前である場合には，それを過失・義務違反の判断に用いることは必ずしも適切ではない[30]。もっとも，下記③も参照されたい。

② 外国の診療ガイドラインの援用

外国で診療ガイドラインが用いられていたとしても，日本で一般的にそれが使われているという事情にないのであれば，それは責任の根拠とならないとするものが存在する[31]。

---

と，……本件医師らには，これを怠り，……過失がある。
(29) 大阪地判平成21年11月25日判タ1320号198頁は，「ガイドラインでは，要約として，……ガイドラインは平成17年に作成されたものであるが，除圧幅に関する部分の基礎となった論文は本件手術時に既に発表されているものであって，ガイドラインはそれをまとめたものにすぎず，本件手術時においても……目安の一つであったということができる。もちろん，目安の一つにすぎないのであるから，何らかの理由に基づいてこれと異なる除圧幅とすることを否定するものではないと考えられるが，乙山医師が除圧幅を上記のとおりとした理由は，……ガイドラインの内容に照らして合理性のある理由とはいい難い。……以上からすると，……不適切であった」とする。
(30) 東京地判平成20年2月28日裁判所HP（肺動脈血栓塞栓症。診療ガイドラインは平成16年に複数の学会による合同研究として「肺血栓塞栓症および深部静脈血栓症の診断・治療・予防に関するガイドライン」が発表されたが，「平成14年当時は，診断や治療手順について，明確な基準やコンセンサスが得られたものはなかった」とした。
(31) 東京地判平成14年10月30日裁判所HPは，オーストラリアの「抗生物質治療ガイドライン」が平成11年に日本語訳の初版が発行されたが，抗生物質の術前投与をするということは，国内のかなりの病院では実施されていないこと，平成6年版の「今日の治療指針」においても，本件手術のような泌尿器科の手術について抗生物質を外科的予防的に投与するという記載はなく，また，抗生物質の術前予防投与について記載したオーストラリア治療ガイドライン委員会の「抗生物質治療ガイドライン」も，平成7年

医事法講座 第3巻 医療事故と医事法

③ 診療ガイドラインの利用が期待できる医療機関

　診療ガイドラインの利用が期待できる医療機関が，当該診療ガイドラインの内容いかんによって制限されることがある[32]。

(ⅳ)　その他の利用方法

　診療ガイドラインを因果関係否定に用いた例がある[33]。

## 3　学説の状況

　学説上，診療ガイドラインを正面から取り上げるものは必ずしも現段階では多くないが，これは診療ガイドラインにも様々なものがあり，斉一的な存在として認めることが困難な面が存し，ガイドライン毎で参考になる度合いも異なることによることがあろう[34]。

　それでも，判決例の集積により，診療ガイドラインについて触れる文献は近時少しずつ増加しつつある。また，藤倉判事は，ガイドラインが使用される場面として手術手技としての医療水準における医療ガイドラインと説明義務の医療水準における医療ガイドラインとを分け，前者について，医療に不確実な要素が必ず存在しているところで，医療ガイドラインに従った処置を行っても一定の成果が常に得られるわけではないことから，ガイドラインの内容が直ちに診療当時の医療水準に結びつくものであるということはできな

---

　　当時にはまだ日本語訳もなかったとし，手術前に抗生物質を予防的に投与しなかったことについて，被告に過失があったものとは認めることができないとした。これは外国のガイドラインと日本の医学的知見とは異なることを明言した事案である。

(32)　大分地判平成21年4月16日裁判所HPは，「ガイドラインの発刊はBが被告病院へ入院した約3か月後の平成16年11月25日であるが，その記載内容は，発刊時点までに蓄積された調査研究報告等を基に専門家による意見集約がなされて作成されたものであり，少なくとも被告病院のような地域の中核病院の専門医の間では一般に通用する指針であったと認められる。

(33)　大阪地判平成22年3月1日判時2079号67頁，判タ1323号212頁は，「前記脳卒中ガイドラインに照らすと，既に手術をしても無効であるとされている状況であったといえる」として因果関係を否定している。

(34)　井上清成「診療ガイドラインの法規範性とその内容の説明義務」年報医事法学24号143頁，146頁（2009年）（大阪地判平成19年9月19日判時2004号126頁の判決紹介）。

いとされつつ，医療ガイドラインが一定のエビデンスに基づいて作成された汎用性あるものであることにかんがみれば，それは当該ガイドラインが対象としている性格の医療機関では医療水準を認定する際の重要な証拠資料の一つになるものと解すべきとされる。そして，後者については，一定の場合には，患者の有効な同意を得るための説明義務の説明内容を，医療ガイドラインの内容まで押し上げる意味を持つとされる[35]。さらに，体系書レベルでも，潮見佳男教授は，診療ガイドラインを一応の基準として利用することは可能であるとされているのが参考になろう[36]。

## Ⅳ　検　討

　診療ガイドラインに対する医療界の反応にはわが国でも賛否両論があるが，診療ガイドラインについて言及する日本の判例について，前章までの検討をまとめれば，以下のように扱われているということができよう。

　診療ガイドラインを積極的に評価するものは，ガイドラインを「現時点における診療の到達点を示すもの」としたり，ガイドラインの内容を踏まえた上で医療行為を行うことが必要であるとするもの，ガイドラインの内容が医療水準である，そうでなくても，ガイドラインは，一般的基準を示したもので，具体的には個々の病態に合わせた適確な判断と治療が必要であるが，ガイドラインと異なる治療法の必要があるなどの個別事情のない限り，おおむねガイドラインに沿った形で治療が行われることが望ましいとするもの，などである。

　これに対して，消極的な評価しか与えないものは，ガイドラインの一般性を強調するものが多数あり，診療ガイドラインの内容どおりにしなければ過失がある，ということになるわけではないとし，当該事案はガイドラインの予定していたものに当てはまらないことを指摘するものもある。なお，診療ガイドラインがその時点で存在していないため，医学的に一般的な見解の一致を見ていない，という議論がなされることもある。

---

(35)　藤倉徹也「医療事件において医療ガイドラインの果たす役割」判タ1306号60頁，71頁（2009年）。
(36)　潮見佳男『不法行為法Ⅰ（第二版）』333頁（信山社，2009年）。

もっとも，諸判決において問題とされた診療ガイドラインは同じものばかりではなく，その位置づけが具体的事案において異なるものが生じるのは自然なことである。既述のように，診療ガイドラインがいかなる集団によって作成され，その目的は何であり，どのような方法で周知がはかられ，いかなる頻度で改訂されているのかによって，こうした診療ガイドラインは評価が変わってくる。従って，判例のガイドラインに対する評価が区々に分かれているからといって，判例の一般的傾向として診療ガイドラインに好意的・排他的と纏めることはできず，またこうした纏め方は適切でもないであろう。

　このことは，診療ガイドラインが医療水準になっているかどうかという点にも関連する。医療水準はあくまで法的な責任の概念であり，これに対して，診療ガイドラインは，医療機関・医療関係者の標準的技量の充実との趣旨で作られる医療専門家の用いるツールである。ガイドラインが提示している行動基準の適応幅が狭ければ，それに反したか否かで，責任の存否も決することになり，その診療ガイドラインは，医療水準と実質的に同じ作用を営む傾向が現れる。しかし当該ガイドラインがそのようなものではなく，啓蒙目的や，個別事案での対応の違いを広く認めるような内容であった場合には，診療ガイドラインと異なる診療行為も許容されるものとなり，生じた結果に対する医療関係者の責任の有無は，ガイドラインに縛られることなく，決定されることになろう。その意味では，診療ガイドラインと医療水準とは，場合によっては重なり合うこともあり，そうでないこともあるという結論になる。

　なお，診療ガイドラインが存在しそれが医療水準を上回っていると評価される場合に，医療関係者の患者に対する説明義務の拡大可能性が指摘されているが[37]，これについては，説明の位置づけ次第で範囲が変わることがありえようと思われる。

　以上の検討から，判例における診療ガイドラインの扱いは，多くの場合，一応の基準として位置づけられているにとどまっているのが現状であることが示されたものと思われる。これは既に上述した先行業績において指摘されている内容から出るものではない。今後も，診療ガイドラインの参照・援用は医療関係訴訟において機会は増えてゆくように考えられるが，判例の一般

---

(37) 藤倉・前掲注（36）論文71頁。

的な扱いからその果たす役割を推測すると，機能は限定的であり，当事者・裁判所の負担を軽減するというものでもない。診療ガイドラインの存在が示されても，具体的患者に対する適用・不適用の可能性の段階で医学的見地から検討することは不可欠だからである。

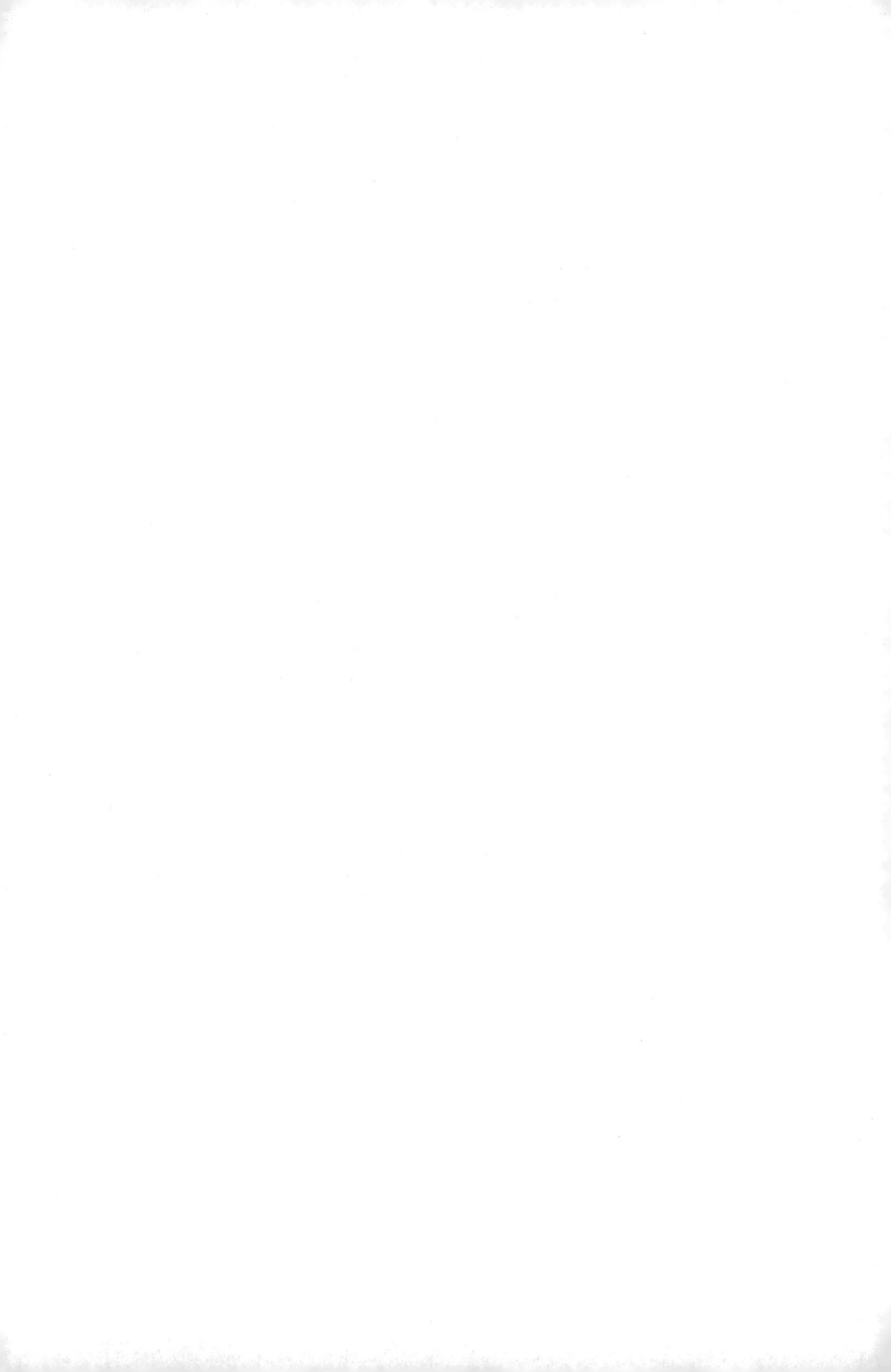

# 6　注意義務論と医療慣行
　　──日米比較の視点から──

峯 川 浩 子

I　は じ め に
II　ネグリジェンスにおける注意義務と医療慣行との関係
III　医療過誤訴訟における注意義務と慣行的プラクティス
IV　結びにかえて

# I　はじめに

　本稿は，注意義務と医療慣行の関係について，アメリカ不法行為法におけるネグリジェンス（negligence：過失不法行為）の理論状況を整理・概観し，日本法と比較検討するものである。

　ある業界によって広く行われている慣行が，注意義務の判断にどのような影響を与えるかは，行為者のみならずその業界にとっても重大な関心事である。アメリカ法の下では，慣行に従ったという事実は必ずしも行為者の過失を免責しない一方で，医師の場合は例外的に，医療慣行への遵守が，医師の過失を否定するものとしてほぼ確定的に機能する。なぜ，医師には慣行を重視した注意義務水準が課せられるのか。この問題は，日本の医師の医療水準と医療慣行の関係を考えるうえでも示唆を与えるものと思量する。もっとも，本稿が行っているのは，ネグリジェンスの構造や医療過誤訴訟における法理論といった基本的な事項が中心であり，答えを導き出すまでに至っていない。けれども，近時の日本の医療過誤訴訟における債務不履行責任と不法行為責任の接近は，ネグリジェンスの構造に近いものがあり，興味深い資料を提供してくれるものと考える。以下，本稿は，まずアメリカ不法行為法について検討するが，本論に入る前に，我が国の損害賠償法とは異なる，請求権の問題について簡単に述べておきたい。

　アメリカ合衆国（以下，アメリカ）では人身侵害に基づく損害賠償は不法行為法によって統治されており，医師の過失によって身体や生命に損害を被ったと考える場合，原告は通常ネグリジェンスを原因として損害賠償を請求する。アメリカ法の下でも，契約違反を原因として医師に対して賠償請求がなされる場合がある。けれども，契約法と不法行為法は，法の目的・役割・救済の範囲が明確に分離しており，結果として，契約違反に基づく損害賠償はほとんどなされないのが現状である[1]。

---

(1) 後掲注（5）参照。契約法と不法行為法の関係については，See generally, W. P. KEETON ET AL., PROSSER AND KEETON ON THE LAW OF TORTS ff.655, §92 (5th ed. 1984) [hereinafter cited as Keeton et al]; BEAU III BAEZ, TORT LAW IN THE USA ff.31 §3-5 (2010); Prosser, The Borderland of Tort and Contract, in SELECTED TOPICS ON THE LAW

契約法は自由で対等な当事者を対象とし，その主たる目的は，契約の自由の保持（約束を破る自由も含まれる）と経済の自由自在な流れ（free flow of commerce）であり，契約違反に基づく損害賠償は当事者の合意によって負担した義務に違反したことへの責任である[2]。他方，不法行為法は単に被害者の救済というよりも，公共の福祉を護るために，他者の身体や財産を害するような不法な行為を思いとどまらせることによって事故を防止することを目的とする。不法行為者に賠償責任が課せられるのは，この社会政策上の目的を実現するために，法が課す義務に違反したことへの罰・制裁である。全ての市民は他者の健康，安全，福祉を害さない義務を負っており，したがって，契約関係があり身体や生命，財産といった絶対的利益が侵害された場合にも，その損害は「不法行為上の損害」となり，救済を求める場合には通常不法行為法（ネグリジェンス）によって統治されることになる[3]。

もっとも，ネグリジェンスは契約法の原理をその構造に中に取りこんでおり，被告に対してどのような義務を課すかを決定するにあたり，侵害が生じる前に形成された当事者間の関係を問題にし，それによって不法行為者の義務内容や範囲を決定する[4]。

医療過誤の場合は，自動車事故や製造物による事故の当事者のように，見知らぬ者同士の間で生じた事故ではない。そこで，ネグリジェンス訴訟では，

---

OF TORTS 380, 402-16 (1953); Roy Kreitner, Fault at the Contract-Tort Interface, 107 Mich. Law Rev. 1533 (2009).

(2) 契約責任は，契約が実現されなかったことに対する責任であるので，債務者の帰責事由は必要としない。いわば厳格責任である。

(3) 但し，生じた損害が経済的損失のみの場合は，通常「経済的損失の法理（economic loss doctrine）」によって不法行為責任の追及は排斥される。See, e. g., George Smith & Thomas Hall, "Commercial Division Update: When Tort Claims Duplicate Contract Claims", New York Law Journal Vol. 239 (125), June 30 (2008); Michael Cohen, Reconstructing Breach of Implied Convenant of Good Faith and Fair Dealing as a Tort, 73 Cal. L. Rev. 1291, 1291, n3 & 1299 (1985); Montgomery Ward & Co. v. Scharrenbeck, 204 S. W. 2d 508, 510 (Tex. 1947).

(4) See Keeton et al., supra note 1, ff.655, §92. なお，不法行為法上の義務には，例えば，ドライバーに課せられる他者の安全を危うくしない方法で道路を使用する義務等日常生活の中で偶然出会う人全てに対して負う義務もあるが，不法行為法が課す義務の多くは，契約関係を基礎として創造された義務である。

一旦患者が医師の診療ないし助言を受けたという事実を証明すると，医師と患者の間には黙示の契約（implied contract）[5]が成立していたと承認され，裁判所によって当事者が負う義務内容・範囲が決定される。けれども，法によって課される義務なので，通常の契約におけるように当事者の交渉によって義務内容を変更することは許されず，例えば，免責約款によって患者が医師の過失を免除することに合意したとしても効力は生じない[6]。

当事者の関係をもとに注意義務の内容を導き出すのならば，その違反は不

---

（5） 契約は，明示の契約（express contract）と黙示の契約（implied contract）に大別される。明示の契約とは，口頭もしくは文書による当事者間の明確な意思表示と合意によって生じる契約であり，黙示の契約は，当事者間において明確な意思表意がなくとも，当事者の行為やある状況から合意があったものと法が推定するものである。医療のコンテクストでは，明示の契約と分類されるものには，美容整形外科医がクライアントに特定の結果を保証した場合や，医師と患者との間で，特別な治療を行うことを文書によって合意した場合などがある。この場合には契約の本質的要素（約因，義務の相互性，明確かつ確定的な契約の文言等）が通常存在するので不法行為責任のほか，医師に対する契約違反（breach of contract）の追及が可能である。他方，患者が医師の裁量に委ねて治療を受ける通常の診療の場合には，患者の同意があっても契約の本質的要素を欠くために黙示の契約をしたことになり，不法行為に基づく訴えができるのみである。裁判所は原告が申し立てている義務違反が，医師との黙示の契約によるものか，特別な合意から生じたものかを判断することによって，訴因を確定し，損害賠償額を算定する。もっとも契約法は対等で自由な人を対象として規律されているために，医学に関する専門知識や患者の医師に対する依存性等により対等な関係にあるとはいえない医師―患者関係にあっては，明示の契約があっても裁判所は，契約違反訴訟を許容したがらないといわれている。See, e. g., RICHARD SHANDELL & PATRICIA SMITH, THE PREPARATION AND TRIAL OF MEDICAL MALPRACTICE CASES 1.06（4）（1990）; Baltimore & Ohio R. Co. v. United States, 261 U. S. 592（1923）.; Sullivan v. O'Connor, 363 Mass. 579, 296 N. E. 2d 183（1973）.

（6） 例えば裁判所は，免責文書によって事前に患者が訴える権利を放棄していたとしても，医師に注意義務違反があって事故が生じた場合には，公共政策に反するとして免責を認めない。また，医師の間で一般に実施されていない特別な治療（例えば臨床試験や最新鋭の治療）について，医師と患者が明確に合意した場合は，それを抗弁として用いることを医師に許容し，生来的な危険から生じた事故については医師の責任を解放するが，他方で，治療の選択や手技が注意義務に違反した場合には，事故抑止の観点から問題があるとして，免責を認めていない。See, e. g., Tunkl v. Regents of University of California, 60 Cal. 2d 92, 32 Cal. Rptr. 33, 383 P. 2d 441（Cal. 1963）; Schneider v. Revici, 817 F. 2d 987, 989（2d. Cir. 1987）.

法行為というよりもむしろ契約違反に対する損害賠償とみるべきように思われるが，しかし，上述のようにアメリカの損害賠償法は日本におけるそれとは異なっている。したがって本稿では，不法行為（ネグリジェンス）訴訟を対象として，医師の注意義務の問題について論を進める。

## II　ネグリジェンスにおける注意義務と慣行との関係

### 1　ネグリジェンスの構成要素

アメリカでは，被告の過失により心身に損害を被ったと考える場合，原告はネグリジェンスを原因とする損害賠償請求をする。ネグリジェンスの立証責任は原告にあり，①被告が原告に対し注意義務（duty of care）を負っていること，②その注意義務に違反したこと，③原告に損害が生じたこと，④注意義務違反と原告に生じた損害との間に因果関係（事実的因果関係，法的因果関係）があることを，証拠の優越（preponderance of the evidence[7]）に至るように証明しなければならない。

このうち過失の存否は，①と②の要素によって判断される。第二次不法行為リステートメント第282条は，過失を「損害の不合理的な危険に対して，他者を保護するために，法によって設定された水準以下にある行為」と定義する[8]。つまり過失は，他者に対する保護義務を前提として，その義務からの逸脱を客観的に評価するものであり，日本法と同様，被告の心理状態ではなく，損害の原因となったとされる「行為」を客観的に評価するものである。

ネグリジェンス訴訟は，被告が原告に対し，義務を負っていることを前提として進められる。ネグリジェンスにおける義務（duty）とは，その者たちの関係ゆえに（例えば，賃貸人と賃借人，製造業者と消費者，ドライバーと歩行者等），他の者の利益のために行為することを，法がある者に課すものである[9]。その関係の中で生じる固有の危険やそれに関連する危険性が，合理的

---

（7）　証拠の優越は，事実認定者に，当該事実の存否について51％の確信を抱かせることで足りる立証水準である。

（8）　The Second Restatement of Torts §282 (1965).

（9）　See Keeton et al, supra note 1, at 356, §53.

に予見でき，かつ回避し得るものであるとき，被告には原告に対する注意義務があったということになる。どの範囲の不注意な侵害に法的責任を課すか，言い換えれば，ネグリジェンスの射程を如何に画するかは法の問題である。したがって法的義務の存在や範囲は，陪審が決定すべき事実の問題ではなく，裁判官が決定すべき法律問題である。

　被告の行為に注意義務違反があったか否かは，注意義務水準（standard of care）に照らして判断される。注意義務水準は，注意義務を負う個人に要求される思慮深さや注意の程度を測る基準であり，ネグリジェンス訴訟においては制定法や行政規則[10]，先例等のほか，一般に，「合理人の水準（standard of a reasonable person）」が用いられる。

　合理人が従う行為水準を決定し，被告の行為を評価するのは通常，事実認定者たる陪審である[11]。陪審は陪審の観点から，被告と同一あるいは類似した事情の下にある「合理人」に期待される行為について推論をなし，被告が潜在的危険を評価することにおいて，合理的であったかどうかを決定する[12]。その際陪審は，その事故を生じさせた行為の有用性が，その行為によって生じる危険の大きさよりも優位であったかどうか，そして，危険の潜在性が彼の行為を修正するために十分であったかどうかを評価するものとされている。

## 2　通常のネグリジェンス訴訟における慣行の意義

　業界（産業や職業）における慣行もまた，注意義務水準を決定する証拠として用いられている。ある特定の行為や手続が，ある産業やある職業において，通常なされているという事実は，個人の単なる習慣とは異なり，適切な注意を行使したものと推定（rebuttable presumption）させる[13]。というのは，

---

(10)　典型的なのは，自動車事故による人身侵害の場合である。通常交通に関する制定法や行政規則が注意義務水準として用いられる。

(11)　実際上は交錯している場合も少なくないが，理論上は裁判官が法律問題を扱い，陪審が事実問題を扱うとの役割分担がなされている。陪審が事実認定を行うにあたっては，事前に裁判官によって包括的説示がなされ，裁判所の法的見解が示される。このため，陪審が事実認定をなすにあたって裁判所の法的見解に影響を受けることは避けがたい事実である。

(12)　合理人は虚構の人物であり，その意味において客観的であるが，「同一あるいは類似した事情」という要素を組み入れることによって被告の具体的事情も考慮されている。

注意義務は当該個人を基準とするのではなく，客観化された合理人の行為を基準とするからである。慣行とは「ある行動がどのようになされるべきかについての，無意識的な集団の合意[14]」であり，したがって，慣行に従うということは，個人の考えに則った行為よりも社会において期待される合理的行為，つまり通常の注意を払ったものと考えられている。けれども裁判所は，慣行的実務そのものを注意義務水準として扱うことには否定的であり，通常，注意義務を決定するための確定的な証拠とはしていない。

例えば，鉄道会社の被用者の注意義務とその範囲が問題となった人身損害賠償において，連邦最高裁判所のホームズ裁判官は次のように述べた。「通常なされていることは，なされるべきだったことの証拠となり得るが，なされるべきだったことは，合理的な思慮深さの基準によって定められるべきであり，それが通常遵守されていたか否かに関わらない[15]」。慣行に従うということは，個人の考えに則った行為よりも社会において期待される合理的行為と考えられる。しかし，ホームズ裁判官は，通常人々によってなされている慣行は，必ずしも不法行為法が要求する「通常の思慮深さ」のレベルであるとは限らないとし，裁判官や陪審は，慣行に捉われることなく，適切な証拠に基づいて注意義務を判断しなければならない，としたのである。

また，タグ・ボート（曳舟）が天候の予報を受信する無線受信機を備えていなかったために悪天候により2隻の艀と積荷を失った損害賠償において，第二巡回裁判所のラーニド・ハンド裁判官は，慣行と過失の関係についてつぎのように述べた。「大部分の事件において，合理的な思慮深さとは，実際

---

(13) したがって，慣行に従って事故が生じた場合には，過失推定則（res ipsa loquiter）の適用はないとされている。See Gideon Parchomovsky & Alex Stein, Torts and Innovation, 107 Mich. Law Rev. 285, 337 (2008) [hereinafter cited as Parchomovsky & Stein].

(14) James Henderson Jr. & John Siliciano, Universal Health Care and the Continued Reliance on Custom in Determining Medical Malpractice, 79 Cornell L. Rev. 1382, 1384-85 (1994) は，慣行とは「どのような活動が実施されるべきかについて，時を越えて発展する無意識的な集団の合意であり，ある集団の中の行為者が各々に，かつしばしば互いに競い合って活動しているときに，どのように実施されるべきかについて，同じ決定に到達することである」と定義する。

(15) Texas and Pacific Railroad v. Behymer, 189 U. S. 468, 470 (1903).

のところ皆に共通する程度の注意深さをいう。しかし厳密に言って，それは合理的な思慮深さを判断する基準ではない。ダグ・ボート産業全体が，不当に新しくて有益な装置を採用しない場合もあり得る。慣行は説得力があるが，決して合理的な思慮深さの評価基準とならない。最終的には，裁判所こそが何が要求されているかを示さなければならない[16]」。そうして，天候を知る方法として明らかに有益であったにもかかわらず，他の多くのタグ・ボートの所有者と同じように，無線機を導入していなかった所有者の過失を肯定した。

つまりハンド裁判官は，司法は，一般大衆や特定の個人に対し，不合理な危険を生じさせるような（業界内部の）慣行を弾劾し是正する役割を担っており，合理的な注意の基準は，業界内部で決定されるのではなく，法によって決定されると宣言したのである。

これら2つの判決は，注意義務の問題を論じるにあたり，裁判所や法学者らによってしばしば引用されるが，アメリカにおいても，注意義務は規範的に判断されており，業界における慣行は注意義務を評価するための確定的証拠とならないことを示すものである。他方，医療過誤の事案では，医療慣行（以下，アメリカ法を論じるときは，「慣行的プラクティス」という言葉を用いる[17]）が，医師の行為の合理性を示すものとしてほとんど排他的に機能しており，「注意義務の決定と注意義務に違反したかどうかの決定は，医プロフェッションのメンバーに委ねられてい[18]」る。

---

(16) The T. J. Hooper, 60 F. 2d 737, 740（2d Cir. 1932）.
(17) 「慣行的プラクティス」は我が国の医療慣行に相当するが，日本における医療慣行は，医療の発展や安全性を省りみず漫然と行われている医療という悪い印象が強く，好感を持って受け入れられているアメリカの事情とは異なることから，偏見を避ける意味でも，平林勝政教授が以下の論説で用いられている訳語が適切だと考えたことによる。平林勝政「プロフェッショナル・ネグリジェンスとしての医療過誤」唄孝一＝有泉亨『現代損害賠償法講座 四』（日本評論社，1974年）。
(18) Phillip Peters, The Quiet Demise of Deference to Custom: Malpractice Law at the Millennium, 57 Wash & Lee. L. Rev. 163, 163（2000）〔hereinafter cited as Peters〕.

## III 医療過誤訴訟における注意義務と慣行的プラクティス

### 1 医師の注意義務水準

　ネグリジェンスにおけるリカバリーは，被告が原告に対し注意義務を負っていることを前提とする。医師に対するネグリジェンス訴訟においては，患者が医師から治療や助言等医学的ケアを受けたという事実を証明すれば，両者の間には黙示契約における合意があったことになり，医師には法が要求するレベルの技術と注意をもって患者を治療する義務，患者には医療サービスに対し支払をなす義務が課せられる[19]。この際裁判官は，その時点における社会的価値観，慣行，適切な社会政策を考慮して，医師の注意義務の内容を決定するものとされている[20]。

　通常のネグリジェンス訴訟の下では，陪審が被告が置かれた状況とその行為の事実に基づいて推論をなし，合理人の行為基準を決定するけれども，医師には，ネグリジェンスのケースにおける合理人の一人という典型的な注意義務水準が課されていない。代わりに法は，「現時点での医科学に照らして，同一あるいは類似した地域で実務を行う同一分野のプロフェッションが行使する程度の平均的な技術，注意，思慮深さ」を医師に要求している[21]。

　注意義務水準の定義は州によって異なるが，裁判所は一般に，医師に要求される注意の程度を表現するために，「平均的な（average）」，「合理的な（reasonable）」，「通常の（ordinary）」といった言葉を用いて表現する。たとえば，ルイジアナ州のMohr事件の裁判所[22]は，「専門的サービスの提供な

---

(19)　Greenberg v. Perkins, 845 P. 2d 530, 534（Colo. 1993）事件の裁判所は次のように述べる。「医師が他の者に対して治療等をなすことを引き受けたり，その他の医学ケアを提供したならば，医師はそれによって，その目的を果すために合理的な通常の注意と思慮深さを行使するという明示あるいは黙示の契約を締結したことになる。そのような状況で，契約上の義務は，独自の不法行為上の義務を生じさせる母型（matrix）を創出する」。

(20)　Tory Weigand, Lost Chances, Felt Necessities, and the Tale of Two Cities, XL Ⅲ Suffolk University Law Rev. 327, 337（2010）.

(21)　Black HC, ed. Black's Legal Dictionary, West Publishing Co., St. Paul. MN（1991）.

いし患者に対するヘルスケアの提供にあたり，各々の保健医療提供者には，類似した地域において良き名声を有する，ルイジアナ州で業務に従事するための免許を与えられた同僚のプロフェッションが，類似した事情の下で，通常（ordinary）行使する程度の技術を行使すること，およびその技術の適用にあたっては，最善の判断に従い，その技術を合理的な（reasonable）注意と思慮をもって用いること」と定義する。また，イリノイ州のJohn事件[23]の裁判所は，「類似した事情の下で，通常の（ordinary）注意深いプロフェッションが有するのと同程度（same）の知識・技術・能力」と定義する。

一言でいえば，医師に課せられる注意義務水準は，陪審や裁判官の観点からではなく，医師によって適切と考えられる程度であり，その行為の合理性は，平均的な医師によって広く行われている医療（accepted practice），すなわち慣行的プラクティス（customary practice ; professional custom）と比較することによって評価されている。

## 2　専門家証人の必要性

慣行的プラクティスは，陪審が推論で導き出すべき結果ではなく，医療の現場に存在する固有の事実である。したがって，後述する「一般的ルールの例外」の場合を除き，ネグリジェンスの一応有利な事件（prima facie case）であることを証明するために，注意義務水準とその違背の有無，因果関係は，専門家証人によって全て証明される必要がある。専門家証人は，被告が属する専門分野・地域等における慣行的プラクティスを明らかにし，被告がそれに違反したかどうか，被告の違反行為が原告が受けた損害の原因であったかどうかを，単なる憶測や推測に基づくことなく，十分な事実上の根拠を示して証言しなければならない[24]。

専門家証人の資格は，専門分野や地域，学派，経験等によって厳しく制限されている。たとえば，イリノイ州で，ある医師が専門家証人と認められるためには，① 証言しようとすることについて，被告と同一学派に属する，

---

(22)　Mohr v. Jenkins, 393 So. 2d 245（Lou, 1980）.
(23)　Jones v. Chicago HMO Ltd. of Illinois, 730 NE2d 1119（Ill. 2000）.
(24)　Sponaugle v. Pte-term Inc., 411 A. 2d 366（Colom, 1980）は，「絶対的な確実性は要求されない一方で，推測的ないし憶測的な証言は許容されない」とする。

医師免許をもったメンバーであり，②被告の医師が属する地域あるいは類似した地域のいずれかにおいて，他の医師らが通常行っている手順，手続，治療に通じていなければならないことを示さなければならない，とする[25]。この2つの要件が充たされたときに初めて，裁判所は，注意義務水準に関する専門家証人として，その意見を述べる資質や能力があると決定することになる。

②の要件は後述するが，①の要件が求められる理由は，公正さを担保することにあるとされる[26]。すなわち，医療においては，医プロフェッションの間でも統一的な見解がない場合が多く，治療をなすにあたっても，どのような方法が最も適切かつ効果があるかといった問題に関して，しばしば見解が異なる。例えば，ある癌治療に関して，ある学派は外科手術後に放射線療法をなすべきであるという立場をとり，もう1つの学派は放射線治療の後に外科手術を行うべきであるという立場をとっているとする。医学的に見て，いずれの見解にも合理性がある場合に，前者に属する医師の注意義務水準を判断するにあたり，後者の学派に属するメンバーの意見を聞いて判断するならならば，適切な注意義務水準が提示されないことになり，公正さに欠ける，というのである。

医師を被告とする訴訟において，専門家証人が要求されない例がいくつかあるが，それらは一般的ルールの例外である。例えば，原告の申立てに診断や治療に関わる高度な問題が含まれていない場合（一般的知識の例外"common knowledge exception"と呼ばれる）や，手術部位を間違って手術してしまったり，注射後に神経麻痺が生じた場合のように，素人から見ても，医師に重大な注意の不足や技術不足があることが明らかな重過失（gross negligence）[27]の場合には，専門家証人の証言は要求されていない。むしろ，このような場合には，医療事故事案では通常許容されていない過失推定則（res

---

(25) See Dolan v. Galluzzo, 77 Ill. 2d 279, 285, 396 N. E. 2d 13 (1979).
(26) Dolan, 77 Ill. 2d at 283.
(27) 過失の判断において主観的要素（mens rea）を問題とする刑事過失とは評価基準が異なり，通常の損害賠償（懲罰的損害賠償を除く）では客観的注意義務水準からの重大な逸脱・明らかな逸脱であれば重過失である。重過失の場合はほとんど確定的に過失の推定がなされる。

ipsa loquitur) の適用を導くことになる。

また，インフォームド・コンセントの事案でも，少なくない法域で専門家証人は要求されていない[28]。

しかし，一般的ルールは，注意義務水準と注意義務違反の双方を証明するために専門家証人が必要であり，陪審や裁判官は，原告側・被告側双方の専門家証人の証言を聞くことによって，何が慣行的プラクティスかを決定することになる。しかし，それは，何が慣行的プラクティスであるべきかを決定することではない。したがって陪審は，被告たる医師の行為の水準や行為の当否を直接的に認定する役割というよりも，むしろ，全証拠に照らして，対立する専門家証人の意見を評価するに過ぎず，事実認定者（素人）による規範の創出を制限することになる。結果として，医療過誤訴訟においては，事実認定者の下す決定は規範的というよりもむしろ現実的である。そして，このことが「不法行為法は，注意義務の決定と注意義務に違反したかどうかの決定を，医プロフェッションのメンバーに委ねている[29]」といわせる所以である。

## 3 注意義務水準に関する補助的準則

医師に課せられる注意義務水準に関連して，医療過誤訴訟には多数の補助的準則がある。そのうち，医師の注意義務水準を理解する上で特に重要なのは，「地域制の準則（locality rule）」，「判断の誤りの準則（error in judgment rule）[30]」，「尊重すべき少数派の準則（respectable minority rule）[31]」である。医師の注意義務水準は，同僚たる医師によって評価されるという意味において客観的であるが，これらの準則はその客観的な基準の活用を制限する。

---

(28) See Daniel Feld, Annotation, Necessity and Sufficiency of Expert Evidence to Establish Existence and Extent of Physician's Duty to Inform Patient of Risks of Treatment, 52 A. L. R. 3d. 1084（1973 & supp. 2004）.
(29) See Peters, supra note 18, at 163.
(30) 州によって名称が異なる。"honest error of judgment", "good faith judgment", "honest mistake" もほぼ同じ概念・内容である。
(31) 2つの学派の意見（two schools of thought）という州もある。

〔地域制の準則〕

「地域性の準則」とは被告の医師の行為を，不法な行為が生じたとされる特定の地域の医プロフェッションの注意義務水準を用いて評価するものである。

本準則は，交通や伝達手段が未発達な時代に，地方にいる医師と都市部にいる医師とでは，医学の発展について修得する機会に差があることを根拠に，知識や技術についての格差を肯定するものとして定式化されたものである。そこで，地方にいる小集団の医師らには，都市部の医師らに比べしばしば低い注意義務が課せられていた。また，注意義務水準は医師専門家証人によって証言されるが，地方の狭い地域で業務を行う医師らは同僚の医師の行為を批判することを嫌い，患者は適切な専門家証人を得られずに不利益を被るという弊害があった。こうしたことから，交通や伝達手段の発達，そして医学教育の標準化，全国レベルでの統一的な専門医の認定試験が行われるようになったこと等を根拠に 1970 年代以降，大部分の裁判所はこの準則を破棄している。けれども，地方や小規模の医療施設と，都会や大規模医療施設との間では，高度医療機器やスペシャリスト等の人材にも格差があって同レベルの医療を提供できないことも事実であり，地域性のファクターは過失判断に決して無関係とはいえない。そこで大部分の法域は，このファクターを考慮し，一般医には地域制を緩和した「同一あるいは類似した地域の水準（same or similarity locality standard）」を採用し，専門医には地域性を問題にしない全国的水準（national standard）により，医師の行為を評価している[32]。

〔判断の誤りの準則〕

「判断の誤りの準則」とは，複数の異なった治療法ないし診断法がある場合に，選択した治療法ないし診断法により悪結果が生じたとしても，重大な判断の誤りがある場合は別として，医師が誠実に判断したのであれば過失はないとする準則である。例えば，麻酔のショックによって患者が死亡した事案である Loudon 事件の裁判所[33]は，「証拠は，被告の医師が要求される技

---

(32) See generally, Annotation, Standard of Care Owed to Patient by Medical Specialist as Determined by Local, "Like Community," State, National, or Other Standards, 18 A. L.R. 4th 603, 607-20（1982 & Supp. 2003）.

術や学識を所有していないとは示しておらず，彼が，患者の病歴，身体的特質，飲酒の習慣，病態について認知し，その状況を下に，麻酔に耐えられると判断したことを示している。医師は誠実に判断したのであり，彼には法的責任はない」と判示した。

判断の誤りが許容される理由は，医療実務には判断の行使が必然的に伴う，ということにある。すなわち，医学は完全な科学ではない以上，全ての医学診断や治療には経験や教育に基づいた憶測がある程度ふくまれており，法は合理的な見解の相違を許容するべきである。そうでなければ，医師が良い医学的治療をなすために，患者に対し，彼の技術を用いたり，判断を行使したりすることを阻止することになる[34]，というのである。本準則は，医師が患者を診断した時点や治療を選択した時点ではなく，その後の経過を問題にして，あと知恵（hindsight bias）で判断することを防止すると考えられている[35]。また，医師以外のプロフェッションにも適用されており，例えば弁護士が事案を扱う中で，訴訟戦術について判断の誤りがあった場合にも責任はないとされている[36]。

〔尊重すべき少数学派の準則〕

「尊重すべき少数学派の準則」とは，診断や治療において，主流学派ではない尊重すべき少数学派が従っている方法を選択した場合に，少数学派の見解において，被告の行為が少数派の注意義務水準に適うものであれば過失はない，という準則である。本法理は，医プロフェッション自体がコンセンサスに至ることができない場合に，対立している学派の意見の中から，司法が自発的にひとつを選択すべきではないという，司法の自制から生じているとされる[37]。

医学は日々発展しており，また人間の生体は複雑かつ個体差があることか

---

(33) Loudon v. Scott, 58 Mont. 645, 194P. 488 (1920).
(34) Comment, Medical Standard Care, 23 Vand. L. Rev. 729 (1970).
(35) See Derek J. Koehler, & Nigel Harvey, Blackwell Handbook of Judgment and Decision Making 579 (2004).
(36) See, e. g., Kirsch v. Duryea 578 P. 2d 935 (Cal. 1978).
(37) See, Peters, supra note 18 at 168 n. 26; Restatement (Second) of Torts §299A (1965).

ら，診断法や治療法について多様な見解があり，医師の間でもコンセンサスが得られないことが少なくない。医科学における見解の多様性を承認しようとする場合には，数的に多い主流派の見解とは異なっていても科学的に是認し得る少数学派の見解は，同一の問題に対する異なったアプローチの反映として捉えることを可能にする。事実，セカンド・オピニオンの概念は，医学的ケアに関して異なったアプローチがあることを承認するものである。

「尊重すべき」少数学派と認められるためには，質的に正当な医療であることのみならず，その分野におけるある程度の数の医プロフェッションがそれを実施していることが必要であり，例えば最先端の医療のように，実施する者が少ない特異な医療は排除されることになる[38]。

### 4 一般的ルールからの司法の逸脱——Helling 事件

多くの裁判所が，医療過誤訴訟における注意義務水準を決定するものとして，「慣行」を受け入れている一方で，いくつかの裁判所は，慣行的業務そのものに過失があったと結論づけている[39]。一般的ルールからの司法の逸脱として，最も有名な事件である Helling 事件[40]の裁判所は，慣行的プラクティスの遵守は医師の過失を否定する排他的な証拠にはならないと判示した。

事案は以下のようなものであった。原告は近視の治療のため，眼科医（被告）からコンタクト・レンズを処方してもらった。その後，4年ほど経ってから目に刺激を感じたので，再び被告のもとを訪れ，治療を受けはじめた。被告はこの症状をコンタクト・レンズによるものだと診断していた。5年ほど経ってから，原告が視野異常を訴えたので眼圧検査を実施したところ，緑内障が発見された。その当時原告は 32 歳であったが，最終的に視力を喪失した。検査が早期に実施されていれば緑内障を発見でき，視力障害を回避できたことは明らかであったが，被告は原告が症状を訴えるまで緑内障を疑っ

---

(38) See Mark Hall, The Malpractice Standard Under Health Care Cost Containment, 17 Law, Med & Health Care 347, 348-49 (1989).
(39) See, e. g., Nowatske v. Osterloh, 543 N. W. 2d 265, 271 (Wis. 1996); United Blood Service v. Quintana, 827P. 2d 509 (Colo. 1992).
(40) Helling v. Carey, 83 Wash. 2d 514 (Wash. 1974). 本判決については，アメリカ法 1977-1 号 106 頁以下（1977 年）に，平林勝政教授の評釈がある。

ていなかった。原告側と被告側双方の専門家証人は、40歳以下の緑内障の罹患率は非常に低く（25000人に1人）、症状があれば別として、眼科医は、40歳以下の患者に対しては、地域のみならず州レベルでも、緑内障の検査をルーティンに実施していないと証言した。しかし、ワシントン州最高裁判所は、先述したホームズ裁判官の言明や危険性─有用性分析（risk-benefit analysis：ハンドの定式）[41]をネグリジェンスの注意義務水準として採用したときのハンド裁判官の言明を引用した上で次のように述べた。「本件の事実関係の下では、合理的な思慮深さは、適宜に原告の眼圧測定をすることを要求する。40歳以下の患者に対し緑内障の徴候を認めるためになされるこの検査の予防措置は、眼科医の水準とは無関係にまさに不可避のものである。緑内障の結果から生じる損害から40歳以下の患者を護るために、何が要求されているかを言うことが裁判所の義務である」。そうして、医療事故事案では通常用いられていない、危険性─有用性分析を用いて注意義務を措定し、法律問題として、「眼圧検査は、簡単かつ安価で信頼性が高く、危険性も少ない故に、40歳以下の人に対してもルーティンに検査をなすことが要求される」とし、たとえ医師が慣行的プラクティスに従った場合でも、被告はネグリジェンスであったと結論づけた。

　本判決は、原告側・被告側からの専門家証人の証言を肯定しつつも、法律問題として、専門家証人の証言を排斥し、独自に合理人の水準によって注意義務水準を措定した点、そして注意義務の擬制により厳格責任もいえる高度な責任を医師に課したことで注目を集めた。けれども、他州の裁判所はいずれも本判決に追従せず、また、ワシントン州の裁判所ですら例外的な事例判決と位置付け[42]、同州の立法府は後に、本判決を覆すことを意図した法律を制定した[43]。このようにして、Helling判決は先例とはならず、医療過誤の

---

[41]　危険性─有用性分析は、①事故が発生する蓋然性、②事故が発生した場合に被る損害の重大性、③事故を防止するのに必要な予防措置の負担、の相関関係によって注意義務の程度を決定するものである。したがって、もし事故を回避するための費用と事故発生率を衡量した上で、事故から生ずる費用よりも事故の予防措置が安価な場合には、被告が事故を回避しなかったことがネグリジェンスであるということになる。

[42]　See, e. g., Harris v. Groth, 99 Wash. 2d 438, 451, 663 P. 2d 113, 120 (1983).

[43]　See Clay Kelly & Gina Manguno-Mire, Commentary: Helling v. Carey, Caveat Medicus, J Am Acad Psychiatry Law 306, 307 (2008).

法域では極めて例外的な判決とみなされている。けれども，本判決が医師に与えた影響は大きく，その後行われた調査では，眼科医が本判決に応答する形で40歳以下の患者にもルーティンに眼圧測定をするようになり，結果として治癒率は変化しないのに医療費が増大し，国民にも影響を与えたとされる。こうしたことから，人身事故の事案に危険性—有益性分析を用いたことのみならず，素人の裁判官が，費用分析の専門家証人の助言を得ることなしに，独自に費用分析を行った点についても批判がなされている[44]。

## 5 医師の注意義務水準に関する学説の見解

これまで述べてきたように，医療過誤訴訟における注意義務水準は，通常のネグリジェンスの場合とは異なり，業界の慣行を重視している。実際，大部分の医師は，問題となっているその状況において，自らがどのように行為すべきかを判断するにあたり，他の医師はどのように振る舞うのかといった，慣行を非常に信頼しているとされる。これはとりわけ，その問題に関する医学の基本書がない場合や，学会や職能団体が水準や推奨やガイドラインを明らかにしていない場合に重視される[45]。

Dobbs教授は，医師の注意義務水準は，合理人のそれよりもっと寛大で緩やかであると指摘する。例えば，慣行的プラクティスはいくつかの治療方法の選択を肯定し得るが，合理人は選択肢のうち最も合理的なものだけをうまく選択しなければならない[46]。

なぜ，医師には慣行を重視した特別な注意義務水準が課せられるのか。学説は，医療過誤訴訟に特有のこの要求を根拠づけるために様々な説明を行っている[47]。第一の説明は，裁判所がプロフェッションたる医師の学識や倫理を「尊敬と敬意」をもって信頼しているからであるとするものである[48]。

---

[44] See Id at 307; Ben Rich, Medical Custom and Medical Ethics: Rethinking the Standard of Care, 14 Cambridge Quarterly of Ethics 27, 32 (2005).

[45] See Eleanor Kinney & Marilyn Wilder, Medical Standard Setting in the Current Malpractice Environment: Problems and Possible, 22 University of California, Davis 421, 441 (1989).

[46] See DAN B. DOBBS, THE LAW OF TORTS 633-34 (2000).

[47] 平林・前掲注（17）41頁以下もこの問題を論じている。

[48] See Blumstein, Medical Malpractice Standard-Setting: Developing Malpractice

6 注意義務論と医療慣行 ［峯川浩子］

　この説明を行う McCoid は，医師の業務は多くの判断を必要とするゆえに，患者の最善の利益において，裁判所や陪審の介入から保護されていると主張する[49]。彼は，「医師によってなされたあらゆる判断が，素人の役割において，結果論で批判されるならば，医師は，患者の利益にとって必要な主体的判断をなすことを嫌がるようになり，結局は患者の利益にもならない結果となるであろう」として，素人である陪審や裁判官の無知に基づく判断によって医師に重い責任[50]をかけぬようにしているからである，と説明する。

　全ての裁判所は，医療サービスの分野に厳格責任の原理を導入することを明確に拒否する[51]が，裁判所はしばしば，医師が社会の中で占める「特別に重要な役割」に着目し，製造物を生産する者や，利益を得るためのサービスをなす者や，自分自身の利益を追求するために個人的な分野で活動する個人とは対照的に，患者の利益のために献身する医師に主体的な判断をなさしめることが一般福祉にとって重要であり，それらの者達と同じ責任原理に服させるべきことは適切ではないとして，厳格責任の導入を断固拒否する[52]。

　厳格責任の導入を拒否する裁判所の姿勢，そして先述した医師の判断を保護しようとする複数の準則を前提とする限り，この説明にはそれなりの説得力があると思われる。

　第二の説明は，裁判所は，医師と患者との合意は慣行的プラクティスの履行であり，その合意を実現することが患者の期待に適い，適切だと考えているから，というものである[53]。

---

"Safe Harbors" as a New Role of QJOs ? 59 V and. L. Rev. 1017, 1022-24 (2006); McCoid, The Care Required of Medical Practitioners, 12 Vand. L. Rev. 549, 742 (1959).

(49)　See McCoid, supra note 48, at 742.

(50)　Darling v. Charleston Community Memorial Hospital, 211 N. E. 2d 253, 257 (1965) によれば，「慣行的プラクティスは，何が実行可能なのか，そして，より高度な水準を課すことを要求された場合に，実態とは遙かにかけ離れた帰結の可能性があると警告する」として，裁判官にとって慣行は被告に過重な責任を課すことを回避させるとする。

(51)　See CLARK C. HAVIGHVRST ET AL. HEALTH CARE AND POLICY 1008 (2nd ed. 1998).

(52)　See, e. g., Newmark v. Gimpel's Inc., 258 A. 2d 267, 703 (N. J. 1969); Hoven v. Kelbe, 256 N. W. 2d 379 (Wis. 1977).

(53)　See Parchomovsky & Stein, supra note 13, at 300-03; RICHARD POSNER, ECONOMIC ANALYSIS OF LAW 185 (5th ed. 1998); Leonard Nelson III, Helling v. Carey Revisited: Physician Liability in the Age of Managed Care, 25 Seattle University L. Rev 775, at

先述したように，ネグリジェンスは被告の注意義務を決定するにあたり，侵害が生じる前に形成された当事者間の関係を問題にし，それによって不法行為者の注意義務の内容を決定する。学説によればコモン・ローは，医プロフェッションが国民に約束した倫理上の義務（obligation）を不法行為上の義務（duty）に転用し，それを医師と患者の黙示契約の内容としてきたという[54]。医プロフェッションの倫理規範は，私利とは無関係に，患者のニーズに適う適切な医療をなすことを国民に約束する。ここにいう適切な医療とは，臨床において医プロフェッションが一般に行っている医療，すなわち慣行的プラクティスである。しかし，それは医学の発展を顧みずに漫然と行われている医療を意味しない。というのは，「医師会等職能団体や免許委員会等州の行政機関[55]がこれを規制し，プロフェッションの水準に満たない，患者（国民）を危険に曝すような医療を取締り，質を保証しているからである。患者（国民）はこれらの規制により，質が保証されているものと信頼して，特に取り決めをしなくとも医師の診療を受けることに合意する[56]」。つまり，「当事者の合意の対象となっている医療とは，慣行的プラクティスであり，その合意を実現することが妥当[57]」だとするのである。

この見解の下では，裁判所が政策的見地から，契約における当事者の意思を合理的に解釈し，そこから政策的に妥当な注意義務水準と判断して，慣行

---

785-87（2002）.

(54) See Edward B. Hirshfeld, Should Ethical and Legal Standard for Physicians be Changed to Accommodate New Model for Rationing Health Care? 140U. Pa. L. Rev. 1809, 1837（1992）.

(55) 医師に対する規制を行い，医療の質を保証する役割を担っているのは，各州にある医師免許委員会である。免許委員会は，免許の付与及び懲戒手続によって医療の質を保持する。委員会は捜査権限を有しており，刑事手続や民事手続がなされる以前に，専門的水準に満たない医療を行った医師を取り締ることが可能である。免許委員会による規制は，19世紀初頭に導入された。行政規制の下での取締りの詳細については，峯川浩子「国内外の医療従事者の免許・懲戒・再教育制度に関する研究―医療上の過失と行政処分のあり方をめぐって」厚生労働科学研究費補助金（医療技術評価総合研究事業）『国内外における医療事故・医事紛争処理に関する法制的研究』平成17年度分担研究報告書（H17―医療―005）187頁以下（2006年）。

(56) See Parchomovsky & Stein, supra note 13, at 302.

(57) See Leonard Nelson III, supra note 53, at 787.

的プラクティスを選定していることになる。

　医師の判断を保護する数々の準則も，患者との合意を実現させるために，その判断を保護しようとしてコモン・ロー裁判所が発展させてきたものとみることは可能である。また，専門的知識を有しない裁判所が，専門家集団と行政機関が保証している質の基準を排斥し，改めて別の基準を立てて，医師と患者の契約内容に修正を加える必要もないだろう。このように考えると，この説明にもそれなりの説得力があるように思われる。

　さて，上述の学説のうち，いずれが正しいのかと問われるかもしれないが，わたくしは，いずれの見解も正しいと結論づけざるを得ない。というのは，2つの説明とも，法の一断面をある観点から，つまり，第一の説明は過失責任を原則とする不法行為法の観点から，そして第二の説明は医師と患者の合意に焦点を当てた契約法の観点から，説明しているにすぎないからである。ある事象の前提となる根拠は，1つであることもあるし複数であることもある。しかし，ネグリジェンスの構造が契約法の原理を取りこんでいるという法の多元性，そして，社会政策を担う不法行為法の役割を考えると，その根拠は複数であると考える方が自然であろう。

## Ⅳ　結びにかえて

　以上本稿は，アメリカにおける医師の注意義務と医療慣行の関係について論じてきた。最後に，アメリカ法から得た示唆も混じえ，日本法における注意義務と医療慣行の問題を論じ，結びにかえたい。

　日本の医療過誤訴訟では，患者が医療者の責任を追及する場合の法的構成として，診療契約における債務不履行（民法415条及び同643条）又は不法行為（同709条，715条）の二つの請求権を予定することが可能である。いずれの法規範も，主たる目的を損害の填補とするが，不法行為責任の場合には，事故の抑止や制裁機能も有するというのが通説[58]である。しかし，いずれにおいても，債権者（被害者）が債務者（加害者）から賠償を得るには，債務者に故意・過失（帰責事由）があることが要求されており，また両者では主

---

(58)　窪田充見『不法行為法』18頁以下（有斐閣，2008年），吉村良一『不法行為法』16頁以下（有斐閣，2010年）。

張すべき過失の内容及び証明責任の所在についても事実上ほぼ同じであることから，原告側は，債務不履行に基づく損害賠償請求権と不法行為に基づくそれとを予備的に併合して賠償請求するのが通常である。

　過失の前提となる注意義務の基準については，医療過誤であるということを理由として特殊な扱いがなされているわけではなく，債務不履行であれ不法行為であれ，過失は客観的基準（善管注意義務違反，この違反たる抽象的過失）によって判断されており，当該加害者類型におけるあるべき通常人，すなわちあるべき医師として，法律上要求される注意義務を尽くしたか否かによって過失の有無が判断されることになる。注意義務は，予見義務と結果回避義務の2つの要素から構成されており，結果を予見する義務，予見した結果を回避する義務のいずれかに違反したときに，注意義務違反があったと認定されることになる（議論があるがここでは論じない）。もっとも，医療という専門技術的領域においては，結果を予見できても，なおその診療を実施すべき場合のあることが当然予定されているから，判断基準としてうまく機能しない場合もあり，ひとつの方策として，何らかの中間概念を法的に設立することが考えられる。この点につき判例は，日赤山田病院事件判決[59]において，「医療水準」という概念を採用し，医師の過失の前提となる注意義務の基準は，「診療当時のいわゆる臨床医学の実践における医療水準」であるとし，その後の判例の蓄積を経て，医療過誤訴訟においては「医療水準」によって医師の注意義務を判断することが判例となっている。

　さて，医療過誤訴訟において，注意義務と医療慣行の関係につき現在主導的立場に立っている判例は，平成8年に判決された「ペルカミンS事件」[60]である。

　本件は，7歳の男児が「麻酔薬ペルカミンS」による腰椎麻酔下で虫垂切除手術を受けている最中にショックとなり重度の脳障害が残ったが，「ペルカミンS」の添付文書には「副作用とその対策」として，麻酔剤注入後10ないし15分まで2分間隔での血圧測定が記載されていたのに，実際には慣行に従い看護師に5分間隔での測定をさせていたという事案であった。そこにおいて裁判所は，つぎのように判示した。

[59]　最判昭和57年3月30日民集135号563頁。
[60]　最判平成8年1月23日民集50巻1号1頁。

「人の生命及び健康を管理すべき業務（医業）に従事する者は，その業務の性質に照らし，危険防止のために実験上必要とされる最善の注意義務を要求されるのであるが，具体的な個々の案件において，債務不履行又は不法行為をもって問われる医師の注意義務の基準となるべきものは，一般的には診療当時のいわゆる臨床医学の実践における医療水準である。そして，この臨床医学の実践における医療水準は，全国一律に絶対的な基準として考えるべきものではなく，診療に当たった当該医師の専門分野，所属する診療機関の性格，その所在する地域の医療環境の特性等の諸般の事情を考慮して決せられるべきものであるが，医療水準は，医師の注意義務の基準（規範）となるものであるから，平均的医師が現に行っている医療慣行とは必ずしも一致するものではなく，医師が医療慣行に従った医療行為を行ったからといって，医療水準に従った注意義務を尽くしたと直ちにいうことはできない」。

最高裁判所は，医薬品添付文書の記載事項に当該医薬品の危険性情報等が記載されていることを確認したうえで，「医薬品添付文書（能書）の記載事項は，当該医薬品の危険性（副作用）につき最も高度な情報を有している製造販売業者または輸入販売業者が，投薬を受ける患者の安全を確保するために，これを使用する医師等に対して必要な情報を提供する目的で記載するものであるから，医師が医薬品を使用するに当たって医薬品の右文書に記載された使用上の注意事項に従わず，それによって医療事故が発生した場合には，これに従わなかったことにつき特段の合理的理由がない限り，当該医師の過失が推定される」として，添付文書の記載事項に，過失の推定についての基礎事実性を認めるという基準を示した。そして，医療水準は規範的な基準であり，平均的医師が現に実施している医療慣行とは必ずしも一致しないとした先例[61]を確認し，その下で，「仮に当時の一般開業医が血圧の測定は五分間隔で行うのを常識とし，そのように実践していたとしても，それは平均的医師が現に行っていた医療慣行であるというにすぎず，これに従った医療行為を行ったというだけでは，医療機関に要求される医療水準に基づいた注意義務を尽くしたことにはならない」として，医師（医療機関）の責任を肯定した。つまり本判決は，医師（医療機関）の過失判断の前提となる医療水準

---

(61) 最判昭和36年2月16日民集15巻2号244頁（輸血梅毒事件）。

は，司法（裁判所）によって定立される規範的な基準であり，臨床医学の立場からみた医療水準とは異なるとし，債務不履行責任，不法行為責任のいずれであっても，医療機関の個別具体的な諸事情を斟酌して，医療水準は決定される，としたのである。本判決の意義はつぎの二点にある。

　第一は，注意義務と医療慣行との関係について，医師（医療機関）の過失判断の前提となる水準的プラクティスは，「司法（裁判所）によって定立される規範的な基準」であり，「臨床医学の立場からみた医療水準」とは異なるとした点。第二は，従来，債務不履行責任との関係で論じられていた注意義務の基準としての医療水準の法規範性は，不法行為責任にも妥当するとした点。つまり，先例[62]は，医療機関の個別具体的な諸事情を斟酌するのは債務不履行責任の場合に限ったのに対し，本判決は不法行為責任にもこれを拡張し，被告が所属する医療機関の個別具体的な諸事情を斟酌して，不法行為における医療水準も決定されるとしたのである。これにより，従来から大差なかった債務不履行責任と不法行為責任における責任処理は，よりいっそう接近することになった。

　本判決によって示されたこれらの規範は，前項まで検討してきたアメリカ法における注意義務と慣行的プラクティスとの関係，契約責任と不法行為責任との関係を思い起こさせる。最後にアメリカ法から得た示唆をもとに，この二点について私見を述べておくことにする。

　まず注意義務と医療慣行との関係であるが，アメリカ法においては，過失判断の基準となる注意義務水準（standard of care）と平均的医師が現に行っている慣行的プラクティス（customary practice）はイコールの関係にあった〈注意義務水準＝慣行的プラクティス〉。他方日本においては，両者はイコールの関係にはない〈医療水準≠医療慣行〉。アメリカにおいても日本においても，医師は人の生命・身体を扱う公益性の高い職業であるが，裁判所による扱いは異なる。医療慣行を過失判断の基準となる水準として扱ってよいかは，政策的判断に依るところが大きく，相違がでるのは当然のことであろう。規範的な医療水準によって，医師の過失を決定することが，他の事故分野との関係や社会的価値観からして妥当だとしても，その設定にあたり，

---

[62]　最判平成7年6月9日民集49巻6号1499頁（未熟児網膜症姫路日赤事件）。

臨床における実施目標としての医療水準を前提として，規範的な医療水準が適切に設定されれば問題は少ないが，高度の注意義務を課すための道具として医療水準が用いられるならば，そのような規範的判断が，実際に行われている医療と乖離するという状況を生じさせかねず，「法」と「医」の緊張関係はますます増大することとなり，防衛医療や委縮医療をもたらす可能性がある。医師の責任をめぐる今後の課題は，医療水準（行為基準）と医療慣行（裁判基準）をどのように調和させるか，という点にあろう。

　つぎに，契約責任と不法行為責任との関係であるが，アメリカにおいては，人身損害賠償は通常不法行為（ネグリジェンス）によって処理されている。けれども，ネグリジェンスは契約法の原理をその構造に中に取りこんでおり，被告に対してどのような注意義務が課せられるかを決定するにあたり，侵害が生じる前に形成された当事者間の関係を問題にし，それによって不法行為者の義務内容や範囲を決定する。他方，日本法においては，形式上は，契約法上の義務は当事者の合意によって形成され，又不法行為上の義務は法によって課される義務となっている。けれども法の実態として，医療契約によって形成された義務が，不法行為上の義務として取りこまれていることは，学説によっても指摘されているところである[63]。最高裁が義務の取り込みを公認した結果として，両者はますます接近あるいは交錯するようになり，法体系が違うとはいえ，日本の不法行為法（医療過誤法）は，アメリカのネグリジェンスのような構造変化を遂げていくのではないか。わたくしには，極めて興味深く感じられるのである。

---

(63) 澤井裕『テキストブック事務管理・不当利得・不法行為』188頁以下（2001年），池田真朗「契約責任と不法行為責任」池田真朗・吉村良一・松本恒雄・高橋眞『マルチラテル民法（第3版）』360頁（有斐閣，2002年）。

# 7　術後管理と過失

小谷昌子

Ⅰ　はじめに
Ⅱ　術後管理として何が求められるか
Ⅲ　術後管理上の過失
Ⅳ　おわりに

## I　はじめに

　手術をはじめとする患者への侵襲の度合いが比較的強い医療上の処置がおこなわれた後，患者の容体が不安定な期間においては，医療従事者にはそれに応じた様々な管理が求められる。原疾患の悪化に加えて，たとえば，手術後の疼痛管理，感染症，縫合不全をはじめとする合併症に対応しなければならない。さらには，呼吸不全や誤嚥など，手術には直接起因しない容体の悪化なども生ずる可能性がある[1]。この不安定な期間を無事に経過して患者が治癒快復に至り，日常に復帰することを目的とし[2]，患者とその容体を管理するのが術後の患者管理である。

　もっとも，ひとくちに「術後」といっても，それに先だちおこなわれた手術などの医療行為の種類に応じて，医療従事者に求められる注意は多種多様に変わりうる。それに加え，手術などの医療行為の実施以降はすべて術後といえることを考えると，術後管理とは非常に広範かつ曖昧な概念である。本章では，この多様な術後の患者管理において，いかなる注意が求められ，医療従事者の過失存否がいかに判断されるのかにつき明らかにすることを試みる。そこで，まず近年の医療事故に関する民事裁判例を参照し，術後の患者管理としてどのようなことが問題とされているのか，また，術後管理といった場合，とくにどのような行為が問題となるのかにつき明らかにする。そのうえで，いかなる判断枠組みや基準により医療従事者の術後管理上の過失が問われているのかについて考察する。

## II　術後管理として何が求められるか

　さて，訴訟の場において「術後管理」として問題とされるのはどのような

---

(1)　「〈特集〉これだけは押さえておきたい術後ケア事例集」臨床看護37巻1号9頁以下（2011年）参照。
(2)　髙岡勇子「チーム医療における術後管理での看護師の役割」臨床看護37巻1号38頁（2011年）には術後管理における医療と患者共通の目標は「『手術後，順調に快復し早期に退院する』こと」とある。

行為であるのだろうか。これを明らかにするために近時の医療事故民事裁判例を概観すると，緒言にて指摘したとおり，術後管理としてひとつに括ることができないほど事例が多岐にわたっていることがわかる。しかしながら，そこからでもある程度の傾向を読みとることは可能であろう。そこで，まず，近時の裁判例をもとに術後の患者にいかなるトラブルが起きたかという観点から術後管理の内容について整理する。

　第一に裁判例から看取できるのは，手術などの処置にトラブルの原因が内在し，これにより患者の容体悪化が起こる場合があることである。たとえば術後合併症がここに分類され，その典型例としては，縫合不全に起因するもの[3]や術後の呼吸不全[4]，術後出血[5]などを挙げることができる。また，術後になされた処置が原因で患者の容体が悪化した例[6]もここに含めてよいであろう。

　これに当てはまらない手術内在型の状態の変化としては，冠状動脈バイパス手術を受けた患者が腸管壊死に陥った例[7]や，心臓弁膜置換手術を受けた患者が出血性貧血による心筋虚血及び心タンポナーデを原因とする心不全を発症した例[8]，また，電気的除細動などの治療を受けて退院した心房細動の患者が退院翌日に電気的除細動後血栓塞栓症に起因する脳梗塞で倒れ，右半身不随，言語障害等後遺障害が生じた例[9]を挙げることができる。

---

(3)　たとえば，札幌地判平成21年3月18日（判タ1303号264頁），東京地判平成21年3月25日・後掲注（18）など

(4)　たとえば，最(二小)判平成15年11月14日（判時1847号30頁），福岡地判平成16年10月19日・後掲注（17），名古屋地判平成19年1月31日・後掲注（25），東京地判平成20年10月9日（判例集未登載，裁判所ウェブサイトまたはLEX/DB文献番号25442330）など。

(5)　たとえば，大阪地判平成15年9月29日・後掲注（14），大阪地判平成20年2月27日（判例集未登載，LEX/DB文献番号28141356）など。

(6)　たとえば東京地判平成16年4月27日（判タ1211号214頁）は，脳下垂体腫瘍摘出手術を受けた患者が，術後，この手術の影響により譫妄を発症，これに対し医師が鎮静のために麻酔薬ドルミカムなどを投与したところ，間もなく患者が呼吸停止に陥ったという事案である。

(7)　最(三小)判平成18年4月18日，後掲注（20）。

(8)　大阪地判平成20年2月27日・前掲注（5）。

(9)　岐阜地判平成21年6月18日（判例集未登載，LEX/DB文献番号25441513）。

さらに，合併症が必ずしも医療従事者の不適切な手技に起因するわけではないのに対し，手術中の不適切な処置が術後の急変に結びつく例もある。福岡高等裁判所平成19年5月29日判決[10]は，患者に大腿骨頚部骨折治療のための手術をおこない，手術終了直後にレントゲン室へ搬送したところ，その途中患者がショック状態となり，エレベーター内で呼吸が停止，急性循環不全により死亡した事故につき医療機関の責任が問われた事案である。この事件においては，術中に使用された脊椎麻酔薬マーカインの量が「〔患者〕の年齢及び体格等からするとやや過剰であったこと，本件手術中（執刀開始直後）に追加投与されたペンタジンも同様にいささか過多であったこと，このようなマーカインの薬効とペンタジンのそれとが相俟って，〔患者〕の身体に過度の負荷を与えた……」うえ，「ノルアドレナリンの投与と酸素吸入により，本件手術自体はとりあえず無事に終了したが，手術終了直後に，レントゲン室に搬送するために，〔患者を〕手術台から搬送用ベッドに移し，さらにエレベーターで3階から1階まで降ろすというような，安静とはいえない状況を生じさせたために，急激に容態が悪化し，呼吸困難や意識の低下，さらには呼吸停止をもたらし，救命救急措置もむなしく，ついに死亡するに至った……」と認定されている〔引用文中亀甲括弧内の補足的記述は筆者による。以下同じ〕。このケースは，手術中の不適切な処置と手術直後の患者管理との複合的な要因により患者が死亡したものである。したがって，単純に術後の患者管理にのみ問題があったとは言い難く，より広く周術期管理として整理し，認識すべき面もある。しかしながら，術後管理としては，このような事例があることにも留意しておくべきであろう。

　第二に，手術非関連型のトラブルの発生がある。これはたとえば褥瘡[11]，MRSAなどの院内感染[12]や，療養上の措置により患者が損害を負った場

---

(10)　判タ1265号284頁。
(11)　たとえば，最近の事例として，大分地判平成21年3月26日（判例集未登載，裁判所ウェブサイトまたはLEX/DB文献番号25441323）がある。このケースでは，胸椎及び腰椎の椎弓切除術を受けた患者（大正7年生）の仙骨部に褥瘡が発生したが，この褥瘡は，手術時に紛れ込んだ麻酔のチューブを固定するための布バン（手術終了から29時間後に紛れ込んでいるのが発見された）による圧迫が原因で生じたものであった。その後，これが難治化・遷延化して敗血症を併発し，患者は多臓器不全により死亡した。
(12)　たとえば，最近の事例として，大分地判平成21年10月1日（判例集未登載，裁判

合[13]などを挙げることができる。これらは，訴訟において，そのようなトラブルを発生させた点に併わせて，これらの症状に対する治療の内容についても責任を問われうる。

また，これらとは別に，術後管理の問題として原疾患の悪化も考えることができよう。この点については，裁判例から明確に読みとることができず，また，あえて術後管理上の過失と捉える利点もさほどないように思われるものの，状況によっては術後管理上の過失として医療機関側の過失が問われる場合もありうると考える。

## III 術後管理上の過失

それでは，術後の患者をトラブルから守るためには何が必要なのであろうか。術後の患者管理については，いかなる法的注意義務がどのようにして認められているのだろうか。この点を明らかにするための方策として，訴訟の場において，事後的に医療機関側が問われた注意義務の内容を整理することができるであろう。さしあたり，ひとつの例として大阪地方裁判所平成15年9月29日判決[14]をとりあげ，術後の患者管理に関する判断をやや詳しく

---

　所ウェブサイトまたは LEX/DB 文献番号 25441642）がある。胃全摘術・胆嚢摘出術を受けた当時63歳の患者が，手術翌日より次第に容体を悪化させ，抗生剤の投与をはじめとする治療を受けたものの転送先の病院で急性呼吸不全，MRSA 腸炎，腹膜炎などに起因する多臓器不全により6月12日に死亡した。また，名古屋地判平成20年10月31日（判時2061号65頁），ラジオ波焼灼術（RFA＝経皮的，腹腔鏡下又は開腹下に電極を病変に挿入，電極周囲をラジオ波により誘電加熱し，がんを壊死させる治療法）および経皮的エタノール注入療法（PEIT＝腫瘍内に直接無水エタノールを注入し蛋白凝固壊死させる治療法）を受けた患者に感染症とみられる徴候が生じ，その後急性腎不全などで死亡したという事例がある。

(13) たとえば，東京地判平成16年2月16日（平成15年（ワ）第8610号）は，全身麻酔下で右膝の手術を受けた患者が，看護師がベッドを温めておくためにベッド内にいれた湯たんぽにより，左下肢の外側に熱傷深度II度の熱傷を負ったというケースである。湯たんぽへのタオル巻きかたが不十分であったため，麻酔で知覚が鈍麻した患者の左下肢に湯たんぽが接触し熱傷が生じたとされる。東京・大阪医療訴訟研究会『医療訴訟ケースファイル 第1巻』208頁以下（判例タイムズ社，2004年）参照。

(14) 判時1863号72頁。

見ていくことにする。

〔事案の概要〕
　肝癌に罹患した患者（昭和4年生）が，平成12年12月18日に肝部分切除術及び胆嚢摘出術を受けたのち術後出血を生じ，翌19日午後に再び開腹手術を受けた。その後肝臓の病態も改善せず，敗血症，播種性血管内凝固症候群（DIC）を経て，腎不全及び肝不全により平成13年1月31日に死亡した。なお，術後に血圧低下，頻脈，尿量減少といった循環血液量の減少を示す所見があったにもかかわらず，手術終了から翌日にかけて本件患者に対して腹部エコー検査は一度も施行されなかった。再開腹止血術が施されるまでの間の出血量は500～1000ml であった。

〔裁判所の判断〕
（1）**医学的知見**　裁判所は，本件における医師の注意義務を画定するために，以下の医学的知見があることを認めた。まず，「術後出血の徴候となる所見」として「ドレーンからの血性排液のほか，血圧低下，頻脈，尿量減少など循環血液量の減少を示すバイタルサインの変化」を挙げることができる。また，「術後出血が疑われた場合には，バイタルサインを経時的に測定するほか，腹部エコー検査，経時的な血液検査（術後出血が生じている場合，ヘモグロビン値，ヘマトクリット，赤血球数が減少する。），ドレーン排液中のヘモグロビン値・ヘマトクリット値測定などを行い，術後出血の有無及び量を確認するとともに，保存的治療で対応できるか，再開腹止血術の必要があるかを判断する。」。
（2）**本件における注意義務**　本件においては，術後の患者に「術後に血圧低下，頻脈，尿量減少といった循環血液量の減少を示す所見があったこと，CVP〔中心静脈圧〕も低下していたこと，同月19日午前3時には血圧が明らかに低下していたことからすれば，同日午前3時の時点では腹腔内出血を示唆する所見が存在した……」ことが認められる。したがって，術後の経過や，患者が肝硬変であり出血傾向もあったこと，胆嚢摘出術実施の際に相当量の出血が生じ，止血に時間を要したことなどの事情に鑑みれば，「被告病院医師としては，術後出血の発生に対しては，慎重な観察を行うべきであっ

たこと，さらには，鑑定の結果を併せ考えると，血圧が明らかな再低下をみせた同月19日午前3時の時点では，術後出血が生じている可能性を念頭に置いた上，腹部エコー検査，血液検査等を実施し，術後出血の有無及び量を確認するとともに，これが生じている場合には保存的な治療で対応できるか，再開腹止血術を行う必要があるかを判断し，再開腹止血術が必要であるならば，直ちにこれを施行すべき注意義務があった……」。

（3）**過失の存否**　これに照らすと，「術後出血を疑わせるに足るバイタルサインの変化がありながら，これを全く疑うことなく……，腹部エコー検査やドレーンの洗浄を行わず，また，血液検査を同日朝まで行わなかった上，太郎が同月18日の手術終了時に濃厚赤血球液を3単位投与されていながら，ヘモグロビン値，ヘマトクリット，赤血球数が，同手術前と比べて減少しているという術後出血を疑うべき血液検査結果が同月19日午後0時15分ころ判明してもなお，術後出血を疑わず，同日午後2時以降ドレーンから血性の排液が断続的に生じるようになるまで，術後出血が生じていること及び再開腹止血術が必要であることを判断することができず，再開腹止血術の開始を，同日午後7時35分まで遅延させた……」。したがって，術後出血の徴候となる所見を看過し，再開腹止血術などの術後出血に対する適切な対応を直ちにしなかった過失がある。

　この判決からは，術後管理上求められる2つの注意義務を見出すことができるであろう。そのひとつは，医師の注意義務として適切な処置をおこなう義務であり，いまひとつは，その前提として術後出血につき慎重な観察をおこなう義務である。そこで，ここからはこの2つの義務を検討の中心に据えて術後管理と過失について考えていくことにする。

### 1　適切な処置をおこなう義務

**（a）　処置の不実施**

　大阪地裁平成15年9月29日判決においては，検査義務，つまり，患者に術後出血が生じていることを把握するための腹部エコー検査および血液検査の実施義務と，再開腹止血術の実施義務が認められている。このように，術後管理においては，適切な処置の実施を怠ったこと——これはさらに，便宜

的に，治療的処置や施術の不実施が問題となった場合と，検査の不実施が問題となった場合とに区別することができよう——が問われうる。そしてしばしば，検査の実施義務はその後さらに施術や処置をおこなう注意義務の前提となる[15]。

つまり，ある症状に対する治療の不実施が過失と判断されている裁判例もやはり多く見られる[16]一方で，患者の状態を把握するために必要であると考えられる検査の不実施において過失が認められ，そのことをもって訴訟の帰趨が決せられている例もある[17]。また，検査等がおこなわれていながら，その結果に基づく診断の点で過失が認められた事例もみられる[18]。

---

(15) たとえば，福岡地判平成 16 年 10 月 19 日・後掲注（17），大阪地判平成 20 年 2 月 27 日・前掲注（5）など。
(16) たとえば，名古屋地判平成 20 年 10 月 31 日判決・前掲注（12），東京地判平成 21 年 3 月 25 日・後掲注（18）など。
(17) たとえば，福岡地判平成 16 年 10 月 19 日（判例集未登載，裁判所ウェブサイトまたは LEX/DB 文献番号 25410606）は，心臓手術を受けた当時 3 歳 4 か月の原告の呼吸状態が手術 3 日後に悪化し，低酸素脳症を原因とする四肢体幹機能障害の後遺症を負ったケースであるが，医療機関側に早期の頭部 CT 検査の実施を怠った過失が認められている。また，大分地判平成 21 年 10 月 1 日・前掲注（12）も，胃全摘術・胆嚢摘出術を受けた患者が MRSA に感染するなどしその後死亡したことにつき，感染症の発症の可能性を念頭に置いていながら，抗生剤を投与するのみで，細菌検査を 5 月 10 日まで行わなかったことが過失にあたると判断された。
(18) 慢性膵炎を伴う膵頭部癌の患者が，幽門温存膵頭十二指腸切除術及び再建術を平成 16 年 3 月 19 日に受けたところ，吻合部に縫合不全が発生し腹膜炎に罹患，その後緊急開腹手術が行われたものの約一ヶ月後に多臓器不全により死亡したという事故につき医師の責任が問われた東京地判平成 21 年 3 月 25 日（判例集未登載，裁判所ウェブサイトまたは LEX/DB 文献番号 25442337）において，裁判所は 3 月 23 日午前 9 時 30 分ころに胆管空腸吻合部が縫合不全を起こしたと認定したうえで，次のように判示した。「3 月 26 日の CT 検査における上記腹水は縫合不全部から漏出した消化液及び腸内細菌等の消化管内容物が右横隔膜下とダグラス窩まで移動し貯留した汚染腹水であることを認識すべきであった……」。「さらに，〔本件患者〕の場合には，……〔本件患者〕の病態は一向に改善されず，その腹痛は強くなって，腹部全体に及ぶようになり，3 月 24 日以降細菌感染と炎症が拡大傾向にあったことからすると，3 月 26 日の CT 検査施行当時には〔本件患者〕の腹膜炎の症状が限局性腹膜炎の段階に止まっていたとはいえず，汎発性腹膜炎の症状を呈しており，3 月 26 日以降に現状のままドレナージを続けても〔本件患者〕の腹膜炎の症状を快方に向かわせることは極めて困難な状況にあった……被告病院医師としても，上記 CT 検査結果及び上記診療記録上の情報に照らし，〔本

## (b) 処置における過失の判断

処置における過失の存否判断に着目すると、医学的知見をもとに過失判断がなされる傾向を読み取ることができよう。すなわち、事件当時に存在した「医学的知見」または「医療上の知見」を認定し、これに依拠して過失の存否を判断する過失判断である。この点については前掲大阪地裁平成15年9月29日判決も例外ではなく、裁判所は注意義務の存否を判断するに際して、医学的知見に依拠している。かような傾向は近時の最高裁判例にもみられ、とりわけ、術後管理上の過失が争点となった最高裁第二小法廷平成15年11月14日判決[19]および、最高裁第三小法廷平成18年4月18日判決[20]もその用いかたこそ異なるものの、知見に依拠して過失判断をおこなう[21]。以下では、この2つの最高裁判決において知見がいかなる役割を果たしているか、その異同についてみてみよう。

最高裁平成15年判決においては、知見は患者の当時の容体を裏付ける機能を果たす。このケースは、食道全摘出手術を受けた患者が、手術6日後に経鼻気管内挿管を抜去された後、患者に喉頭浮腫や軽度の呼吸困難の訴えなど呼吸困難を示す兆候がみられたにもかかわらず、医師が再挿管しなかったために患者が呼吸停止、心停止の状態となり、その後、意識を回復しないまま死亡したものである。原審[22]は、患者の呼吸が抜管後一旦安定し、その後急速に呼吸困難が進行したとの事実認定をしたうえで、このことに直ちに気づかなかったからといって過失があったとはいえないと判断した。それゆえに、上告審においては患者の呼吸停止が急激なものであったか否かがポイン

---

　件患者〕の状態がそのような状態にあることを認識すべきであったというべきである。」。
(19) 判時1847号30頁。主な判例評釈として、稲垣喬・民商法雑誌130巻4＝5号925頁以下（2004年）、塩崎勤・民事法情報217号101頁（2004年）、永井美奈・判夕臨時増刊1184号76頁（2005年）。
(20) 判時1933号80頁。主な判例評釈として、塩崎勤・民事法情報243号57頁（2006年）、川副加奈・金沢法学50巻1号39頁（2007年）、手嶋豊・私法判例リマークス35号26頁（2007年）、寺沢知子・民商法雑誌135巻4＝5号819頁（2007年）がある。なお、差戻後控訴審判決は福岡高判平成19年5月24日（判時2000号43頁）。
(21) そのほか、最判（二小）平成13年6月8日（判時1765号44頁）、最判（二小）平成14年11月8日（判時1809号30頁）、最判（三小）平成16年9月7日・後掲注(25)など。
(22) 大阪高判平成14年1月17日（判例集未登載、未見）。

トとなった。この点につき最高裁は，まず抜管後に呼吸困難もなく突然呼吸停止が生ずるようなことはほとんど考えられないとの医学的知見を確認した。そのうえで，症状や看護記録の記載などに照らし，患者に進行性の喉頭浮腫が発生したことにより一定時間呼吸困難状態にあり，その後呼吸停止に至ったと推測されると述べ，「〔担当〕医師は，抜管後，〔本件患者〕の吸気困難な状態が高度になったことを示す胸くうドレーンの逆流が生じた上記時点……において，〔本件患者〕のこう頭浮しゅの状態が相当程度進行しており，既に呼吸が相当困難な状態にあることを認識することが可能であり，これが更に進行すれば，……呼吸停止，ひいては心停止に至ることも十分予測することができたものとみるべきであるから，〔担当〕医師には，その時点で，再挿管等の気道確保のための適切な処置を採るべき注意義務があり，これを怠った過失があるというべきである。」とし，事件を原審へ差戻した。

　他方，最高裁第三小法廷平成18年4月18日判決は，医学的知見から実施義務を導出する。つまり「当該状況における行為義務」[23]を認め，この義務を果たしていたか否かを検討することにより過失の存否を判断するという判断過程をとるのである。下級審裁判例を俯瞰すると，この実施義務違反型の判断をおこなうものが多いように思われる[24]。このタイプの判断に特徴的なのは，予見可能性および予見義務に関する検討は，実施義務に取り込まれ，明示的には示されないことである。大阪地方裁判所平成15年9月29日判決も，術後出血についての予見可能性あるいは予見義務には言及せず，医学的知見をもとに検査や再開腹手術の実施義務を認め，これに基づき「術後出血に対する適切な対応を直ちにしなかった」として過失を肯定する。これは，最高裁平成15年判決が，悪しき結果を「十分予測することができた」と述べるにとどまるものの，予見可能性の点にも重きを置きつつ過失判断をなすのと対照的である[25]。

---

(23)　潮見佳男『民事過失の帰責構造』91頁（信山社，1995年）。
(24)　前掲大阪地判平成15年9月29日・前掲注(14)は，医学的知見をもとに検査や再開腹手術の実施義務を認める。また，福岡地判平成16年10月19日・前掲注(17)，前掲大阪地判平成20年2月27日判決，東京地判平成21年3月25日・前掲注(3)，大分地判平成21年3月26日・前掲注(11)なども実施義務型の過失判断をおこなう。
(25)　その他，最判（三小）平成16年9月7日（判時1880号64頁，なお，抗生剤によるアナフィラキシーショックにつき，投与後の経過観察，救急処置を執りうる医療態勢

伝統的に民法上の過失概念は「予見義務違反＋結果回避義務違反」として理解されてきた[26]が，結果回避義務を強調する考え方も有力に主張される[27]。とりわけ，医療事故訴訟においては，医療水準という規範により客観的な行為義務が設定され，これに従っていたか否かにより過失の存否を判断する枠組みが採られてきた背景がある[28][29]。また，最高裁平成18年判決にみられ

に関する指示・連絡をすべき義務が認められた例である）は明確に予見義務を認める。また，明示的に予見可能性について言及する裁判例もある。名古屋地判平成19年1月31日（判時1992号101頁）は，強直性脊椎骨増殖症と診断され，期間を圧迫する頸椎骨棘を切除する手術（頸椎骨切除術）を受けた患者が術後，呼吸不全により死亡したというケースであり，術後経過観察義務違反，患者の呼吸困難に際しての気道確保義務違反の存否が問われた。裁判所は，患者の死因と死に至るまでの機序の予見可能性につき検討し，患者の死因である手術部位の出血が凝血塊となりこれがその周辺の反回神経を圧迫・麻痺させ，声帯が閉塞，呼吸困難を生じさせたことにつき予見可能性を認める。「〔担当〕医師は術前，呼吸困難の可能性をも考えていたことが認められ，特に，〔患者〕には，術前から片側反回神経麻痺が認められており，両側反回神経麻痺による呼吸困難の可能性は通常より高いことが予見し得る状況であった。」とし，「〔患者〕の呼吸困難の可能性を考えた対応措置を速やかに講ずる必要があった」ことを認める。

(26) たとえば我妻榮『事務管理・不当利得・不法行為』103頁以下（日本評論社，1937年），幾代通著／徳本伸一補訂『不法行為法』31頁以下（有斐閣，1993年）。ただし，民法起草段階の議論において過失は「爲スベキコトヲ爲サヌトカ或ハ爲シ得ベカラザル事ヲ爲ストカ又ハ爲スベキ事ヲ爲スニ当ツテ其方法ガ當ヲ得ナイトカサウ云フヤウナ風ノ場合ヲ總テ過失ト致シマシタ……」として，過失が作為義務あるいは不作為義務の違反，さらに，その作為の態様が当を得ていないこととも定義づけられる。法務大臣官房司法法政調査部監修『日本近代立法資料叢書5　法典調査会民法議事速記録五』297頁（商事法務研究会，1984年）〔穂積陳重発言〕。

(27) たとえば，前田達明『民法Ⅵ−2　不法行為法』29-39頁（青林書院新社，1980年），潮見佳男『不法行為Ⅰ〔第2版〕』273頁以下（信山社，2009年），窪田充見『不法行為法』56頁以下（有斐閣，2007年）など。

(28) 潮見・前掲注(23)90-91頁。また，植木哲『医療の法律学〔第3版〕』189-190頁（有斐閣，2007年）は「梅毒輸血事故判決を中心とする安全確保義務違反群……と，姫路日赤病院判決を中心とする医療水準違反群……に大別することができ……前者が多数派であり，これは結果についての予見義務違反と回避義務違反の，二元的な構造として注意義務違反の問題を維持している。これが従来の通説・判例の立場であ」り，さらに「これに対し，医療水準に関する判例は少数派であるが，……注意義務違反についての明確な構造分析を欠くが，医療水準が客観的に存在するとすれば，その基準に合わせて判断＝判決できるところにメリットがある」とし，両者は「質的違い」がある，と述べる。

るように[30]，医学的知見として明確に《Aという症状がみられる場合はBすべきである》という医療上の準則の存在が認められるならば，実施義務を肯定しやすい。そればかりか，予見可能性および予見義務の判断もここに取りこまれることになる。

さらに，この傾向には，術後の患者管理上の事故においては，治療および検査の不実施や患者の状態に関する適切な観察の不実施といった不作為の過失が主に問題とされる[31]ことも影響しているように思われる。不作為の過失を肯定するにおいては作為義務が存することが前提となる[32]。したがって，過失を行為義務違反と捉える判断枠組みが，より術後の患者管理事例に馴染むものと考えられるのである[33]。

---

(29) ただし，同判決は，原審が医療水準に依拠して過失の存否を判断しているのに対して，医療水準に依拠せず「平成3年当時の腸管壊死に関する医学的知見」に依拠して実施義務を設定したうえで過失を肯定する。この意味では，近時の裁判例が拠りどころとする「医学的知見」「医療上の知見」も，医療水準と同様の機能を果たすと考えられる。もっとも，法的規範としての性質を有する医療水準に対し，「医学的知見」および「医療上の知見」は，文字どおり知見が存在するという事実，あるいは臨床医学的観点における準則である点で異なる。

(30) 作為義務を認める基礎となった「平成3年当時の腸管壊死に関する医学的知見」として，常時の腹痛，腹痛の増強，高度のアシドーシスの進行，腸閉塞症状の顕著化，腸管の蠕動運動を促進する薬剤を投与するなどしても改善しないといった症状がある場合には腸管壊死の発生が高い確率で考えられ，腸管壊死の場合には直ちに壊死部分を切除しなければ，救命の余地はないとの内容が認められる。

(31) 福岡高判平成19年5月29日・前掲注(10)は，過失につき，患者を手術直後に搬送したことにより急激な容体悪化を招いた作為ではなく，安静を保つことを最重要視しなかった不作為の過失として構成する。

(32) 前田・前掲注(27)109頁，中村哲『医療訴訟の実務的課題』263頁（判例タイムズ社，2001年），吉村良一『不法行為法〔第4版〕』65-66頁（有斐閣，2010年）など。

(33) 最判（三小）平成16年9月7日・前掲注(25)。また，最判（二小）平成14年11月8日・前掲注(21)も，予見との文言を用いているわけではないものの，結果を予想しえたと指摘する。また，潮見佳男『基本講義 債権各論Ⅱ 不法行為法』201頁（新世社，2005年）も参照。

医事法講座 第3巻 医療事故と医事法

## 2 観察義務

### （a） 観察の重要性

　他方，大阪地裁平成15年9月29日判決においては，「術後出血の発生に対しては，慎重な観察を行うべきであった」との指摘があること，そして，術後出血の徴候となる所見を看過した過失が認められていることにも注目すべきであろう。かように，患者の状態を適切に把握しなかった点で過失が肯定されている裁判例もいくつか存在する。

　たとえば，名古屋地方裁判所平成19年1月31日判決[34]は，平成15年，強直性脊椎骨増殖症（ASH）と診断され，気管を圧迫する頸椎骨棘を切除する手術（頸椎骨切除術）を受けた患者が術後の呼吸不全により死亡したことにつき，医師の観察義務違反，および，呼吸困難に際しての気道確保義務違反などの存否が問われたケースである。裁判所は，本件患者の死因に関し，手術部位の出血が凝血塊となり，これがその周辺の反回神経を圧迫・麻痺させ声帯が閉塞したことにより呼吸困難が生じたと認定し，術後の経過観察義務につき，医師が直接呼吸状態や創部の状態を確認すべきであったことを認めた。

　このように，患者の観察についても注意義務を認める例では，しばしば，観察義務をその後の処置の前提問題として位置づけたうえで，患者観察の妥当性が問われている[35]。つまりここからわかるように，患者の状態の観察の適否のみが単独で問われることはほとんどないのである。けだし，患者の観察は医師の診断や処置を根拠づけるものであるため，たとえ患者の観察に問題があったとしても，その後の医師の処置がうまくいき損害が発生しなければ，結果的に法的責任を問いにくいと考えられるからである。

　また，観察それ自体に過失があるとされつつも医療機関側の責任が否定された例として，千葉地方裁判所平成18年6月26日判決[36]がある。ここでは，

---

[34] 前掲注（25）。
[35] たとえば，岐阜地判平成21年6月18日・前掲注（9）もそのひとつである。
[36] 判例集未登載，LEX/DB文献番号28111651。小児もやもや病の治療のため頭蓋内外血管間接吻合術を受けた患者が，手術後から頭痛を訴え，翌日脳梗塞との診断を受け，内外減圧術を受けるなどしたもののその後もやもや病による脳梗塞に起因する急性脳腫

頭蓋内外血管間接吻合手術後の患者に呼吸状態等の異常が生じていたか否か，被告医師らにこれを看過した過失があったか否かなどが争われた。裁判所は，看護記録などから，看護師による観察につき，その内容および深夜帯の観察頻度が不十分であったと判断した。そして，本件において医師によりなされた経過観察が適切であったか否かは，結局看護師の観察に帰することになることから，上述の看護師の経過観察を前提として，医師の経過観察につき過失を認めた。しかしながら，裁判所は，合併症についての観察を尽くしていても患者の救命が可能であった高度の蓋然性はなかったとして因果関係を否定している。このように，患者の状態観察については，患者の状態を改善するために有効な手立てが全くないのであれば，たとえ観察の点で問題があったとしても因果関係が否定されるとの結論に至ると考えられる。したがって，観察の点で過失が問われる場合，より結果責任的な問われ方をするおそれがあることを指摘できよう。

　また，処置に過失があると判断されれば，観察上の過失をことさら論ずる必然性が認められない場合もあることから，術後管理上の過失が問われる裁判例のなかでも，観察自体の適否を真正面から問う事例はそれほど多くない。しかし，そうであるとはいえ，術後の患者管理上の注意義務について考察するうえで，患者の状態を観察する義務の重要性を否定することはいささか早計であろう。むしろ，臨床上，観察や検査による患者の状態の把握のほうが術後の患者管理に際しなされる医療・看護において主要な位置を占めるといえる。

　先に確認したとおり，患者と医療従事者に共通する術後の最終的な目標は，患者の治癒快復や日常への復帰である。術後の患者管理とは，この目標に向かうために必要な措置をおこない，目標を阻害するものを取り除くことを意味する。とすると，患者の状態の把握とは，いわば患者の兆候や検査所見を通じて，その時患者が目標に対してどの地点にあるかを確認し，目標を阻害する要因があればこれをいち早く見つけることとなる。この観点からいえば，検査の「医療行為の合併症が生じたり，疾病が発症・再発し又は増悪するなどの将来のリスクが高いといえる場合において，そのリスクの発現を可及的

---

脈により死亡したというケースである。

に防止し，又は発現したリスクを速やかに発見する」[37]という性質が強調される。この意味で，適切な検査の実施は患者の観察同様，患者の状態の把握のためにおこなうものとして位置づけられるのであり，検査の不実施やその結果の見落としは，患者の状態の把握を適切におこなわなかったことであると換言できよう。

　このように，術後，患者の容体の悪化を予防し，食い止めることとの関係でみると，観察，検査，治療などの処置が有機的に連関し，連続的な診療経過のなかでこれが随時おこなわれるのが術後の患者管理である，ということになる。そもそも，医療事故全般において，治療の不実施，あるいは，検査の不実施が問題とされうることに鑑みれば，検査や治療処置の不実施は，これのみを取り上げて術後管理において本質的な注意義務ということはできないであろう。回顧的に事故について責任追及する場合にはそれほど重要な位置を占めなくても，前方視的にみれば患者の状態の把握において重要な役割を果たす観察こそが術後管理においては重要な位置を占めるのである。

### （b）　観察における過失

　さて，術後の患者管理につき医療機関や医療従事者の法的責任が問われた裁判例のなかでも，真正面から観察の適否について検討する裁判例はそれほど多く存在するわけではない。しかし，観察による患者の状態の把握は，検査および治療などをはじめとする処置の実施と同様，術後の患者管理において重要な役割を果たすといえる。

　観察上の過失について言及する裁判例が多くないことの背景にはすでに指摘した理由があると思われるが，それでは，観察における過失は，いかなる判断枠組みや判断基準をもってその存否が判断されているのであろうか。処置における過失と観察における過失とのあいだには，その判断枠組みや判断基準の点で相違を見出すことができるのであろうか。以下では，観察における過失判断につき，若干の分析を試みる。

　観察上の過失が問われた事例を整理すると，①観察を全くしなかったことについて過失の存否が問題となっているケースと，②観察内容の適否が問題

---

(37)　秋吉仁美編著『リーガル・プログレッシブ・シリーズ　医療訴訟』280頁（青林書院，2009年）〔井出正弘〕。

7　術後管理と過失［小谷昌子］

となっているケースに大別できることがわかる。

　前者としては、まず、岐阜地方裁判所平成21年6月18日判決[38]のようなケースを挙げることができるであろう[39]。この事件は、不整脈である心室細動と診断され入院していた患者が、脈拍を正常に戻すための電気的除細動を受けた後の管理が問題となった事案である。本件患者は平成15年11月7日に電気的除細動を受けたあと一旦は正常洞調律に戻り、その後不整脈が出現していたものの3日後に退院した。しかしその翌日に脳梗塞で倒れ、再び同病院に入院し、右半身不随、言語障害等後遺障害が生じたことにつき、医療機関側の責任が問われることとなった。裁判所は、「医学的知見によれば、心房細動の持続が48時間以上となると左房内に血栓が形成されて塞栓症を起こす危険が高まること、心房細動では、除細動後、洞調律に戻った後に一過性の機械的機能不全が生じ、この時期に心房内に血栓が形成され、機械的興奮が回復してから血栓が剥がれて飛んで塞栓症の原因となると考えられていること……」に基づき、入院を継続し原告の状態を観察する注意義務を認めた。そして、それにもかかわらず、除細動の3日後に原告を退院させ、ヘパリンによる抗凝固療法を中止した点で医師の過失を肯定した。このケースにおいては、患者を退院させ、院内での経過観察を中止しおこなわなかったことが過失とされたのであり、実際におこなっていた観察内容の適切性は問題となっていない。

　これに対し、その内容の適否が問われた例、すなわち後者にあてはまるのが前掲千葉地方裁判所平成18年6月26日判決[40]である。同判決においては、鑑定に基づき当時看護師や医師による患者の観察の適否が検討されている。すなわち、裁判所は「……K鑑定及びL鑑定は、いずれも診療録等には麻

---

(38)　前掲注（9）
(39)　ほかにも、名古屋地判平成19年1月31日判決・前掲注（25）が「〔担当〕医師には、……看護師等に対して体動の原因を明らかにするための更なる指示を与え、同時に同医師自らあるいは当直医をして〔患者〕の呼吸状態等とともに術創の腫脹などを確認すべきであったといえる。特に、看護師等は、前記のとおり〔患者〕の創部に留置されていたドレーンの当てガーゼを開けてはいけないと指示されていたのであるから、医師が直接創部の状況を確認すべきであったといえる。」として、医師が直接観察しなかったことに言及する。
(40)　前掲注（36）

痺の有無，瞳孔の大きさの左右差及び血圧測定の結果等の記載に欠ける部分があり，これらの点につき十分な観察が行われていなかったとすれば不適切であったとの趣旨と解される。」としたうえで，「……診療録中，〔深夜帯担当〕看護師が20日午後3時50分以降に〔患者〕の看護を担当した際の記載部分には瞳孔所見及び麻痺の有無についての記載がされているにもかかわらず，21日午前2時以降に担当した際の記載部分には，これらの点についての記載が存在しないこと等の事情を総合すれば，〔深夜帯担当〕看護師が，瞳孔所見，握手をしてもらって左右差がないか等の神経的な面を含め，適切な観察を行っていたとは認め難い」，「〔深夜帯担当〕看護師による神経症状や血圧測定を含む観察内容及び21日午前2時20分から午前6時までの時間帯の観察頻度は不十分なものであったと認めるのが相当である……」と判断した。

　この例からは，ひとつの示唆を得ることができよう。すなわち，処置の不実施が問題となる場合と異なり，観察内容の適否については，必ずしも医学的知見から実施義務を導くことができないのではないか，ということである。「患者の病態は一人ひとり異なり，手術療法によって侵襲を受けることによる反応は同じではない」[41]との指摘があるとおり，術後，個々の患者がいかなる経過を辿るのかは，手術の内容，術前の容体などによっても異なりうる。ある程度のパターンはありうるとしても，処置における過失判断と同様に医学的知見から当該状況における具体的な実施義務，すなわちどの点を観察する義務が生ずるのかが認定できないのではないかと考えられるのである。

　この点につき，やや古い裁判例になるが，東京地方裁判所平成7年10月18日判決[42]も参照すべきであろう。同判決は，術後に呼吸苦，喘鳴，混乱，興奮，多弁，発汗，荒い呼吸などの症状を見せていたものの，医師の診察時には比較的良好な状態にみえた本件患者につき，自らが診察した時の患者の様子からだけでなく「看護記録について十分に検討するとともに，さらに

---

(41) 郷津亜起「術後ケアの変遷；合併症管理」臨床看護37巻1号23頁（2011年）。
(42) 判時1572号82頁。下顎骨形成手術を受けた患者が，手術の5日後に呼吸苦，興奮などの症状を発し，吸入などの措置を受けたものの，呼吸停止，心停止となり，意識不明のまま約3年後に死亡したことにつき，医師が適切な検査，気管内挿管などの措置を怠ったか否かが問題となった事案である。

〔患者〕の症状について注意深く観察」をすべきであったことを認めた。つまり，患者のどのような点を観察するべきであったかとの具体的実施義務を，看護記録など看護師の報告についても検討すべきであるとの「するに際して」の注意[43]について示したものとみることができる。このことからも，観察における過失存否の判断の困難性を窺うことができるのである。

　以上のように，観察における過失存否の判断は，観察を実施しなかった場合については，観察することの必要性が認められれば過失を肯定する余地がある。しかし，観察の適否を法的観点から検討することには困難があるというべきであろう。この困難は医療事故における過失存否の判断自体の有するものでもあるが，ここからは，近年増えている医学的知見に依拠した実施義務違反型の過失判断の限界を見出すこともできよう。

## Ⅳ　お わ り に

　以上みてきたように，術後の処置に関する過失判断においては，医学的知見に依拠した判断がなされ，客観的な過失判断がなされている。他方，術後の観察においては患者の状態がさまざまであり，どのような管理が必要であるかが異なるため，術後管理の在り方について一律に述べることは難しい。どのような観察をおこなうかについては，医療専門職としての主体的な判断により具体的な状況に応じて判断されるべきであろう。そうであればこそ，観察の適否は法的判断に馴染みにくくなる。

　さらに，紙幅の関係で詳しく言及できなかったが，複数の医療職が協働して術後管理をおこなうことによる問題もある[44]。裁判例を概観すると，術後管理における看護師の役割が非常に大きいことに気がつくであろう。過失の存否に関わるものだけでも，看護師が適切に経過観察を実施したか否かが医師による経過観察の適否の基礎とされた例[45]や，医師に看護記録の十分な検

---

(43)　唄孝一「医療における過失認定の論理——民法上の損害賠償の問題として——」同『医事法学への歩み』132-134頁（岩波書店，1970年）。
(44)　術後管理の事例ではないものの，患者の状態に関する看護師の報告については佐賀地方裁判所昭和60年7月31日（判時1169号124頁）なども参照。
(45)　名古屋地判平成19年1月31日・前掲注（25）。

討が求められた例[46]などがみられる。またこれらの裁判例以外からも，術後，患者の管理をするに際して，看護師による観察やケアが不可欠であることが窺える[47]。臨床上，さらに法的観点においても，この場合の役割の分担をいかにおこなうかについても十分に検討されなければならない。そして，このような問題の重要性は，チーム医療の推進が叫ばれている現在，一層増すものと考えられることを補足しておく[48]。

---

(46) 千葉地判平成18年6月26日・前掲注(40)。
(47) 加藤済仁＝蒔田覚編著・小林弘幸＝大平雅之著『看護師の注意義務と責任──Q＆Aと事故事例の解説』(新日本法規出版，2006年)245頁は，「看護師らの行う経過観察には『診療の補助』としての側面もあり，看護記録の記載内容や看護師の報告は，医師の診察を補完するものである」と述べる。
(48) とすれば，厚生労働省「チーム医療の推進に関する検討会」報告書「チーム医療の推進について」(2010年3月，http://www.mhlw.go.jp/shingi/2010/03/dl/s0319-9a.pdf)においては言及されていないものの，チーム医療における看護師の業務としては診療の補助だけではなく療養上の世話も同様に重要であると言えるだろう。

# 8　看護と過失

和泉澤千恵

Ⅰ　はじめに
Ⅱ　看護と看護師の業務
Ⅲ　裁判例にみる看護と過失判断——療養上の世話に関する事例
　　を素材として——
Ⅳ　結びえぬままに——論じえなかったこと——

## I　はじめに

　看護師の業務内容は，一般に「療養上の世話」と「診療の補助」であるとされている。このうち，主体的業務とされる療養上の世話業務につき，裁判所はどのような判断をしているのであろうか。本章においては，看護師が関与している裁判例であって看護の過失を問うているもの，特に療養上の世話に関わる事例を取り上げることによって，看護師の本来的業務について，いかなる過失認定がなされているかについて論じたい。なお，我が国の裁判においては，本来であれば看護師の過失として判示されるべきと思われる事項であっても，裁判の責任追及の構造から，責任の所在を看護師に直接求めていない事例が多く見受けられる。このため，看護師の過失が直接問われている裁判例のみを対象として，検討したとしても，本来，法的に評価されるべき，看護と過失の関係性の実質を論じえないのではないかと考える。それ故，本章では，まず，看護師の業務規定について概観し，次いで，具体的な業務内容については，裁判例をみることによって，看護本来のあり方につき，若干の検討を加えることとする。

## II　看護と看護師の業務

### 1　看護と看護師の業務規定

　「看護」とは，「あらゆる年代の個人，家族，集団，地域社会を対象とし，健康の保持増進，疾病の予防，健康の回復，苦痛の緩和を行い，生涯を通してその最後まで，その人らしく生を全うできるように支援を行うことである[1]。」とされている。

　この看護の担い手であるところの看護師については，保健師助産師看護師法[2]（以下，保助看法と略す。）において，その業務や資格が定められてい

---
(1)　日本看護協会「看護業務基準（2006年度改訂版）」（2007年）［2011.10.30閲覧：http://www.nurse.or.jp/home/publication/pdf/2007/kangokijyun2006.pdf］。
(2)　現行の「保健師助産師看護師法」は，平成13年12月12日法律第153号により

る。保助看法第5条は，看護師を「傷病者若しくはじょく婦に対する療養上の世話又は診療の補助を行うことを業とする者」と定義している。そして，第31条において「看護師でない者は，第五条に規定する業をしてはならない。」として，看護師に，第5条に規定した業務内容を独占させている。このように，看護師が法的に独占する業務の内容は先述した「看護」の指し示す内容より狭いものとなっている。

看護を含む医療が行われる前提として，「よりよい医療を供給する体制を整える」ことは公益に資するところである。また，医療に従事する者は，人の生命に直接かかわる医療にかかわる行為の一翼を担うことを業として行うこととなる（医師の行う医行為が人の身体に対する侵襲行為を伴う本質的に危険な行為であることに代表されるがごとく，である）。このため，医療に関する行為は，一般人が業として行えば，社会公共の安全・秩序に対する危険のある行為であるが故に，公法上の事前規制としての資格法の性格を有する法律において，その行いうる業務や資格について規定が行われている。すなわち，医療に関する行為は，一般に禁止される行為として扱い，特定の訓練を受け一定の知識と技能を有していると認められた者に限ってこの禁止が解かれているのである[3]。保助看法も当該資格法の一つであり，これによって，保助看法第1条が規定するように，看護等の資質を向上させ，医療及び公衆衛生の普及と向上を図ることによって，国民の保健衛生上の危害を防止するという公共の福祉に資することができるとされている[4]。しかし，保助看法には「看護」の定義は登場せず，無資格者が行うと危険な行為を取り締まるために，看護師のみが行いうる行為の概念が，ごく抽象的に規定されて

---

「保健婦助産婦看護婦法」が一部改正されたものである。当該改正により「看護婦」の名称が「看護師」に改められた。本稿における文献や裁判例の引用部分等において名称変更がなされる以前の「看護婦」等を用いることがある。

(3) 医師に対する法的規制を中心に論じたものとして，平林勝政「医療スタッフに対する法的規制——医師に対する法的規制を中心に」宇都木伸・平林勝政編『フォーラム医事法学』200頁以下（尚学社，1994年），磯部哲「医師の行為に対する行政法的規制」宇都木伸・塚本泰司編『現代医療のスペクトル——フォーラム医事法学I』59頁以下（尚学社，2001年）などを参照のこと。

(4) 加藤済仁・蒔田覚編著，小林弘幸・大平雅之著『看護師の注意義務と責任——Q&Aと事故事例の解説』13-14頁（新日本法規，2006年）などを参照のこと。

いるにすぎず，その内包も外延も明確とはされていないことに十分に留意する必要がある[5]。

## 2 看護師の本来的業務

さて，現行の保助看法第5条が，看護師の業務を「傷病者若しくはじょく婦に対する療養上の世話」と「診療の補助」と規定しているのは先に述べたとおりである。当該規定は次のような趣旨に基づき規定されたとされている。すなわち，従来の看護サービスの実態が，いくつかの例外を除いて，多くの場合，入院患者の世話をもっぱら付添婦か家族が行っており，看護婦は主として医師の行う診療の補助に従事する，いうなれば医師の助手的存在としていた[6]反省から，「病人の健康回復のためには，診断に基づく治療と，治療下にある病人の療養上の世話，すなわち治療を有効にうけいれる病人の状態をつくる看護が非常に重要なものであること，両者は均衡を保ちつつ相互に協力体勢をとって目的を完遂すべきものである」との新しい思想に基づいて[7]，「保助看法の制定に伴って『療養上の世話』と『診療の補助』にわけて業務の明確化がはかられ」[8]，「患者の健康の回復という目的に向けては，

---

(5) 保助看法に書かれているのは各資格の定義に過ぎず，この法律だけで看護が決まるのではない。森山幹夫『系統看護学講座 専門基礎分野 健康支援と社会保障制度[4]看護関連法令［第43版］』1，23頁（医学書院，2011年）。田村やよひ『私たちの拠りどころ保健師助産師看護師法』47頁（日本看護協会出版会，2008年）が「看護師には療養上の世話または診療の補助以外にもたくさんの業務がある」とするのも同様の趣旨であるかと思われる。

(6) 金子光『初期の看護行政——看護の灯たかくかかげて』148頁（日本看護協会出版会，1992年）。

(7) 金子光『保健婦助産婦看護婦法の解説［第49版］』19頁（日本医事新報社，2002年）。なお，新しい思想とは，従来日本において考えられていた「傷病者の療養上の直接の世話」という，いわゆる臨床看護を基礎とし，従前は，保健婦，助産婦，看護婦の業務として別々に区別されて考えられていた「健康を主体とする人間の健康保持増進，疾病予防，分娩にともなう必要な処置と前後の世話などの生命を守り，これを延長することのために役立つ機能」をあわせて「総合的に1つとした広い機能」をこそ「看護」とすることである，としている。また，原語「Nursing」という言葉は，「まもり育てる」ということが基本的意味なのであって，「病人の看取り」はそのことを遂行する1つの過程であり，また一部なのである，とする。金子・書註（7）17頁以下も参照のこと。

看護は診療の補助だけでなく，療養生活の世話を責任をもって行うことが重要な要素であると位置づけた」[9]というのである。

　看護師が「診療の補助」として医行為を行う場合には，医師の指示を要するとされている。これは，保助看法第37条において，看護師は，臨時応急の手当てを除き「主治の医師又は歯科医師の指示があつた場合を除くほか，診療機械を使用し，医薬品を授与し，医薬品について指示をしその他医師又は歯科医師が行うのでなければ衛生上危害を生ずるおそれのある行為をしてはならない」と規定されているためである。

　これに対して，「療養上の世話」については，医師の指示についての法的な規定がないために，これまでは，いくつかの解釈がなされていた。一つは，療養上の世話は看護の主体性をもってなされる業務であるため，医師の指示は不要とする立場である。いま一つは，診療の補助に準ずる行為などとして，医師の指示を必要とする場合も必要としない場合もあるとする立場である。後者の立場については，療養上の世話とされる行為であっても「医学的判断をともなうものについては，その前提として医師の指示を必要とする」[10]との見解や，病院内で看護師が行う療養上の世話は医師の指示と完全に切り離せるかは疑問であるとした上で，病院の1つの機能分野として医師の指示に入ることは否定できず，病院の医療活動については，たとえそれが看護部門であっても，「当然医療活動の一環である以上は，医師の指示に従わなければならない」[11]とする見解，「病院内の看護は，①主治医の治療方針に基づく一般的指示には従わなければならないが，②療養上の世話における具体的事項は医師の指示を待たずに独自の判断で行えるものと解すべきである」[12]との見解があった[13]。前者の立場については，療養上の世話には，医師の指

---

(8) 清水嘉与子『私たちの法律――保健婦助産婦看護婦法を学ぶ［改訂第3版］』188頁（日本看護協会出版会，1991年）

(9) 田村・前掲書注（5）28-29頁

(10) 井上幸子『看護業務――その法的側面』42頁（日本看護協会出版会，1984年）

(11) 三藤邦彦「病院における医療事故と病院管理の関係について」日本医師会雑誌昭和47年5月15日号1365頁以下（1972年）

(12) 菅野耕毅『［新版］医事法の研究Ⅳ　看護事故判例の理論［増補新版］』23頁（信山社，2002年）

(13) なお，平林勝政「第4章　在宅医療」宇都木伸・平林勝政編『フォーラム医事法

示は不要であり，看護師の主体的判断と技術をもって行われる[14]とする見解や，「看護師の『療養上の世話』は，医師が業務独占する『医行為』に含まれるものではなく，したがって，現行法上，医師が独占している業務の一部を委譲されたものではない」という意味において，「『療養上の世話』は，看護師に固有の独立業務であると考えられ，したがって，これを行うか否か，あるいはこれをどのように行うか否かについての『医師の指示』は不要であると考えられる」[15]とする見解があった。

　現在では，この療養上の世話と医師の指示との関係については，療養上の世話は看護師が行う独自の行為であり，「療養上の世話行為には医師の指示を必要としない[16]」との立場がとられるに至っている。さらに，看護実践の現場では，患者の状態や行為の侵襲性・看護師の力量等によっては医師の医学的な意見を求めるなどすることが望ましい場合もあるため，看護師には医師に意見を求める必要があるか否かについて適切に判断できる能力を養っておくことが重要であるとされる[17]。つまり，療養上の世話を行う際には，患者に対するケアの向上という観点から，医学的な知識に基づく判断が必要である状況であるか否か，医師の意見を求めるべきか否かについて適切に判断できること，さらに，必要であると判断した場合には，看護の主体的判断と責任において，医師の指示をもとめる能力が看護師には求められるのであり，そこに看護師の専門性が認められるとの立場がとられるに至ったとみることができる[18]。これら看護師の業務を巡る議論によって，現在の看護師は「利

---

学』140-141頁（尚学社，1994年）は，療養上の世話と医師の指示に関する見解に用いられている「医師の指示」という語については，それぞれが意味するところが異なっているのであり，「医師の指示」という語の多義性に着目すべきであると指摘する。

(14)　高田利廣『看護の安全性と法的責任——第4集』26頁（日本看護協会出版会，1982年）

(15)　平林勝政「在宅療養の担い手の役割分担をめぐる法的枠組み」川村佐和子「在宅療養を推進するための条件整備に関する研究報告書——『療養上の世話』の構造化に関する研究」106-107頁（平成10年度厚生省老人保健事業推進費等補助金・老人保健健康推進事業，1999年）

(16)　看護問題研究会監修『厚生労働省「新たな看護のあり方に関する検討会」報告書』5-6頁（日本看護協会出版会，2004年）

(17)　前掲注(16)

(18)　平林・前掲論文注(13)論文140-142頁。看護師が特定の療養上の世話を行うか否

用者のQOLの向上のために，療養生活支援の専門家として的確な看護判断を行い，また適切な看護技術を提供する[19]」役割を担っていると解されているといえよう。

以上にみてきたように，現在，看護師の本来的業務は，「療養上の世話」であり，そこにこそ看護師の専門性，主体性が認められているといえる。「療養上の世話」は，経過観察や環境管理，患者管理など，多方面にわたる。これら「療養上の世話」の範囲に入ると思われる業務のなかでも専門的判断や技術を伴う行為につき看護師は業務を独占している[20]のであり，当該業務に関しては，主体的な判断を行って業務をなした看護師が第一次的責任を負うことになる[21]。

## III　裁判例にみる看護と過失判断
### ――療養上の世話に関する事例を素材として[22]――

ともあれ，前述してきたような保助看法上の規定は，あくまで抽象的なものに過ぎない。このため，看護師が第一次的に責任を負うべき具体的な内容について明らかにするためには，裁判例において，看護師の療養上の世話業務の範疇に属すると考えられる事項に関して，どのような過失判断がなされているかについてみていくことが有益であると思われる。ただし，「看護」というものの本質について多少なりとも検討をするために，はじめにで触れ

---

かにつき，医師の「許可的指示」が必要と判断した場合に，「自らの責任において，固有の専門的判断に基づいて医師に質問するのなら，むしろここにおいてこそ，療養上の世話業務における看護の専門性が発揮されうる」としている。
(19) 前掲注(16)
(20) 清水・前掲書注(8)190頁。また，「療養上の世話」の対象となるのは，傷病者とじょく婦であるが，清水・前掲書註(8)192頁によれば，「当然患者家族への退院後の指導や健康な人への看護方法の指導などは看護婦にも行える業務の範囲である。」
(21) 加藤ほか・前掲書注(4)34-35頁
(22) なお，「診療の補助」に属する事例並びに「療養上の世話」に属する事例であっても刑事事件に関する考察や刑事的な検討については，日山恵美「看護上の過失」中山研一・甲斐克則編著『新版医療事故の刑事判例』221頁以下（成文堂，2010年）を参照のこと。また，褥瘡に関する事例についても検討対象とすべきところであるが，看護の視点から多くの検討がなされているため，本稿においては取り上げないこととした。

たように，看護師の過失を直接に問うている事案のみならず，本来であれば看護の過失が問われるべきであったと思われるものについても，あえて検討の射程とすることで，若干の考察をなしえるに至っていることをご容赦いただきたい。

以下，通常人が使用している物品であってもその使用にあたって看護としての知識・技術が要される事例や，療養上の世話における事故報告の多くを占める転倒・転落に関連する事例を取り上げることによって，看護と過失判断について考察してみたい。

### 1　湯タンポ・電気あんかの使用

通常人が日常なにげなく使用している湯タンポなどの使用に際しても，看護師が療養上の世話などのために利用する場合には，一定の注意義務が課されることになろう。

虫垂切除手術後，腰痛麻酔のために下半身の感覚のない患者[23]が，使用していた暖房用の電気あんかによって，足に火傷を負った事例[24]では，「麻酔のため下半身が麻痺している者は，正常の睡眠の場合と異なり，電気あんかが熱くなっても自発的に足を離したりあんかを押しのけたりすることはできないのであり，たとえ性能に故障のない電気あんかであってもその表面に長時間接触すれば火傷の原因となりうるのであるから，かような患者を看護する看護婦としては，電気あんかを使用するにあたっては必ず足部から相当な距離を保ち，あんかと足部との接触を避けるべき注意義務がある。」と判示されている。

なお，昭和31年に発生した，全身麻酔による手術後の患者が付添婦の準備した湯タンポによって右足首背部に火傷を負った事例[25]では，湯タンポを

---

[23]　当時患者（当時19歳，未婚女性）は，腰椎麻酔のため下半身の感覚を失っており，その感覚はなお2，3時間ないし4，5時間覚醒しないことが予想される状況にあった。病室に運ばれてから（看護婦が看護してベッドに寝かせ，あんかに患者の両足をのせた）約3時間後，麻酔がさめるにつれ足が熱いのを感じて覚醒した患者がインターホンによって看護婦を呼び，状況を見てもらうまでの間，患者のベッド，特に足やあんかに手を触れた者はいなかった。

[24]　東京地八王子支判昭和45年6月25日。高田利廣『看護の安全性と法的責任──第1集［第4刷］』152-155頁（日本看護協会出版会，1981年）参照。

使用したことによって生じた火傷についての看護婦の過失が否定されている。「湯タンポの取扱の如きは，常識ある通常人ならば誰でも容易になしうることであって，格別医師または看護師の指示を仰ぐまでもない」として，当該病院では入院患者についていわゆる完全看護の制度を採用せず，医療行為と直接関係のない患者の身の回りの世話一切は患者がつけた付添人と患者自身に一任されていたという当時の状況下にあっては，「看護婦としての職責は医師の指示にもとづく原告のための医療行為に限られて」おり，単なる暖房のために使用される「湯タンポの取扱は原告の身の回りの世話に含まれ」るために，看護婦の職務に属さないとしている。しかし，当該判示は，事件当時の昭和31年には，一般に，身の回りの世話は付添人によって行われることが前提とされていたという時代背景に基づいていることに注意を要する[26]。現在の看護業務内容を考えた場合，身の回りの世話については看護師の業務と考えられているのであり，全身麻酔による手術後の患者の身体状況を考えれば，医療行為とは無関係に，暖房のために湯タンポを使用するのであればなおのこと，看護として患者の状況を確認して，火傷などの傷害を負わないように注意をする義務が課されるものと思われる[27]。通常人であれば，湯タンポによって火傷を負うことはないかもしれないが，麻酔によって身体を自由に動かすことができないという特殊な状況にある患者の安全をいかに確保

---

(25) 京都地判昭和40年1月14日，医療過誤民事判例集679頁。高田・前掲書注（24）155-157頁参照。

(26) 当時の付添婦の実態については，金子・前掲注（6）148頁以下等を参照のこと。

(27) 社団法人日本看護協会は，平成22年1月7日付緊急安全情報「温罨法（湯たんぽ）の安全使用——皮膚への接触は危険！」において，湯たんぽの使用上の問題，低温熱傷を発症しやすい状況として，意識障害や麻痺等により運動機能障害や知覚障害がある場合，糖尿病に罹患している場合，高齢者や乳幼児，睡眠薬・鎮痛鎮静剤等を使用している場合，を紹介している。[2011.10.30. 閲覧：http://www.nurse.or.jp/nursing/practice/anzen/pdf/2010/20100107.pdf]

なお，高田・前掲書注（24）152頁は，「日常ありふれたことであるからこそ，より患者の安全のために格段の注意がなされなければならない。これらの患者保温行為が治療の目的で行われるのであれば，診療の補助業務として医師の指示を受けて行われなければならないし，単に暖房用であれば，療養上の世話業務として看護婦の判断で行われるものである。」と述べる。しかし，診療の補助業務と療養上の世話業務がこのように明確に分かれうるのかについては，検討を要するように思われる。

するのかということに看護の本来の姿があるというべきであろう。

さらに，患者の既往歴によっては，熱傷を負うことによって身体状況の悪化が予見されるような場合もありうる。この場合，看護師は患者の安全の確保の重要性の意味合いを十分に理解した上でその役割を果たしていくことになろう。糖尿病性腎症及び腎不全のため人工透析受診中の患者Aが暖房用に置かれた湯たんぽによって右足踵部に低温熱傷を負い，当該熱傷創の感染から敗血症になり死亡した事例[28]において，Aは，糖尿病性腎症と腎不全による末梢神経障害のため両下肢の感覚がほとんどない上に，脳梗塞後遺症により右下半身不随の状態であり，「糖尿病患者は細菌に対する防御機能が低下しているため感染症になりやすく，重症化しやすいと認められるから，看護師等被告病院職員には，Aに感染の危険性の高い熱傷等を負わせないよう十分注意すべき義務があった」とされている。

## 2 転倒・転落

療養上の世話に関する医療事故の報告は，転倒，転落がその多数を占めている[29]。転倒・転落の防止に関しては，構造・設備などの物的な側面と看護体勢などの人的な側面の両面から体制を整備することによって患者の安全確

---

(28) 東京地判平成15年6月27日（LEX/DB28082654）
(29) 日本医療機能評価機構医療事故情報収集等事業平成22年年報［2011.10.30.閲覧：http://www.med-safe.jp/pdf/year_report_2010.pdf］なお，事故に関連する要因として，当事者の行動に関わる要因については，確認・観察を怠った，判断を誤った順に，また，ヒューマンファクターについては，知識不足，技術・手技の未熟の順に多いとの分析がなされている。

　また，同報告によれば，転倒，転落に次いで多く報告されている療養上の世話に関する事故は，誤嚥となっている。誤嚥については，誤配膳・誤嚥・誤飲などの食事に関連した報告件数をみると，事故報告に比べて，事故に至る前のヒヤリハット報告件数が多いのが特徴的といえようか。同報告226-241頁において，「食事に関連した医療事故」についての分析がなされている。誤嚥についても，食事に際して誤嚥させないために，安全性を考慮した食事内容の決定や提供方法，監視・監督方法の決定や救急対応など，また，それらを決定するための前提となる患者の状態のアセスメントや情報共有などが看護に求められているといえよう。介護のおける誤嚥事故を素材として看護のあり方などにつき検討を加えたものとして，看護判例研究会「介護における誤嚥事故の裁判例を読む1～6」訪問看護と介護15巻10号～16巻3号（医学書院，2010～2011年）などを参照のこと。

保が図られることになる[30]。前者は療養環境管理の一環として看護が措置を講ずるべき内容に含まれてくるであろう。また，後者については，患者の要因にかかる事例が少なくないために，看護には，患者の観察・アセスメントを十分に行い，危険が予測される患者に対する予防策の立案・実施によって患者の安全確保に努めることが要請される[31]。他方，転倒・転落防止策を徹底すると，身体的・精神的拘束によって患者に過度の負担を強いる可能性もある[32]ことから，特に，看護としての専門性が問われるといえよう。

　（a）　物的側面からの安全確保──窓からの転落事例を素材にして──

　転落防止策として，そもそも物的な構造上の要因によって危険が発生することがないように，環境整備を図る必要がある。

　両下肢麻痺で入院中の71歳の患者が，4階にある病室の窓から地面に落下して頭蓋骨骨折などによって死亡した事例[33]は，「人の診察に当たる病院」には，「患者の生命，身体の安全確保をはかるべき義務」があるとした上で次のように判示している。「本件のように両下肢麻痺で入院している患者の場合には，その使用するベッドは，窓から離して配置するか，窓に接して配置する場合には窓ないしベッドに手すりを設置するなどして物的設備を安全に整えることにより，同人が窓の外に転落する事故を防止すべき義務があ」り，「本件ベッドをこれと高低差があまりない窓の下に接して配置し，ベッドにも窓にも手すりを設置していなかった……本件病室はこれが通常備えるべき安全性を欠いていた」として，病院の工作物の設置・保存の瑕疵を認めた。これを看護の観点からとらえ直すと，療養環境を整える立場にある看護としては，危険なベッド配置をしているとの認識や当該配置につき危険回避のための対策をとる義務があるといえる。なお，本件では，患者の転落原因は，死亡前夜に「腹部不快感と尿意に襲われて，頻繁に看護婦にこれを訴えたけれども，カテーテルによる導尿を頻繁にすると副作用もあるため導尿を

---

(30)　荒井俊行「看護方針と法的義務」荒井俊行・井上智子・高瀬浩造・平林明美著『裁判例から読み解く看護師の法的責任』65頁（日本看護協会出版会，2010年）。

(31)　宮崎歌代子・小西知世・平林勝政「看護の裁判例を読みなおす4　高齢者ベッド転落事件【その1】」看護管理11巻7号560頁（医学書院，2001年）。

(32)　加藤ほか・前掲書注（4）269頁。

(33)　高知地判平成7年3月28日判タ881号183頁。

見合わせるように勧められ，尿意に苦しんでもんもんとした夜を過ごすうち」ベッドにくくりつけたさらしをたぐり寄せて起き上がろうとする等，何らかの動作をした際に体勢を崩したためである，と認定されている。このため，裁判所は，「患者を預かってその生命，身体の安全を守るべき病院関係者に」物的設備を安全に整える「基本的な義務違反がある状況のもとで，体の自由のきかない患者がこのような行為に及んだからといって，これをその不注意に帰せしめることはできない」と判示して，患者が窓を開けたこと，看護婦の度重なる注意にもかかわらず就寝しなかったこと，転落の危険を作出したこと，当該危険を避けるためにナースコールをしなかったこと等の患者側の要因による過失相殺をもとめた被告病院の主張を否認した。尿意を訴えながらも自制を強いられ，6人部屋であるために就寝中の他者への配慮を求められ，ナースコールをすることも断念したと思われる患者が，自身で何とかしようと試みた結果起こった事故とも想像しうる本件では，患者の安全確保のためのベッド配置のみならず，当該患者の状況を理解した上で，療養に専念できるような環境整備を行うという看護としての義務を果たしていたといえるか疑問であり，本来であれば，看護の責任が問われる事例といえよう[34]。

　入院患児の見舞いに訪れた幼児が窓から転落した事例もある。まず，入院中の幼児（3歳）が同じ病院に入院中の兄（4歳）の部屋から転落して死亡した事例[35]では，病院の物的設備は，ベッドの配置を含め「入院患者が安心して入院し治療を受けられるようなものでなけれなら」ず，「病院は入院患者に対しその安全を確保する責任がある」として，「ベッドは転落の危険のない位置に配置しなければならない」と判示されている。そして，患児である兄の入院に際して，安全な正規の位置と異なり，窓から40センチ位離した程度のベッド配置としたことに危険の出発点があるとした上で，「ベッドの高さと窓の高さはほぼ同じであり，病室は地上五階にあり，窓には転落防止の柵はないのであるから……このベッドがこれ以上窓に近づかないように，医師や看護婦は特別の注意を払うべきであ」り，「危険に近づいたベッ

---

(34) 石井トク『医療事故——看護と法と倫理の視点から［第2版］』186-191頁（医学書院，1999年）などを参照のこと。

(35) 盛岡地判昭和47年2月10日判時671号79頁。

ドの配置をしたときは…略…それ以上ベッドが危険な位置に移動しないように，万一移動したらすぐに元へ戻すように，特に注意をする必要がある。」として，これを怠った医師・看護婦の過失を認めている。また，4階に位置する小児病棟に入院中の従姉妹（1歳）の見舞いに来た幼児（1歳7か月）が，母親が目を離した隙に窓から転落して死亡した事例[36]において，裁判所は，「およそ，人の生命，健康を守ることを目的とする病院においては，その入院患者は勿論，そこへ出入りする患者の家族や見舞客等関係者の身体，生命の安全確保には何にもまして留意しなければなら」ないとして，特に小児病棟の場合には，関係者に「幼児，子供が多くなることが当然予想される」から「より一層安全策には万全を尽さなければならない」と判示する。その上で，「ベッドを窓に密着させた場合，判断力，行動力に乏しい幼児や子供がベッド上あるいは室内・外のカウンターに乗った場合，そこから室外に転落する危険性はきわめて大きい」として，ベッドの配置や子供の面接に関する注意を周知徹底する手段として病院が採っていた人的安全対策は不十分であり，このような状況下にあっては，転落防止のための窓の位置や手すり設置等の設備を完備する必要があったとして，「窓の高さおよび安全設備の不備の点につき病院本来としての安全性を欠いたもの」であったとしている。いずれも，患児が転落した事例ではなく，幼児転落についてその保護者に責任の一端があるとして過失相殺が認められている[37]。しかし，両事例は，転落したのが，たまたま患児ではなかっただけともいえる。名古屋地裁が判示するごとく，判断力・行動力に乏しい幼児や子供の安全を確保するためには，最終的には，病院の法的責任が問われるにしても，実際上は，看護が，そもそも危険な転落が発生しないように配慮してベッドの配置等を行うなど，物的な構造上の要因によって危険が発生することがないように，療養環境の整備を図る義務を負っているといえよう。

### （b）　人的側面にかかる安全確保
#### ——ベッドからの転落事例を素材にして——

物的側面と人的側面の交錯する安全確保のあり方として，ベッド柵の設置

---

[36]　名古屋地判昭和47年8月24日判時693号72頁。
[37]　前者の事例はベッドを窓に密接させた点に，後者は目を離した点について過失相殺を認めている。

にかかる事例がある。悪性腫瘍の残存腫瘍摘出手術のため入院中の患児（3歳5か月）のベッドの転落防止用安全柵が完全にセットされたことを確認せずに担当看護婦が病室を離れたために，その後間もなく安全柵が落下し，患児も床上に転落して事故から4か月後に死亡するに至った事例[38]では，次のように判示されている。看護婦は「ベッドから離れるに際し，本件安全柵を上段にセットし，かつ，それが完全にセットされたことを確認すべき注意義務を負つていた」とした上で，「安全柵が完全にセットされたことを確認すべき方法としては，本件安全柵のストッパーロッドがストッパーロッド受に完全に掛かつたことを十分に確認することが必要であった」が，安全柵上部のスライドガイドを両手で持ち上げて中段にセットした後，両手を下方に若干力を加えながら前後に数回柵を振って確認するという看護婦が述べた方法では「未だ確認方法としては不十分なものであった」として看護婦に当該注意義務違反の過失を認めている。幼児や子供が患者である場合には，転倒・転落についてその理解・協力を得ることは難しく，転倒・転落の予見・回避による安全確保については全面的に看護の負うところになると思われる。特に本件は，安全柵のバネが弱ってストッパーが掛かりにくい例が何回かあったなどの認定がなされており，ベッドからの転落防止という患児の安全を図るためには，ベッド柵の完全なセットにつき十分な確認が必要であったとする判示は妥当といえる。ベッド柵という物の設置にかかる事例ではあるが，看護婦が注意義務を果たしていれば事故は防ぎ得たという意味において人的な側面による安全確保にかかる事例ともいえよう。

次に，心筋梗塞の疑いのため絶対安静を要するとして入院した患者B（78歳）が，夜にベッド上から転落して右側頭部を打撲，9日後の朝方に再度ベッド上から転落して頭部を強打し，これによる外傷性くも膜下出血により死亡した事例[39]において，裁判所は次のように判示している。一回目の転落以降は，患者がベッド上に立ち上がり，不安定な歩行により再度ベッドから転落することは予見可能であり，軽度の痴呆やパーキンソン病のために四肢障害が存する等の病状・年齢に照らすと，患者が「ベッド上から転落の際，頭部を庇う等の有効な防御方法をとらないまま頭部を強打し，その結果死亡

---

(38) 宇都宮地判平成6年9月28日判時1536号93頁。
(39) 東京地判平成8年4月15日判時1588号117頁。

を含めた重大な結果が発生することを具体的に予見し得た」。「転落防止に必ずしも万全の方法とはいえない」ものの，「出来るだけBの身体の自由を拘束せず，危険発生の蓋然性とリハビリの必要性とを調整する，現実的かつ比較的容易な手段であると考えられ，外に有効で，かつ弊害のない看護上の通常の手段が認められないこと」などから，巡回の頻度を多くして患者の動静注意することは「合理的な看護方法として容認される」。そして，一回目の転落以降も，特に頻繁に巡回や，動静に注意した転落の防止に努めた様子は窺われないとして，看護婦らが，「看護方針に従い，頻繁に巡回し，Bの転落による危険発生の防止に努める義務を履行していなかったと認めるのが相当であ」り，担当医師には「義務履行のための具体的な看護態勢をとる指示監督義務を怠った過失が認められる」と判示した[40]。本件は具体的な看護体勢をとる指示監督義務を怠った過失が医師にあるとする。しかし，このような転落防止のための看護方針の立案・実施は看護の責任なのであり，医師の指示を要するわけではない。また，裁判所は，付き添い家族がいたので，ある程度，当該付添人に患者の「身体の安全に期待できる状況にあった」と判示するが，本来，患者の身体の安全確保は看護が行うべき業務であり，付添人がいることによって，看護が行うべき安全確保に対する義務が軽減されるものではないということに注意すべきである[41]。

転落防止のために抑制帯を用いて抑制措置が取られた脳疾患のある入院患者がベッドから転落して後遺症障害を負った事例[42]では，「上肢を動かしているうちにベッドの柵に結びつけた部分がほどけ，立ち上がろうとする等し

---

(40) 「抑制帯（転落防止帯）の使用」，「畳使用」については，医師の裁量等を考慮して，医師に当該使用の義務はなかったとしている。また，病院側の義務違反と患者の死亡との因果関係に関する判示において，「巡回の頻度を増すことは，有益な方法ではあっても，これを履行したからといって，必ず転落を防止できる方法ではない」が，「右義務を着実に履行していれば，転落を防止し得た可能性も否定できない」として，本件のような「危険発生の相当の蓋然性があるなかで，病院側が法的な義務として期待される措置を現実に履行しない場合には，適切な看護を受ける期待を有している患者に対し，その機会，可能性を奪ったことによる不法行為が成立すると考えられる。」としている。
(41) 宮崎歌代子・小西知世・平林勝政「看護の裁判例を読みなおす5　高齢者ベッド転落事件【その2】」看護管理11巻8号634頁以下（医学書院，2001年）。
(42) 大阪地判平成19年11月14日判時2001号58頁，判タ1268号256頁。

て，ベッド上から転落した」と考えられるものの，「ベッド上での移動が見られる程度でベッドの柵を乗り越えようとする等の大きな体動はなかったこと等」の事故前の患者の状態からは，ベッドからの転落を予見することはできず，抑制帯の使用についても，当該患者の状態[43]を前提とすると「体動はそれほど大きなものではないと予想し，本件抑制帯を使用して上肢に限定した抑制措置を講じた」医師及び看護師の対応は，患者への「精神的ストレスに配慮しつつ，転落防止のために講じた対策として適切なものであったと評価することができる」としている。また，当時の状態からすると，「そもそも抑制の必要性が高かったといえるものではなく」看護師が「訪室のたびに……抑制帯の結び目の確認をすべき注意義務があったとは解されない。」として，転落防止という観点から本件抑制帯を患者に使用した医師及び看護師の対応や病院看護師による本件抑制帯の使用方法等に不適切な点はなかったと判示している。他方，同事案の保険金請求に関する判示部分において，「右前頭葉・頭頂葉皮質下脳内出血によって発生した血腫を原因とする見当識障害の結果，本来，ベッドで安静にしていなければならなかったにもかかわらず，ベッド上に立ち上がろうとして転倒，転落した可能性が最も高いものと推認することができる」との認定がなされている。抑制の必要性が高くないが故に，訪室のたびに抑制帯の結び目の確認を求めていない一方で，ある程度の安静が必要とされていたとも推認されうる事例である。患者の安静の必要度によっては，抑制の必要性の如何は異なってこよう。仮に，当該患者の安静の必要度が高いと考えられるような場合であれば，抑制帯の使用方法については，裁判所が認定したように，患者の理解力や体動の有無などに照らして患者のストレスに配慮した転落防止として適切であると判断されるとしても，訪室時に抑制帯の結び目を確認する義務が看護師に課されてくる可能性も生じうるのではなかろうか。

　脳梗塞によって入院し，見当識障害が認められる患者Ｃ（73歳）が，入院中にベッドから落ちるなど5回にわたり転倒した事例[44]は，法定の基準を

---

(43)　患者の状態等につき，他に脳内出血を原因とする頭痛や吐気等の症状が改善傾向にあり，見当識障害はみられるものの，対話が可能で，抑制の説明を理解したうえで抑制帯による抑制を受けていること，患者からの訴えがあるたびにその状態を確認するなどの措置をとっていたと認定している。

満たす医療機関における現行の通常の看護体制に照らして，被告病院は，常時24時間体制による監視義務までを負わないとしても，「診療契約上，Cの具体的な症状等を適時に把握し，それに応じて適切な医療及び看護上の措置をとるべき義務を当然に負っているものと考えられるので，転倒・転落防止という観点からも，Cの症状等に応じて，その動静に注意すべき義務を負う」と判示する。その上で，「Cの症状等に応じた転倒防止のための監視義務違反の有無」について，「Cの2回目と4・5回目の転倒・転落に関し，看護師らにおいて，より頻回に訪室しCの動静に注意すべき義務の違反があった」と述べている。[45]。1回目の転倒については，「Cが自分勝手に歩こうとする危険があるからといって身体の拘束をすべきとはいえない以上，Cの動静に注意し，歩行しようとしているときは歩行器で誘導すること，排尿・排便が歩行の契機となることに照らし，排尿・排便介助やトイレ誘導を頻回に行うということ」を転倒・転落防止措置としてとっていた看護師らの対応は適切なものであり，深夜の時間帯の転倒予測は困難であったとして，看護師らの夜間における巡回・見守りの頻度などのCの動静に対する注意義務違反はないとした。しかし，翌月夜間に発生した2回目の転倒については，夜間の不眠が強く，種々の問題行動がみられるなどの当時のCの症状等に照らせば，「看護師らとしては，訪室の頻度をあげ，夜間であっても昼間と同

---

(44) 津地判平成18年10月26日裁判所HP（LEX/DB25420809）。
(45) ただし，転倒・転落防止の可能性については，「訪室の頻度を増やすことにより，Cの転倒・転落につき，少なくともより少ない回数の限度で防止し得た可能性は相当程度ある」としつつ，Cの症状等に照らすと，「転倒・転落の危険は恒常的」にあり，「Cが具体的にいつ危険な行動にでるかを予測することはかえって困難な面があった」ために「本件入院期間中の転倒・転落を完全に防止し得た可能性はそれほど高いとは言い難い」として，より頻回にCの部屋を巡回してCの動静に注意すべき法的義務の違反と，Cの死亡との間の相当因果関係については否定している。

　しかし，転倒防止義務を履行していれば，「Cの転倒・転落につき，少なくとも，より少ない回数の限度で防止し得た可能性が相当程度ある」以上，「Cのかかる義務履行への期待は保護されるべき」診療契約上の「患者に認められる適切な看護を受ける権利の一内容と考えられる。」として，義務違反によってCの適切な看護を受ける権利が侵害されたと判示している点は注目に値する。また，当該期待権には，入院中のCを看護するにあたって被告病院が診療契約の付随義務として負う説明義務も一内容と考えられるとしている。

様に1時間に1回程度はＣの病室に赴いて，その動静に注意する」必要であったのに，「被告病院の看護師らは，1回目の転倒の後に訪室や声かけの頻度をあげたとはいえ，夜間については，昼間と同程度の注意を払うまでには至っていなかったのであるから，対処として不十分な面があった」として，看護師らにＣの動静に注意すべき義務違反を認めた。さらに，その一月半後に起きた3回の転倒・転落については，時間帯こそ昼間あるいは夕方だが，わずか4日間のうちに発生していることから，昼間の時間帯の1時間に1回という訪室の頻度では十分ではないとして，既に夜間に外傷を伴う2回の転倒・転落を起こしているため，「被告病院の看護師らとしては，昼間についても，これ以上の転倒・転落を防止するため，より頻回に訪室すべき義務があった」のに，3回目の転倒以降，「Ｃの動静監視のために何らかの改善策がとられたことを窺わせる事情は認められない。」として，「4・5回目の転倒・転落に関しては，被告病院の看護師らの訪室の頻度が，Ｃの症状等から窺われる転倒の危険性の高さからすると，不十分」であるとして，Ｃの動静に注意すべき診療契約上の転倒防止義務違反があったとしている。患者の状況に応じて，転落・転倒の発生に関する予見をし，それを回避すべき措置を検討し，対応していく義務が看護にはあるといえる。特に1度転倒，転落した患者については，同様の状況下でさらなる転倒・転落をする可能性は否めないのであり，2回目以後は予見可能性があるともいえる。転倒・転落の回数が増えるにしたがって，当該予見可能性は高まるといえようから，看護としては，予見されうる転倒・転落の発生を回避すべく十分に注意を払う必要があろう。患者の状況は変化していくことを考えると，24時間ベッドサイドにいて，患者の動静を常に注視する立場にある看護には，適切なアセスメントを行い，患者の状態に応じた予防措置を講じ，実行することが求められているのではなかろうか。

## Ⅳ　結びえぬままに──論じえなかったこと──

　以上，看護師の業務規定のうち本来的な業務とされる「療養上の世話」に関する事例について，病院や医師の責任が問われている場合であっても，実際に行為している看護師の責任が問われるべきと思われる場合があることを

検討してきた。しかし，看護師の行為につき，その責任のあり方を問い直す場面は他にもあるように思う。例えば，「療養上の世話」に属するであろうと思われる行為を行う場合でも，自らが医師の指示が必要であると判断する場合には，医師の指示を取り付けていくことが必要となる場合もありうる。また，医師の指示に基づく「診療の補助」業務を行うに際しても，24時間患者の状況をみまもる看護であるからこそ得られる情報もあるはずである。アセスメントに基づき，当該患者の診療にとって必要な情報については的確に医師に報告をし，さらに療養・診察について必要な医師の指示をえていくことも看護師としての主体性のありようの一つであるといえよう。このように，本来，看護師の業務として規定されている「療養上の世話」と「診療の補助」は明確に分けられるものではない。両者は互いに重なり合っているのであり，看護師が主体的にその業務を行うために，何より，よりよい看護を実行するための看護のあり方そのものを，法的な責任も含めて，あらためて問い直していく必要があるのではなかろうか。

　診察・治療等に関する業務から患者の療養生活の支援に至る幅広い業務を担い得る「チーム医療のキーパーソン」として大きな期待を寄せられている[46]，とされる看護師である。「『看護』の担い手である看護師」として，そして「チーム医療のキーパーソン」として，専門性・主体性をもって業務にあたるためには，業務内容のあり方・水準を看護師自身が確立し，さらにはそれを向上させ，実行していくことが重要であると思われる。

---

(46)　チーム医療の推進に関する検討会「チーム医療の推進について」（チーム医療の推進に関する検討会報告書）厚生労働省，平成22年3月19日［2011.10.30. 閲覧：http://www.mhlw.go.jp/shingi/2010/03/dl/s0319-9a.pdf］。

# 9　診療録の記載内容と事実認定

鈴木雄介

医事法講座 第3巻 医療事故と医事法

Ⅰ　は じ め に
Ⅱ　診療録の証拠価値
Ⅲ　診療録に基づく事実の推認過程
Ⅳ　診療録による事実認定
Ⅴ　最 後 に

## I　はじめに

　診療経過は，過失の有無という法的評価を行う際の前提事実となり，法的評価と峻別して整理する必要がある[1]。この診療経過は，診療録や当事者の供述等から認定される。特に，診療録には患者の所見，検査結果や当時の医師の認識が記載されており，診療経過を認定するための極めて重要な証拠となる。本稿では，こうした価値を有する診療録から診療経過を認定する過程について検討する。

## II　診療録の証拠価値

### 1　診療録に関する規律

　医師法第24条第1項は，医師に対して「診療録」の記載を義務付けている。同項には「医師は，診療をしたときは，遅滞なく診療に関する事項を診療録に記載しなければならない。」と規定されており，同条に違反した場合，同法第33条の2第1号により50万円以下の罰金刑に処される。同法第24条第1項に言う診療録に記載しなければならない事項に関しては，「診療録の記載事項は，左の通りである。一　診療を受けた者の住所，氏名，性別及び年齢　二　病名及び主要症状　三　治療方法（処方及び処置）　四　診療の年月日」（医師法施行規則第23条）と規定されている[2]。

　医療法第21条第9号，同法第22条第2号及び同法第22条の2第3号は，病院，地域医療支援病院又は特定機能病院において備置されなければならな

---

(1) 池田辰夫他「医事関係訴訟における審理手続の現状と課題（上）」判タ1330号9頁（2010年），東京地方裁判所医療訴訟対策委員会「医療訴訟の審理運営指針」判タ1237号68頁（2007年）。なお，鑑定における基礎とすべき事実に関して中本敏嗣他「医療事件における鑑定事項を巡る諸問題——よりよい鑑定事項を目指して」判タ1227号18頁（2007年），木川統一郎「専門訴訟の判決理由の説得力」判タ1105号29頁（2003年）。

(2) 歯科医師に関しては，歯科医師法第23条第1項，同法施行規則第22条において同様の規定が設けられている。

い記録として「診療に関する諸記録」を挙げている。ここで言う「診療に関する諸記録」とは，病院に関しては「診療に関する諸記録は，過去二年間の病院日誌，各科診療日誌，処方せん，手術記録，看護記録，検査所見記録，エックス線写真，入院患者及び外来患者の数を明らかにする帳簿並びに入院診療計画書とする。」(医療法施行規則第20条第10号) とされ，地域医療支援病院及び特定機能病院に関しては「診療に関する諸記録は，過去二年間の病院日誌，各科診療日誌，処方せん，手術記録，看護記録，検査所見記録，エックス線写真，紹介状，退院した患者に係る入院期間中の診療経過の要約及び入院診療計画書とする。」(同施行規則第21条の5第2号，同施行規則第22条の3第2号) と規定されている。

保険医療機関及び保険医療養担当規則第8条及び同規則第22条並びに同規則中様式第一号(一)の2は，診療内容に関する記録として既往歴・原因・主要症状・経過等，処方・手術・処置等の記載を求めている。

## 2　診療録の文書としての位置付け

文書は，その記載内容から処分証書又は報告文書に分けられる。処分証書とは，契約書や手形等，立証命題である意思表示その他の法律行為が記載されている文書を言う。一定の法律行為は，一定の文書を離れては存在しない場合があり，こうした場合に作成された処分証書に形式的証拠力[3]が認められれば，特段の事情がない限り，その処分証書に記載されている法律行為の存在が認定される。一方，報告文書とは，領収書，商業帳簿，日記，手紙，陳述書等，作成者の見聞，判断，感想等が記載されている文書を言う。報告文書は，処分証書とは異なり立証命題である意思表示その他の法律行為が記載されていない。もっとも，報告文書の記載内容から重要な事実を推認できる場合があり，こうした場合の報告文書は重要な証拠となる。

診療録は，患者の所見，検査結果，看護記録[4]等の事実が記載されている

---

(3)　文書は挙証者の主張する特定人の思想表明として作成されたことが決まったとき，その文書の成立が真正であると認められ，これによって初めて係争事実関係の真否の判断に利用することができる。この効用を形式的証拠力という (裁判所職員総合研修所監修『民事訴訟法講義案──再訂補版』209頁 (司法協会，2010年))。
(4)　畔柳達雄他編集『医療の法律相談』63頁 (有斐閣，2008年) は，「医療過誤訴訟で

ことから，医療過誤訴訟においては重要な報告文書に該当する[5]。

## Ⅲ　診療録に基づく事実の推認過程

図１：心雑音Ａの見落としの有無が争われる場合

①Ｘ（患者）の診療録中に，「H21.1.1 午前 10 時　聴診：心雑音Ａなし　Ｙ（自署）」との記載が存在する。※別の証拠からＹが医師であると認定される。

↓書証中の日時と一体となる記載は，その日時に記載されたとの経験則。

②平成 21 年１月１日午前 10 時，ＹがＸの診療録に「聴診：心雑音Ａなし」と記載した。

↓診療録には，医師が患者を診察して認識した内容を記載するとの経験則。

③平成 21 年１月１日午前 10 時，ＹがＸに対して聴診を行い，心雑音Ａの不存在を認識した。

↓医師が認識した診察所見は，患者が有していた所見であるとの経験則。

④平成 21 年１月１日午前 10 時，Ｘには，心雑音Ａが存在しなかった。

↓心雑音Ａは心臓病Ａに特異的との経験則，感度・特異度・尤度比による推認力の評価。

⑤平成 21 年１月１日午前 10 時，Ｘは心臓病Ａを発症していなかった，又は心臓病Ａを発症していなかった可能性が高い。

↓他の証拠から推認された事実を総合的に検討する。

⑥平成 21 年１月１日午前 10 時の時点でＸが心臓病Ａを発症していたか否か，又は心臓病Ａを発症していた可能性がどの程度なのかが認定される。次いで，Ｘが心臓病Ａを発症していたと認定される場合，Ｙによる診断上の見落としが注意義務に違反するか否か判断される。

### 1　診療録に基づく事実認定

診療録の記載に対して経験則を適用し，具合的に事実を推認する過程を検討する。

図１中①に関して，Ｘの診療録中に，「H21.1.1 午前 10 時　聴診：心雑音Ａなし　Ｙ（自署）」との記載があったとする。このような記載があった場合，まず，Ｘの聴診所見に関し，誰の思想表明なのか形式的証拠力が問

は看護記録の果たす役割が大きく，医師の記すカルテ以上に診療経過を経時的に記しているので，裁判官の心証形成に与える影響が大きいとされています。」と指摘する。

（5）　内田実他「研究会：事実認定と立証活動（２）陳述書の光と影――報告文書を中心として」判タ 1220 号４頁（2006 年）。

題となる⁽⁶⁾。診療録には診察日時，記載者の氏名を記載することが一般的である⁽⁷⁾。記載の文末に医師名が署名されていれば，その記載内容は，その記載日時における署名した医師の思想表明と認められる。もし文末に記載者の名前が署名又は押印されていない場合には，まず誰がその医療記録を記載したかが明らかにされなければならない。形式的証拠力の問題に加え，その記載者に対して医療過誤が疑われ，また，記載者が誰かにより，その記載内容の信用性が異なり得るからである。

　図1中②に関して，平成21年1月1日午前10時，YがXの診療録に「聴診：心雑音Aなし」と記載した事実に対し，診療録には，医師が患者を診察して認識した内容を記載するとの経験則を適用すると，平成21年1月1日午前10時，YがXに対して聴診を行い，心雑音Aの不存在を認識した事実（図1中③）が推認される。

　図1中③に関して，平成21年1月1日午前10時，YがXに対して聴診を行い，心雑音Aの不存在を認識した事実に対し，医師が認識した診察所見は，患者が有していた所見であるとの経験則を適用すると，平成21年1月1日午前10時，Xには，心雑音Aが存在しなかった事実（図1中④）が推認される。ここで経験則を適用する際，Yが心雑音Aを聞き落した可能性があることから，Yが心雑音Aを認識し得る技量があるか否か検討されなければならない⁽⁸⁾。もし，Yが心雑音Aを聞いたことがない等の事実が存在する場合には，推認力が弱くなる，又は推認することが出来ずにこの段階で推認過程が終了することもあり得る。

　図1中④に関して，平成21年1月1日午前10時，Xには，心雑音Aが存在しなかった事実に対し，心雑音Aは心臓病Aに特異的であるとの医学

---

（6）　民事訴訟法第228条第2項は公文書，同条第4項は私文書の成立の真正に関して規定する。

（7）　下村登規夫「一歩進んだ診療録の書き方――live medical recordのすすめ」レジデントノート5巻2号90・91頁（2003年），福井次矢編集『厚生労働省カリキュラムに則った　研修医のための　詳説　卒後臨床研修ガイドブック』161頁（永井書店，2007年）等。

（8）　森豊「カルテ等記載と事実認定についての判例研究」判タ987号66頁（1999年）は，診療録の記載内容の推認力に問題が生じる一類型として，専門的知識と経験に乏しい者による記載（「欠格者記載」）を挙げる。

的知見に基づく専門的な経験則を適用すると，平成 21 年 1 月 1 日午前 10 時，患者 X は心臓病 A を発症していなかった，又は心臓病 A を発症していなかった可能性が高い事実（図1中⑤）が推認される。なお，心雑音 A は心臓病 A に特異的との経験則は，医学的に認められる特殊な経験則のため，別途立証が必要となる[9]。また，ここでの推認力の程度に関して，特異度（後記Ⅲ 3 参照）が検討されなければならない。この特異度は，推認力に大きく影響するため極めて重要である。図1中⑤⑥の判断にも関わることであるが，医療の現場では，複数の所見や検査結果を組み合わせ，総合的な診断としての正確性を高めるよう工夫されている。

図1中⑤に関して，診療録の記載から推認された，X が心臓病 A を発症していなかった，又は心臓病 A を発症していなかった可能性が高い事実と，他の証拠から推認された事実を総合的に検討し，平成 21 年 1 月 1 日午前 10 時の時点で X が心臓病 A を発症していたか否か，又は心臓病 A を発症していた可能性がどの程度なのかが認定される（図1中⑥）。次いで，Y による診断上の見落としが注意義務に違反するか否か判断される（図1中⑥）。

こうした推認過程では，図1中①の段階において誰が診療録に記載したのか，後日の加筆か否か，②の段階において医師が誤記をしたか否か，③の段階において医師に所見の認識能力があった否か，④の段階において所見等の感度・特異度・尤度比による推認力の程度，⑤⑥の段階で他の証拠から認定される事実を含めた総合判断が問題とされ得る。

## 2　電子カルテと形式的証拠力

電子カルテの場合，個人に割り振られたパスワードを入力して電子カルテを開くシステムを具備するものが多い。こうしたシステムでは，パスワードの認識と共にパスワード保持者の氏名が電子カルテ上に表示される。もっとも，こうしたシステムにおいても，他者のパスワードで電子カルテを開くことがあり得ない訳ではない。通常，電子カルテを開くためのパスワードを

---

(9)　新堂幸司『新民事訴訟法〔第四版〕』506 頁（弘文堂，2008 年），伊藤眞『民事訴訟法（第 3 版 4 訂版）』306 頁（有斐閣，2010 年）等。なお，医学的な経験則であれば全てが特殊な経験則となるわけではないことにつき，大江忠他「研究会：事実認定と立証活動　推論の構造――経験則の内実は」判タ 1239 号 27 頁（2007 年）。

知っている者はパスワードを付与された者等少数に限られるが，電子カルテだからといって誰が診療録の作成者（入力者）であるかの検討が不要とはならない。

## 3 所見・検査結果と感度・特異度・尤度比

### (a) 感度・特異度・尤度比

感度とは，「ある標的疾患が存在する場合に診断用検査（症状，徴候，臨床検査のいずれか）がどの程度それを検出できるかに関する有用な尺度である。感度が100％に近いほど，臨床所見や検査所見はより「感受的（sensitive）」となる。」[10]と説明されている。図2.1を例にすると，感度はA÷（A＋C）により算出される。

特異度とは，「標的疾患が存在しない場合に，ある症状や徴候または診断検査方法の異常が認められないのはどの程度かということに関する有用な尺度である。特異度が100％に近いほど，臨床所見や検査所見はより「特異的（specific）」となる」[11]と説明されている。図2.1を例にすると＝D÷(B＋D)により算出される。

尤度比とは，「病歴や身体診察の特定の所見が標的疾患を持つ患者で得られる可能性と，標的疾患のない患者のそれとを対比したオッズ」[12]と説明されている。陽性結果に対する尤度比は感度÷（1－特異度）により算出され，陰性結果に対する尤度比は（1－感度）÷特異度により算出される。ある所見に関する尤度比の値が1.0を上回っていれば疾患の存在する可能性が高ま

---

(10) David L.Simel 他編集・竹本毅訳『JAMA 版　論理的診察の技術』4・8頁（日経BP社，2010年），Steven McGee 著・柴田寿彦訳『マクギーの身体診断学（原著第2版）――エビデンスにもとづくグローバル・スタンダード』3頁（診断と治療社，2009年），福井次矢他編集『内科診断学』16頁（医学書院，2008年）等。柴田寿彦訳・前掲書の各解説，福井次矢他編集・前掲書17頁以下は各診察所見の感度を列挙しており参考になる。

(11) David L.Simel 他編集・前掲書注(10) 4・8頁，Steven McGee・前掲書注(10) 3頁，福井次矢他編集・前掲書注(10)16頁等。Steven McGee・前掲書注(10)の各解説，福井次矢他編集・前掲書注(10)17頁以下は各診察所見の特異度を列挙しており参考になる。

(12) David L.Simel 他編集・前掲書注(10) 6・8頁，Steven McGee・前掲書注(10) 5頁，福井次矢他編集・前掲書注(10)19頁等。

り，1.0を下回っていれば疾患の存在する可能性は低くなる。

　これらは，診断検査法の正確性の特性を示す。診断用検査（症状，徴候，臨床検査等）の感度・特異度・尤度比には限界があることから，複数の診断用検査を組み合わせて診断の確実性を高めることが必要である。診療録に記載された一つの所見から，常に確定診断に至るわけではない点には留意しなければならない[13]。

**（ｂ）　身体所見の留意点**

　患者の身体所見に関しては，医師が診察を通じて認識することから，医師による所見の認識が正しいか否かが問題となり得る。これは，図１中③の推認段階において，「医師が認識した診察所見は，患者が有していた所見であるとの経験則。」を適用できるか否かに関わり，診療録に記載された患者の身体所見が当時存在したか否か等が争われる場合には，特に慎重に検討されなければならない。

　医師が認識した所見が存在するとされた場合，次いでその所見により疾病の存在又は不存在を検討することとなる。各所見及び検査結果の感度・特異度・尤度比には限界があることから（図１中④），各所見及び検査結果並びに全体としての診療経過を踏まえ，過失が問擬される時点における疾病の存在又は不存在が検討される（図１中⑤⑥）。さらに，その時点における疾病の存在が認定された場合には，その所見を呈し得る他疾患との鑑別が必要だったか否か，当該医師がその時点において各種の所見及び検査結果並びに全体としての診療経過から疾病の存在を疑い得たか否か，また疑い得たとしても，その疑いの程度との相関関係において患者の主張するような医療行為を選択し得たか否かが法的に評価されることになる（図１中⑥）。

図 2.1

|  | 疾患あり | 疾患なし | 合　計 |
|---|---|---|---|
| 検査陽性 | A | B | A＋B |
| 検査陰性 | C | D | C＋D |
| 合計 | A＋C | B＋D | A＋B＋C＋D |

---

[13]　福井次矢他編集・前掲書注(10)10頁は，診断のプロセスとして複数の検査の利用方法を説示する。

図2.2

|  | 疾患あり | 疾患なし | 合　計 |
|---|---|---|---|
| 検査陽性 | 60 | 140 | 200 |
| 検査陰性 | 40 | 760 | 800 |
| 合計 | 100 | 900 | 1000 |

感度 ＝ 60÷(60＋40)×100 ＝ 60％
特異度 ＝ 760÷(140＋760)×100 ＝ 84.4％
陽性結果に対する尤度比 ＝ 0.6÷(1－0.844) ＝ 3.846
陰性結果に対する尤度比は (1－0.6)÷0.844 ＝ 0.474

## Ⅳ　診療録による事実認定

### 1　診療経過一覧表

　医療関係訴訟では，診療経過一覧表を作成する運用がなされている[14]。この診療経過一覧表で争いのない事実は，特段の事情がない限り判断の前提となる事実として扱われる。診療録の記載内容を争うのか争わないのか判断する過程において，図1記載の推認過程を検証することは重要である。

### 2　診療録からの事実認定

#### （a）　診療録の記載内容に沿った事実認定

　後記Ⅳ2（b）記載の東京高判昭和56年9月24日判時1020号40頁が言及するように，診療録は，法的義務に基づき作成され，医師が治療を行うための基礎資料として診察の度に作成される性質のものであり，また通常は紛争が発生する前に紛争と関係なく作成されることから，一般的にその真実性が担保されていると言えよう。そこで，診療録の記載内容の真正を疑うべき特段の事情がない限り，その記載内容は医師が実際に認識した事実[15]，実際に

---

[14]　東京地方裁判所医療訴訟対策委員会・前掲論文注（1）69頁，大阪地方裁判所第17，第19，第20民事部「大阪地方裁判所医事部の審理運営方針」判タ1335号5頁（2011年），大島眞一「大阪地裁医事事件における現況と課題」判タ1300号55頁（2009年）等。

行った処置又は為された説明の内容を示す証拠と言える。

　裁判所も同様に考えていると思われる。東京地方裁判所医療集中部の裁判官は，診療録に「書いてあることが間違っていることもありますので，必ずそれにのるというわけではありませんが，診療時やその直後に書かれたカルテであれば，それが違うと言われる方が，こういうことだから違いますということの立証を試みて，確かにほかと食い違うとか，患者さんの言うことの方がほかの事実関係に沿うとか，この数値に沿わないとかいう話がなければ，多くはカルテを基に判断していくということになっていると思います。」[16]，「ただカルテは違いますと言っていただいても，その都度一応書いたとされるカルテというものが存在するときに，それを超えた別の事実を立証していくのは，なかなかそれと矛盾すると言ったらいいですかね。特にレントゲンの時間とか，後からなかなかいじりにくいものが存在するときに，これと違うご主張をいただいたとしても，果たしてどこまで立証できるんだろうかということを，こちらは感じたりもするわけです。」[17]と述べている。同様に「一般的には，カルテの記載による事実認定が原則である」[18]旨の指摘や，「カルテ等は，診療行為の都度，医師その他の医療関係者によって，経時的に作成されるものであるから，そこに記載された患者の症状，病名，治療方法等の診療経過は，その時点における作成者の事実認識の反映であり，後に述べる改ざん等の特段の事情がない限り，記載どおりの事実が存在したことが推定される。」[19]と指摘されている。

---

(15)　「医師が認識した事実」と「所見又は疾病の存在」は別である。前者から後者が推認される場合が多いであろうが，このような推認を阻害する事実の有無及びその推認力については別途検討が必要である。

(16)　「医療界と法曹界の相互理解のためのシンポジウム第 2 回」判タ 1328 号 26 頁（2010 年）。

(17)　東京三弁護士会医療関係事件検討協議会シンポジウム反訳記録「『医療訴訟において必要な専門的知見をどのように入手して活用するか』——争点整理・集中証拠調べを中心とした双方当事者の攻防」5 頁（2009 年）。

(18)　稲垣喬「診療録の記載と事実認定——民事医療過誤裁判例による検討」判タ 415 号 18 頁（1980 年）。

(19)　水沼宏「カルテ——記載内容の証明力，提出命令」判タ 686 号 103 頁（1989 年）。なお，「後に述べる改ざん等の特段の事情がない限り，記載どおりの事実が存在したことが推定される。」との指摘に関しては，感度・特異度・尤度比に限界があることから，

（b）　東京高判昭和56年9月24日判時1020号40頁が言及した診療録の証拠価値

　同判決は，診療録の信用性と経験則に関して言及する。同判決の事案は，妊婦である患者に生じていた妊娠中毒症の症状に照らして，直ちに患者を入院させて治療し，子癇，上位胎盤早期剥離を防止すべき注意義務を医師が怠ったと主張して，患者から産婦人科医に対して損害賠償請求がなされたものであった。同事案では，診療録と母子健康手帳において，妊娠中毒症に関する所見である患者の浮腫に関する記載が4日分異なっており，診療録記載の事実が認められるかが問題となった。なお，浮腫以外の子宮底，腹囲，血圧，尿蛋白，児心音，胎位，体重に関する記載は両者において同じであった。

　判旨は，「ところで，医師法二四条は，「医師は診療をしたときは，すみやかに診療に関する事項を診療録に記載しなければならない。」と規定し，医師に対し診療録の作成義務を課している。また，医師法施行規則二三条は，診療録の記載事項を，（1）診療を受けた者の住所，氏名，性格及び年令，（2）病名及び主要症状，（3）治療方法（処方及び処置），（4）診療の年月日と規定している。右の内容を有する診療録は，その他の補助記録とともに，医師にとって患者の症状の把握と適切な診療上の基礎資料として必要欠くべからざるものであり，また，医師の診療行為の適正を確保するために，法的に診療の都度医師本人による作成が義務づけられているものと解すべきである。従って，診療録の記載内容は，それが後日改変されたと認められる特段の事情がない限り，医師にとっての診療上の必要性と右のような法的義務との両面によって，その真実性が担保されているというべきである。」とする。

　同判決は，「診療録の記載内容は，それが後日改変されたと認められる特段の事情がない限り，医師にとっての診療上の必要性と右のような法的義務との両面によって，その真実性が担保されているというべきである。」と判示し，診療録の信用性と経験則について言及する[20]。診療録の記載内容に真実性が担保される場合，診療録の記載内容を医師が認識したこと，また医師の認識したその事実の存在が一定程度推認されることになるため，診療録の

---

改ざん等の事情がないとしても，別途，記載内容からの推認の程度は検討されなければならない。

[20]　東京地判平15年11月28日判例集未掲載等においても同様の判示がなされている。

真実性が認められることには大きな意義がある。もっとも，同判決は，腹囲，血圧等測定値が数値として明らかとなる項目や，尿蛋白のように検査結果の評価に対して意見が分かれにくい項目，胎児心音等所見の聴取に過誤が入りにくい項目が対象となっていた。これらの項目では，検査結果を判断する者の技量によって認識に差が生じにくい。このような判断上の過誤が入りにくい項目に関しては，診療録に記載した判断者の認識内容は「後日改変されたと認められる特段の事情」が認められない限り，その認識内容通りの事実の存在を認めることが経験則に従った判断と言えよう。

（c） **診療録の記載内容に従った認定により医療機関側及び患者側共に利益を受け得る**

診療録の記載内容は，医療機関側及び患者側の双方が有利に援用することが出来る証拠であり，医療機関側だけが自己の主張を基礎付けるために用いるものではない。事案によっては，医療機関側からの診療録に記載された内容と異なる主張が，診療録の記載内容及びその他の証拠と相まって否定されることがある。

診療録の記載等に基づき医療機関側の主張を排斥した下級審裁判例として，水戸地土浦支判平成20年10月20日判時2026号87頁，札幌地判平成19年9月26日判時2005号54頁，福岡高判平成19年6月1日判時2022号20頁等がある。

（d） **診療録の記載内容に沿った事実認定がなされない場合**

診療録に記載された内容に従った認定がされない場合としては，診療録の改ざん，診療録の追記又は誤記，技量の乏しい者による記載，根拠の乏しい記載や本来的用法と異なった意味で言葉を用いたことに合理的理由がある場合が挙げられる。

（ⅰ） 改ざんに関しては，「診療情報の提供等に関する指針」（平成15年9月12日，厚生労働省）中「5　診療記録の正確性の確保」において「○診療記録の字句などを不当に変える改ざんは，行ってはならない。」と明示されている。診療録の改ざんが明らかになった場合，真実の隠蔽に向けられた意図及び行為の悪質性から，診療録の記載内容を信用することが困難となるだけでなく，医療機関の主張全体の信用性が疑われることになろう。また過失を基礎付ける証拠や事実を隠蔽しようとする意図から，過失

の存在を一定程度推認できる場合も少なくはない。診療録の改ざんを否定した下級審裁判例として大阪地判平成20年2月21日判タ1318号173頁，東京地判平17年11月30日医療判例解説24号43頁，肯定した下級審裁判例として甲府地判平成16年1月20日判時1848号119頁，東京地判平15年3月12日判タ1185号260頁，東京地判平14年12月18日判タ1182号295頁，仙台地判平14年12月12日判タ1185号267頁等がある。

　診療録の改ざんは，不法行為に該当する場合がある（甲府地裁平成16年1月20日判決判時1848号119頁）。証明妨害（民事訴訟法224条2項等）による真実擬制に関しては，東京地判平15年11月28日判例集未掲載，仙台地判平14年12月12日判タ1185号267頁は否定的である一方，改ざんではなく廃棄等が問題とされた東京地判平成6年3月30日判時1523号106頁[21]は肯定的である。

（ⅱ）　一方，診療録の追記に関しては，医療実務が多忙であることを考えると，やむを得ない場合が多い。裁判所もこうした実情は十分に把握しており，東京地裁医療集中部の裁判官から「カルテをお書きいただくときに，どのくらい遅れたら駄目かというのは私は基本的にはないと思っています。真実を，実際にやったことを後になって書く，私は全然悪くないと思います。ただ，後で書き加えられて，何でこんなところにあるんだということが問題になることがありますので，いつだれが書いたんだということを分かるように書いてください。……改ざんだと疑われますので，いつ，これはこういうことで書きましたということを明らかにしていただければ，私

---

[21]　診療録の改ざんではなく廃棄等が問題とされた同判決は，「……カルテ等について，それが裁判の証拠として提示が求められていることを知りながら，敢えて廃棄等して原告が証拠として使用できない状態にしたものと推認される。診療録は，もし医師の診療が適正に行われているならば，そのことを証明する最良の証拠となるはずのものである。それを医師自らが証拠とすることを妨害するのは，診療に不適正な点があったとの認定に結びつく記載が診療録中に存在したのではないかとの疑いを招くに足りる行為であるというべきである。そうすると，昭和六〇年五月二五日以前の診療録に記載されていた可能性の高い原告の症状や診療内容等については，原告の供述内容がとくに不合理ではなく，かつこれと異なる被告の供述に十分な根拠がない場合には，民事訴訟法三一七条の趣旨に従い（原告は，同条を援用したり，診療録の内容について具体的な主張をしたりしているわけではないが），原告の供述を真実と認めるのが相当である。」と判示する。

は真実やっているんだったら記載が遅れたからといって恐れることはないと思います。」[22]との指摘がされている。下級審裁判例においても，診療録への事後的な加筆の事実をもって診療録の信用性が争われた大阪地判平成19年7月30日判時2017号110頁では，加筆に合理的理由があり，また加筆内容が訴訟を有利にするとの視点からは意味がない記載であったことから，加筆の事実をもって診療録の信用性は否定されていない。むしろ，裁判例の傾向として「後日記載であることだけを理由として記載事実の存在を排斥しているものはほとんどなく，他の理由も併せてこれを排斥しようとしている傾向が認められる。」との分析がなされている[23]。この指摘に沿った最近の下級審裁判例として東京高裁平成21年4月15日判時2054号42頁[24]等がある。

　追記の許容にも限界があり，他の証拠から認定される事実との相違や，追記が事件後相当期間経過した後になされた場合[25]等には，追記部分に関して信用性を欠くと判断されることもあろう。

(ⅲ)　誤記に関しては，誤記であること及び修正[26]されずに放置されていたことに関して合理的な説明がなされない限り，上記経験則に従って診療録に記載された事実が認定されることになる。「診療情報の提供等に関する指針」(平成15年9月12日，厚生労働省)は，「5　診療記録の正確性の確保　○医療従事者等は，適正な医療を提供するという利用目的の達成に必要な範囲内において，診療記録を正確かつ最新の内容に保つよう努めな

---

(22)　「医療界と法曹界の相互理解のためのシンポジウム第2回」前掲注(16)26頁。
(23)　森豊・前掲論文注(8)69頁。
(24)　同判決は「本件カルテに「髄膜刺激症状なし」との被控訴人乙山の供述に沿う記載がされているが，後記(ウ)のとおり，本件カルテのこの部分の記載は，後に加筆された疑いが否定できない上，被控訴人乙山がそのような検査を行ったのを見ていない旨の戌田の供述(甲A20，21)に照らしても，被控訴人乙山の上記供述は採用できず，被控訴人乙山が，処置室において項部硬直の有無を確かめた事実は認めることができない。」と判示する。
(25)　大阪地判昭和54年8月9日判時947号78頁は，事件から約3年後の追記に関して，諸般の事情を踏まえ，この追記に沿った認定をしていない。
(26)　誤記の修正と改ざんの区別は事実関係に基づき判断されることになる。記載直後に修正したか否かを重視して区別する見解として上田和孝『実務　医療過誤訴訟』117頁(民事法研究会，2007年)がある。

ければならない。○診療記録の訂正は，訂正した者，内容，日時等が分かるように行われなければならない。○診療記録の字句などを不当に変える改ざんは，行ってはならない。」とし，訂正等を含む診療録の正確性の確保につき言及する。誤記に関する下級審裁判例として，混入薬品の名称を一部脱落した誤記について，診療録の記載と異なる投薬が認められた静岡地富士支部判平成元年1月20日判時1323号128頁，ゴム印の押し間違えの主張が認められなかった大阪地判昭和50年4月25日判時801号68頁等がある。

　また，誤記が修正された場合，修正前と修正後の記載の何れが正しいかが問題となることもある（福岡高判平成19年6月1日判時2022号20頁等）。
（ⅳ）　根拠の乏しい記載は，その記載の信用性に疑問が生じる。看護師の根拠のない記載の信用性が否定された下級審裁判例として横浜地判平成21年10月14日判時2069号98頁が挙げられる。
（ⅴ）　本来的用法と異なった意味で言葉を用いたことに合理的理由がある場合には，診療録に記載された言葉の本来的意味ではなく，記載者がその言葉に対して意図した内容が認められることになる。東京地判平成20年2月12日判時2054号60頁では，事実関係に基づき，患者の意識レベルを表す記載に関して本来的用法と異なった意味で用いられたことが認められている。

### 3　診療録の不記載と事実認定

#### （a）　診療録の不記載と2つの経験則

　診療録に記載がない場合，この事実から如何なる推認がなされるかは容易に解決できる問題ではない。なぜなら，対象となる事実がなかったから記載しなかったという経験則もあれば，診察をしていない又は見落としがあったために記載できなかったという反対の経験則も存在するからである[27]。相反

---

(27)　経験則に関して，村田渉「推認による事実認定例と問題点——民事事実認定論の整理と展開に関する一試論」判夕1213号44頁（2006年）は「経験則にも，信頼に値する必然性ないしは蓋然性のある経験則と，必ずしも信頼することのできない単なる可能性に過ぎない経験則がある（前者の場合は原則的な経験則といえるからこれのみで事実を認定することが可能であるが，後者の場合は他の経験則等と総合しなければ事実を認

する経験則が存在する場面であり，いずれの経験則を適用するかにより正反対の結論となるため，慎重な認定及び評価が必要となる。また，診療録に記載がないことの一事実が有する推認力の程度や限界についても配慮しなければならない。

診療録の不記載に関しては，ある日の記載が全くない場合，一部記載がされているが問題となった所見に関する記載がない場合等がある。ある日の記載が全くない場合には，記載がないことがその日に診察をしていないことを示すのか，又は診察したが記載を怠ったのか否かが検討される。診療録の作成の法定，逐次記載される性質といった診療録が信用できる根拠からすると，同日に診察しなかったと推認すべき場合が多いように思われる。この経験則の適用を排除するためには，診察したにもかかわらず記載をしなかったことの合理的説明がなされなければならない。仮に診察したにもかかわらず，恒常的に診療録に記載をしない医師がいた場合，その勤務態度は過失を基礎付ける評価根拠事実となり得よう。一方，別の緊急患者の対応に追われる等多忙であった，又はうっかり記載を忘れたというような場合には，他の証拠との関連性を含めてその真偽が検討されることになろう。

(b) **患者側が診療録に記載されていない所見等の存在を主張する場合**

患者側が診療録に記載されていない所見等の存在を主張する場合（診療録には所見が記載されていないものの，当時，患者にはその所見が存在していたと主張する場合等），医師の見落とし又はなされるべき処置を怠ったという過失を基礎付ける事実の主張をすることになる。この主張を医療機関側が争う場合，医療機関側から不記載の所見等の不存在の反論がなされる（上記の患者側からの主張に対し，診療録に記載されていない所見は存在しなかった旨の反論等）。この場合，前後の診療経過，検査所見，医師の技量，患者側の認識した所見を基礎付ける具体的事実を総合考慮することにより，いずれの主張が

---

定することができない。）ということである。しかも，経験則上，何が必然性のある事実か，蓋然性のある事実か，あるいは可能性があるにとどまる事実かは，その経験則によって位置付けが一定しているわけではなく，具体的な事案（背景事情を含む。）の中でその経験則の位置付けが決まることになる。」「経験則の作用の強弱も当該事案の性質内容（事件の個性といってよいかもしれない。）等によって影響を受けるということである。」と説明する。この説明が指摘するように，経験則も様々であり，中には相反する経験則も存在し得る。

正しいか判断されることになる。

　診療録に記載されていない所見等の不存在を認定した下級審裁判例として横浜地判平成21年10月14日判時2069号98頁，大阪高判平成20年3月26日判時2023号37頁，同判決の原審である奈良地判平成19年2月7日判時2023号52頁等がある。一方，診療録の不記載から，看護が適切に行われていたか疑問を抱かざるを得ないとする東京地判平成18年12月8日判タ1255号276頁，診察の不存在を推認し得ることに言及する岐阜地判昭和49年3月25日判時738号39頁等がある。

　**（c）　医療機関側が診療録に記載されていない所見等の存在を主張する場合**

　医療機関側が診療録に記載されていない所見等の存在を主張する場合には，記載はないものの，疾病の不存在を基礎付ける所見が存在した（正常所見だから記載しなかったと主張する場合等），又は記載していない処置を行ったと主張する場合が考えられる。これに対して患者側が診療録に記載されていない所見の不存在，又は記載されていない処置は行われていないと反論することになる。この場合，医療機関側は，診療録に記載しなかった合理的理由を説明する必要がある。前記Ⅳ2（d）（ⅱ）記載のように追記が許容されることからすると，その追記すら行っていないことを含めた合理的理由が必要になると思われる。医療機関側からの診療録に記載されていない所見等が存在した旨の主張が認められなかった下級審裁判例として札幌地判平成19年9月26日判時2005号54頁，大阪高判平成20年1月31日判時2026号16頁等がある。一方，福岡高判平成20年4月22日判時2028号41頁では，一般的かつ容易に行える検査所見を診療録に記載しなかったところ，その検査を行ったか否かについて，「被控訴人花子には項部硬直の所見は一貫して見られない（原判決は，カルテに項部硬直の検査に関する記載がないことを理由に，同検査を行ったが，結果はマイナスであったとする乙山医師の証言を排斥している。その説示にも相応の説得力はあるが，同検査は一般的なもので，しかも容易に行えるものであるから，カルテ上にその点の記載がないからといって，同検査をしていないと断ずるべきではない。）」と判示されており，対象となる所見，検査等の性質を考慮する必要があると言えよう。

　**（d）　診療録に記載されていない説明内容**

　医師が患者に行った説明内容は，説明書，同意書，診療録，関係者の証言

等から認定される。時間をかけて行った説明の全てを文書化することは困難であるため，説明書の利用や，診療録に要約して記載されることがほとんどである。このため，説明書や診療録等に説明内容として記載されていない事項に関して，説明を行ったか否かが問題となることがある。診療録に記載されていない内容を説明したとする医療機関側の主張が認められなかった下級審裁判例として名古屋地判平成20年2月13日判時2028号76頁，福岡地判平成19年8月21日判時2013号116頁，東京地判平成18年12月8日判タ1255号276頁等がある。

## V　最後に

原則として診療録の記載内容には真実性が担保されていると言えるが，記載内容の真実性が覆される場合も十分にあり得る。また，診療録の記載から一定の事実が推認されるとしても，その推認力の程度は様々であり，他の証拠から認定される事実と総合的に検討した結果，診療録の記載だけから推認される事実が認められないことも起こり得る。とはいえ，診療録は，患者の所見・状態・検査結果，それに対する医療従事者の対応等を明らかにし得る重要な証拠であることに変わりない。

時間的制約のため簡易な記載に留まらざるを得ない場合があるものの[28]，正確かつ詳細に記載された診療録[29]は，医療従事者間でより正確な意思伝達がされ，仮に誤診や医療過誤がある場合にも早期発見につながり，医療事故の防止に役立つ。また，そのように適切に記載された診療録は，事後的な検証にも資する。事後的な検証により，医療機関側に過失のないことが明らかに認定できる場合には，医療過誤事件として紛争化する蓋然性は低くなるであろう。一方，過失のあることが明らかな場合には示談等により紛争を早期

---

(28)　下村登規夫「一歩進んだ診療録の書き方——live medical record のすすめ」レジデントノート5巻3号104頁（2003年），福井次矢他編集・前掲書注(10)191頁以下。

(29)　千代豪昭他編集『学生のための医療概論（第3版）』241頁（医学書院，2010年）は，患者が痛みを訴える場合，単に「痛みあり」と記載するのではなく，部位，性状等を含めて詳しく記載することが推奨する。診療録の記載を例示するものとして武内重五郎著・谷口興一改訂『内科診断学（改訂第17版）』17頁（南江堂，2011年），木川和彦編集『総論——ローテーション研修での必須事項』115頁（診断と治療社，2004年）等。

に解決する蓋然性が高くなるであろう。診療録の記載が不十分[30]であったために訴訟を通じて真実の解明をせざるを得ないような紛争が発生しないように，また正確に記載された診療録から正確な事実認定がなされ，紛争が適切に解決されるように，正確かつ詳細な診療録の記載が望まれる。

---

(30) 診療録に不十分な記載しかしない場合，その態度自体を不利に評価されることがある。大阪高判平成20年3月26日判時2023号37頁は，問診結果に関して診療録に不十分な記載しかしない態度をとらえ「中途半端な診療録の記載をしていることからも窺われるように，慎重に母親から症状の訴えを更に詳しく聞き取る努力をした経過はとても認められないのである。」と判示する。

# 10　医療過誤紛争における ADR（裁判外紛争解決）

大澤一記

- I　はじめに
- II　ADRと訴訟の相違
- III　ADR一般について
- IV　医療ADRの流れ
- V　医療ADRの限界
- VI　院内メディエーションの重要性
- VII　医療ADRの具体例
- VIII　和解条項の実際
- IX　まとめ

10　医療過誤紛争における ADR（裁判外紛争解決）［大澤一記］

# I　はじめに

## 1　ADR とは

　医療の過程において医療サービスの受け手である患者に生命・健康等の被害が生じてしまった場合[1]に、医療機関側に何らかの落ち度があるとして損害賠償等の責任を追及していく方法としては、裁判所に提起する民事訴訟による方法を想起されることが多いとも考えられる。しかし、現実には、患者と医療機関との間の交渉が紛争化してしまった場合に、訴訟を起こすことにより解決されるケースは、交渉の段階で言えばむしろ最終的な段階にあり、訴訟以外の方法での解決の方が主流であると言える。
　こうした訴訟以外の紛争解決手段を総称して ADR という。ADR は Alternative Dispute Resolution の略であり、裁判外紛争解決と訳されている[2]。

## 2　本章で採り上げる ADR

　このように裁判外の紛争解決手段の全般を ADR と理解することができるが、その態様は多岐にわたる。
　紛争解決のための交渉過程の段階は、当事者間の相対による「任意的交渉」、対話促進のための「メディエーション」、第三者の関与によりあっせん・調停案が示される「調停」、第三者に強制力ある判断権限を認める「仲裁」の各段階がある[3]。そして、さらに訴訟に至ってしまったとしても、訴

---

(1)　医療事故と医療過誤とを区別し、医療過程に起因した患者の生命健康被害全体を「医療事故」とし、医療事故のうち、医療機関に法的責任のあるものを「医療過誤」と定義する理解がある（小山稔・西口元編集『専門訴訟大系1 医療訴訟』5頁（青林書院、2007年））。
(2)　直訳すれば「代替的紛争解決」であるが、裁判の代替ということであるから「裁判外紛争解決」という意訳がなされることが通常である（廣田尚久『紛争解決学〔新版増補〕』285頁（信山社、2006年））。
(3)　和田仁孝編『ADR：理論と実践』7頁（有斐閣、2007年）。なお、本編では「メディエーション」と「調停」を別の過程と解している（VI参照）。

215

訟の過程のあらゆる時点で裁判官からの勧旨により和解を成立させることもでき，この「訴訟上の和解」もADRの一つと位置づけられるものである。なお，これら全般を広義のADRとし，調停・あっせんと仲裁の方法を狭義のADRとする理解もある[4]。

本章でも，これらADRの過程全般について触れていくが，主として，裁判所で行われる手続以外の調停・あっせん及びメディエーションの段階について述べていく。訴訟上の和解については和解条項の記載の方法について触れる。任意的交渉（相対交渉）に関しては医療機関による説明会開催などの交渉過程について触れ，仲裁については，あっせん・調停の手続から仲裁に移行する方法について述べる。

## II　ADRと訴訟の相違

### 1　ADRと訴訟の構造的問題

医療過誤事件においてADRが注目される理由は，ADR（主として狭義のADR）と訴訟との構造の根本的相違から理解していくことができる。

ひとたび訴訟が提起されてしまうと，患者と医療機関とは原告・被告の関係となり，両者は対立構造の下で，攻撃・防禦の方法を尽くすことにより，自らに有利な判決を裁判所から獲得するという立場に立つことになるのが民事訴訟の構造である[5]。そこでは，両当事者が共同して事案の解明や解決に進もうとすることとは全く異なる構造となり，対話によりお互いが納得しての解決を実現するといったことは極めて困難となってしまう。もっとも，訴訟においても上記のように訴訟上の和解[6]という解決もあり得るが，一旦訴訟として対立当事者という立場に立ち，攻撃防御の方法の提出を尽くした後

---

（4）　山本和彦・山田文『ADR仲裁法』7頁（日本評論社，2008年）。
（5）　新堂幸司『新民事訴訟法第5版』457頁（弘文堂，2011年）参照。
（6）　訴訟上の和解については，かつては裁判官の中では判決を書くことができない裁判官が和解を勧めるとして和解での訴訟終了が多い裁判官の地位が一段低いと見られていた傾向もあったが，近年では和解による紛争解決の効果が重視されてきており，和解を勧める裁判官の地位が低いといった論は一掃されていると言える（草野芳郎『和解技術論　和解の基本原理〔第2版〕』8頁（信山社，2003年）参照）。

の互譲ということになれば，両者が納得したからではなく，諦めに近い状態での落としどころの模索の場合が大半となってしまい，初めからADRを指向していた場合の双方納得による解決とは異なる様相を呈することとなろう。

## 2　損害賠償請求権という訴訟物

また，訴訟では，その構造が訴訟物（原告によって主張される権利関係）の存否を確定するために構築されていることから，金銭的な損害賠償という請求を原告（患者側）は主たる請求として求めざるを得ない[7]。訴訟では，訴訟物である権利関係の存否の確定を求めるために両当事者が主張・立証をなし，裁判所もそのための判断をなすことに終始するため，紛争解決機能としては制約を受けざるを得ない。一方で，ADRでは損害賠償以外の真相究明や謝罪，再発防止などの多様な求め（しかし患者側にとっては真の要求であることも多い）をすることができる点でも大きく異なり，患者・医療機関間の軋轢（コンフリクト）を軽減し，より両者が求める解決へとつながる可能性を有していると言える。

## 3　医療過誤事件おいて真に求められているもの

医療事件で，患者の真の求め（ニーズ）[8]が必ずしも金銭による損害の填補ではないことは，よく理解しておく必要がある。それを実現していくためには，上記のとおり構造上からして民事訴訟の方法では困難な場合が多く，そこにADRによる解決の大きな意味合いが存している。

金銭による損害の賠償以外の患者側の要求としては，医師に対する反省・謝罪要求や説明・情報開示要求，医療機関における再発防止対策の要求などがある。金銭を得ることよりも，重大な結果を生じさせてしまった診療の過程で一体何が起こっていたのかを知りたいという真相究明の要求や同じような不幸な結果が生じないように同種事案の再発を防ぐシステム構築等を講じ

---

(7)　我が国の民法では，訴訟による損害の回復方法は金銭賠償が原則となっている。損害賠償請求の法的構成には，医師・医療機関側の故意または過失行為による不法行為責任と患者・医療機関間の診療契約違反に基づく債務不履行責任の2通りがある。

(8)　当事者による真の欲求をニーズと呼び，当事者の主張であるポジションと区別して理解する（Ⅲの5参照）。

て欲しいといった要求が，真の要求であることは少なくない。一方で，医療機関の側も，不幸にして重大な結果が生じてしまったとはいえ，診療行為の内容としては落ち度はなかった，やれるべきことは全てやり尽くした等，結果を避けることが現代の医学上では不可能であったことを理解してもらいたいという要求も存する。また，同種の事故を二度と発生させたくないために再発防止策を講じることも，傷病者を救いたいという基本的理念の医療機関にとって進んで取り組みたい事項のはずである。

　こうした真の要求を実現するため，ADRでは訴訟とは異なった柔軟な解決を図れる可能性を有している点で意義が大きい。謝罪，情報開示，再発防止は，ADRでは話し合いの結果として双方の納得が得られれば実現できる内容であるが，訴訟の場面では実現は困難をきわめる。一方で，真相究明の点については，ADRでは真相に固執せずに紛争を解決・終了させるという場合もままあり得ることであり[9]，また，医療機関側からの協力的な情報開示等がなされたことにより，対立的関係では得られなかったような事態の真相へと近づくことも可能となってくる。しかし，過失や因果関係等の主要な争点について争いがある場合には，将来訴訟へと移行することを念頭にして医療機関側からの情報開示の消極化が見られることあり，ADRとしての限界も存することとなる（Vの7参照）。

## III　ADR一般について

### 1　ADRの分類

　医療に特化したADRについて検討を加える前に，ここでADR一般について若干の説明を加える。ADRは前述のとおり裁判外の紛争解決手段の総称であり，一般のADRでは医療に関連した紛争に限らず全ての民事紛争がその対象となっている[10]。

---

(9)　ADRでは，医療機関側の過失，因果関係等については争いがなく，賠償額のみを定めようとする事案も少なくない。
(10)　刑事事件に関してのADRの余地もあり，アメリカでは犯罪の加害者と被害者との間の調停も活用されているのに対し，日本では任意交渉による示談に止まることが大半

ADR 全般を理解するにあたり，その性質により分類をする方法は有効である。まず，ADR の担い手である機関による分類方法があり，行政型 ADR，民間型 ADR，司法型 ADR への分類がなされる。行政型 ADR は，国または地方公共団体が運営する ADR であるが，医療関連事案に特化して取り扱う行政型 ADR は我が国には見当たらない。司法型 ADR は，裁判所における ADR であり，医療過誤に関連する事案も，地方裁判所または簡易裁判所で行われる民事調停を行うことはでき，これらは司法型 ADR に該当することとなる。

民間型 ADR は，民間の団体が運営する ADR であり，弁護士会の紛争解決センター（仲裁センター）等がその例であるが[11]，医療過誤事案を扱う民間 ADR 機関は近年の情勢を受けて増加中であり，別項（Ⅶ）で詳しく紹介する。その他に，民間 ADR 機関の中でも業界団体により設立・運営される機関として業界型 ADR の分類がなされ，医療関係の分野では医薬品 PL センター等はその一例である。業界型 ADR の典型例として，交通事故事案では損害保険会社が設置した損保 ADR が機能しているが，医療過誤事案に関しては事件数が限られている等の理由からか保険会社による業界型 ADR は存しない。

さらに別の分類方法として，ADR の特徴による分類方法もあり，相談・助言，調整型手続（調停・あっせん），裁断型手続（仲裁）に分類する理解がある[12][13]。この分類は，手続主催者の介入の積極性や手続結果の効力にもとづいた分類であるが，相対立する分類というわけではなく特徴としていずれの色彩をより多く有するかという理解が正しく，こうした分類により各 ADR が有する長所・短所等を捉えやすくなるものと思われる。別項（Ⅶ）で紹介する医療 ADR の中でも，東京三弁護士会の ADR は前者に，千葉の

であろう。
[11] 全国全ての弁護士会に ADR が設置されているわけではないが，半数を超える弁護士会には紛争解決センター，仲裁センター等の名称の紛争解決機関が設置されている。
[12] 山本・山田・前掲注（4）25頁。和田・前掲注（3）3頁では，調整型を「対話自律型」，裁断型を「裁判準拠型」と呼ぶが，内容に相違はない。
[13] このような分類は向学上は意味があるが実務においては特段の違いをもたないとの見解もある（浦川道太郎ら編『専門訴訟講座4 医療訴訟』269頁（民事法研究会，2010年））。

医事紛争相談センターの ADR は後者に属するとされていて，それぞれの特徴を示している[14]。

この他に，紛争類型による分類方法もあり，紛争一般を扱う ADR と特定の紛争を扱う ADR とに分類される[15]。紛争一般を扱う ADR として，裁判所で行われる民事調停や弁護士会の紛争解決センター（仲裁センター）は事件類型を問わずに事案を扱っている。特定の紛争を扱う ADR の例では，労働紛争に特化した処理期間として，労働委員会における労働紛争処理や個別労働紛争解決促進制度による労働紛争処理等が挙げられる。医療 ADR も医療事案に特化して扱う ADR でありこの一例である。

## 2　ADR 法の施行

平成 19 年 4 月に，民間型 ADR を対象として，裁判外紛争解決手続の利用の促進に関する法律（一般に「ADR 法」と言われる。）が施行された。これは，司法制度改革の一つの表れであり，裁判と並ぶ手続きとしての ADR の利用の拡充・活性化をはかる趣旨である。同法では，「訴訟手続によらずに民事上の紛争の解決をしようとする紛争の当事者のため，公正な第三者が関与して，その解決を図る手続」が ADR であると定義されている（同法 1 条）。また，ADR 法に基づき法務大臣から民間紛争解決手続実施者として認証されると，当該機関による ADR 手続きに時効中断効（同法 25 条），訴訟手続の中止（同法 26 条），調停前置の特例（同法 27 条）といった効果が与えられることとなる。

## 3　ADR の特徴

ADR は，裁判所に訴えを提起する訴訟とは異なる様々な特徴があり，訴訟では実現困難な事案についても解決へと導き得る機能を有するが，以下の特徴を有することが大きく影響している。

---

[14]　調停者の中立性や手続の公正適正を徹底的に追求するというのが東京三弁護士会型であり，専門的知見の反映を重視することで適正・公正な解決がはかれるとするのが千葉型であると理解されている（浦川ら編・前掲注（13）270 頁）。

[15]　山本・山田・前掲注（4）24 頁

・手続の柔軟性
・早期解決性
・費用の低廉性
・非公開性
・管轄の制約がない
・訴訟物にとらわれないニーズの追求

　これら特徴の中でも柔軟な手続により早期な解決をはかれる点は最大の特徴であると言えよう。ADR手続の中で主となる調停・あっせんの手続において，開催場所・時間等に関しては，訴訟手続と異なって裁判所の施設という定められた場所で開催しなければならなかったり，平日の午前10時から午後5時の時間帯にしか期日を入れられない等といった制約がないという利点がある[16]。
　また，早期解決の点に関して，訴訟では証拠により立証を要する主張を原告・被告が尽くすことにより手続きが進行するため長期の時間を要してしまう例が少なくないが，ADRでは判決を求める手続きではなく主として話し合いによる解決の促進が目標とされていることから，必ずしも主張・立証を尽くすことに時間をかけずに済むことで早期に話し合いによる解決がもたらされる効果も備えている[17]。このことは，訴訟物にとらわれない当事者の真のニーズ（Ⅲの5参照）は何かを求めていくこととつながる意味合いを有することになるであろう。
　加えて，ADRには基本的に土地管轄の制約はなく，事件のおこった場所や当事者の住所にかかわらずどこのADR機関に対しても申立てをすることも可能であるという利便性があり，手続きの柔軟性の一つの表れと理解することができる。

---

(16)　弁護士会の紛争解決センター等のADRでは，開催場所をあっせん人の事務所としたり，日時も休日夜間などに設定したりなどの配慮により，当事者の要望に柔軟に対応し，話し合いの促進をはかっている。
(17)　この点を申立ての局面で見ると，訴訟を起こすに足りるだけの証拠が揃っていない場合であっても，調停等を申し立てることは可能で，対話による解決へとつながることも多く，利用者にとっての便宜となっている。

さらに，費用の点においても，訴訟提起にかかる費用より安価な手数料額に設定されていることにより[18]，訴訟提起を躊躇するような事案でも利用者にとって利用を促進させる効果も有していると言える。

非公開性という点においては，公開の法廷で行われる訴訟と異なりADR手続は非公開手続きであるので，紛争に巻き込まれていることを公に知られたくはないという当事者にとっては利用価値の高い手続きとなる。調停条項の中に事案の内容について公表しないとする守秘義務条項（Ⅷ参照）を加えることもでき，第三者等に紛争の存在を無用に知られることなく事案の解決をはかることのできる効果がある。

## 4　ADRの効力

ADR手続きを申し立てた場合にいかなる効力が生じるかは，各ADRの手続きにより異なるが，主なものを解説する。

ADR法により認証された認証ADR機関への申立てをした場合には，時効中断の効果が認められる（ADR法25条）。任意交渉に長引いてしまい損害賠償請求の時効期間を徒過してしまうおそれがあるときには有効であるが，非認証機関へのADR申立て後に手続きが長期化してしまっている場合には時効中断効がないことから，申し立てた機関が認証機関であるか否かには注意を払っておかなければならない。なお，認証ADR機関の手続きの効力には，他にも前述（Ⅲの2）のとおり，調停前置の特例や訴訟手続きの中止といった効果もある。

次に，和解・調停等が成立した後に，賠償金支払い等の義務が履行されなかった場合に強制執行が行えるかどうかは問題となる。訴訟上の和解により作成された和解調書（民事執行法22条7号）は債務名義[19]となるが，他の

---

(18)　ADR機関により費用の設定は異なるが，調停・あっせんなどの多くは，申立費用（訴状貼用印紙額より低廉）と期日手数料を支払い，調停が成立した場合にのみ，成立手数料を支払う（不成立の場合は支払わない）という形態が多く見られる。

(19)　債務名義とは，「強制執行によって実現されるべき給付請求権の存在と内容とを明らかにし，それを基本として強制執行をすることを法律が認めた一定の格式を有する文書」とされている（中野貞一郎『民事執行法〔増補新訂五版〕』157頁（青林書院，2006年））。もっとも，債務名義となる文書のほとんどは民事執行法22条各号の列挙に尽きる。

ADRの方法で作成された和解調書を所持していても，義務が履行されない場合に和解調書にもとづき強制執行を行うことはできない（民事執行法22条参照）。もっとも，ADR手続きがお互いの対話の結果の合意であることからすると，合意された義務は任意に履行されることが大半であるとも考えられる。しかし，どうしてもADRの結果につき強制力を持たせたいというような場合には，合意内容に基づき公証人による強制執行認諾文言付の公正証書を作成する（民事執行法22条5号），合意内容に基づいた仲裁判断を求めるとの申立てをなして仲裁手続へ移行し仲裁判断を得る（仲裁法38条），簡易裁判所に即決和解（起訴前和解）を申し立てる（民事訴訟法275条）といった各方法も考えられる。

## 5 調停・あっせんの技法

ADRの中でも対話・話し合いにより双方納得して解決がはかられる手続きである調停・あっせんにおいては，両当事者間の対話促進のための調停技法についての研究が深められてきている[20]。そこで，当事者双方が納得しての解決のために調停者はどのような点に留意しなくてはいけないのか，ここで検討する。

調停の方法について，同席調停とすべきか別席調停とすべきかの議論がある[21]。裁判所での手続きにおいて民事調停または訴訟上の和解期日を経験されたことのある者であれば，対立当事者は別席で裁判官が別々に話を聞いていくという方法であったことがほとんどであろう。その理由は，従来から裁判官により別席で話を聞くことが当然とされてきたからであるのか，裁判所での手続きにまで至ってしまった当事者が既に強く対立した関係になってしまっているからなのかは明確ではない[22]。しかしながら，双方の対話の促進という観点からすれば，調停・あっせんはできるだけ両当事者同席の場で進

---

(20) 廣田・前掲注（2），草野・前掲注（6），レビン小林久子『調停への誘い』（日本加除出版，2004年）等。
(21) 草野・前掲注（6）39頁では，別席調停を交互対話方式と，同席調停を対席対話方式と呼ぶ。
(22) 裁判官の中にも，西口元判事や井垣康弘判事などは同席での話し合いを積極的に取り入れていると紹介されている（草野・前掲注（6）40頁）。

められる方が効果的であると考えられている。調停者が中立・公正の立場にあることを明確にすることで，当事者から信頼されて調停を進めていくことが解決へとつながることには異論はないであろうが，別席調停では申立人にはゼロ回答しかなされないとほのめかし，相手方には申立てを100％認めるべきだとほのめかした上で，中間をとって50％で両者に和解をさせるといった方法がこれまでに多く採られてきたのではないかとの疑念を抱かせてしまう。同席調停の場であれば，調停者は両当事者に対して同席の下で同内容の和解案を示せるのであり，両当事者とも調停者の采配に信頼を寄せることが可能となる点が最大の利点となるであろう[23]。

また，当事者の同席と関連して，調停・あっせんにおいて実現されるべきものは，各当事者の真の欲求であるところのニーズであると説明されており，ここでポジションとニーズの違いを理解する必要がある。ポジションとは相手に対する要求や主張のことであり，例えば，治療費を払って欲しい，謝罪して欲しいなどの主張である[24]。一方，ニーズは何故当事者がそのポジションを主張するのかの理由や隠れた動機，基本的欲求のことである。当事者双方がポジションを言い合うだけでは主張がぶつかりあうだけで紛争は解決しないが，真の欲求であるニーズが満たされることになれば紛争が双方納得により解決されることとなる。しかし，ニーズは容易には見つからず，当事者自身も認識していないことも少なくはない。そこで，調停・あっせんの場面では，当事者双方のニーズを探し出しそれを満たすことが極めて重要となってくる[25]。主張・立証を戦わせる訴訟では，双方のニーズを満たすことは極めて困難であり，ADRにこそこのような当事者の基本的欲求を満たす可能性が内在していると言えよう。

上記の調停者の中立性の問題に関しては，調停者が実際に中立でいること

---

[23] ただし，医療事件では自身または親族が大きな障害を負ったり死亡したりしている場合があり，その相手方である医療機関側の者とは顔もあわせたくないという感情的な軋轢が生じてしまっていることもあり，そのような場合にまで同席調停を強いることは避けなければならない。

[24] レビン小林久子『調停者ハンドブック　調停の理念と技法』78頁以下，108頁以下（信山社，1998年）

[25] 両者のニーズが満たされて解決されることを，ウイン・ウイン（Win・Win）という（レビン小林・前掲注（24）7頁）。

はもちろん，当事者からの信頼を得るためにも中立だと見えるように配慮することも重要であるとされている[26]。そこでは，当事者の言葉を傾聴（active listening）し，適切に要旨をまとめたり言い換えたりするパラフレイジング（paraphrasing）やリフレイミング（reframing）といった手法が有効である[27]。

中立性に関しては，とくに医療過誤事案のADRにおいて，医学的専門知識を調停者が有するべきか，医学知識については全くの素人であるべきかについては議論がある。調停者の公正・中立性の追求または適正な解決の要請とに関連して一概には一方が正しいとは判断し得ず，調停機関としていずれの理念を重視するかの問題となってくる（Vの6参照）。

## Ⅳ　医療ADRの流れ

医療行為に関連して患者に死亡や後遺障害などの結果が生じてしまった場合に，すぐに裁判所に損害賠償請求の訴訟を提起することは稀であり，医療機関と患者（または遺族）との間でどのような交渉の過程が進んでいくのかをここで検討していく。

### 1　交渉以前の段階

患者（または遺族）が医療機関側と交渉していく以前の段階として，医療機関側からの病状や事故等の経緯についての説明を受ける機会という場合も一般的に見られることである。そこで患者側の納得が得られ，特段の要求等がないということになれば，紛争や交渉という段階にまでは至らないことになろう。また，医療安全管理に関しての認識について進展が見られている近年においては，医療メディエーターにより患者側と医療機関側との間をとりもつメディエーションの役割も重視されてきている。メディエーションは，ADRの分類からすれば相対交渉の次の段階と捉えられるが，メディエーターの関与は医療事故の直後から始まっていることが多く，その意味では相対交渉前からの関わりと言うこともできる。医療メディエーションについて

---

(26)　レビン小林・前掲注（24）20頁。
(27)　レビン小林・前掲注（24）69頁。

は後に詳述する（Ⅵ項）。

　2　交渉のための準備

　患者側が医療機関と交渉にあたる準備として，少なくとも一定程度の資料にもとづいて交渉を進めていく必要はある。具体的に収集すべき資料としては，医療事故が生じた診療経過の把握と患者が罹患していた疾患に関しての医学的知見の2点は必要となる。

　診療経過の把握には，診療録，看護記録，検査結果その他の医療機関が有する医療記録の入手・検討が不可欠となる。医療記録の入手方法として裁判所による証拠保全の手続（民事訴訟法234条）が想起されることも多いが，個人情報保護法が施行されてから後は，同法25条1項により，医療機関はカルテ等を開示しなければならないとされていて（厚労省ガイドライン），医療機関に開示の申出をなせば記録の開示を拒絶されることは稀になってきている[28]。

　もっとも，医療機関からの記録の開示には，医療機関内でのかばい合いや病院内に存する密室性の性質があるとして，一部の記録が開示されないあるいは重要な部分が脱落しているなどの疑いが残る場合もないことではなく，そうした場合には証拠保全の手続を採ることも有効な方法と言える。

　さらに，診療の経過で別の医療機関からの転医・転送[29]などがなされることで複数の医療機関での診療行為が問題となる事案も少なくなく，その場合には，前医・後医の医療記録はいずれも入手するべきである[30]。

　次に収集した具体的事実が医学上どのような意味を有するのかの分析，すなわち医学的知見の獲得が必要となる。医学的知見の獲得方法としては，医学文献を調べる方法[31]や，協力医となってくれる医師に検討を依頼する方

---

[28]　診療情報開示の窓口となる医療情報管理室などの部門が設けられている医療機関は多い。また，実費を支払うことにより診療記録のコピーの提供を受けるという方法も比較的一般的である。

[29]　転医元の医療機関を「前医」，転医先の医療機関を「後医」という。

[30]　前医から後医への紹介状や診療情報提供書などを入手していても，実際の前医または後医の診療録から得られる情報はさらに多いためである。

[31]　医学の進歩が日進月歩であることから，医学書は数年ごとに新版が出されていることが多く，診療行為当時の医療水準を知るためにはその当時に出版されていた医学書を

法(32)がある。近年はインターネットで医学情報を入手することが容易になってきているが，情報の作成者や信憑性には十分に注意を払う必要があり，医学書あるいは医学論文として発刊・発表されている情報にできるだけ拠り所を求めていくべきである。協力医を探していくことも困難な作業となることは多い(33)。患者側に協力する医師を確保することが困難な理由として，医学界の閉鎖性や封建制を挙げる考えもあるが(34)，医学的に不適切な診療行為がなされた場合には責任の所在は明確にすべきと考えるのが医療者としての根源的な発想であるはずであり，協力が得られない多くの場合は，死亡・後遺障害などの結果は生じていても医学的に問題のある医療行為が行われたことに由来するわけではないと医師が判断したためであることが多いのであり(35)，医療機関内や医師同士が結託して医療過誤をなかったことにしようとしているという事案は例外的なものと考えることができる(36)。

---

参照する必要がある。最新版で述べられている知見に基づいて過誤が存すると主張しても診療行為当時の臨床医学の実践とは異なっている場合もあるからである。
(32) 協力医の探し方の類型として，いきなり当該分野の専門医師に簡略な事実経過と医学上の問題点について意見を頂戴したい旨の手紙等を送る方法である「いきなり型」や知人・友人・親類等の伝手をたどって医師を探す方法である「知り合い型」といった方法がある（東京弁護士会弁護士研修センター運営委員会編『医療訴訟』116頁（商事法務，2003年））。なお，知り合い型の協力医には依頼者にとって好都合な意見だけを強調する可能性もあるので注意が必要である。
(33) 協力医による協力の方法として，医学的知見についての助言を与える，意見書や私的鑑定書などの書面を作成する，証人として出廷して証言するといった段階があるが，書面作成や出廷となると躊躇する医師も多くなる傾向にあろう。
(34) 加藤良夫・増田聖子『患者側弁護士のための実践医療過誤訴訟』4頁（日本評論社，2004年）。
(35) 実際，死亡等の結果が生じていれば，現実の経過においては行われなかった医療行為が行われていなかったことにつき過失ありと主張して訴訟提起するという請求が成り立つが，医療訴訟の請求認容率（一部認容も含む）が20％台と民事訴訟全体の認容率より極めて低いことからすると，医学上は問題ないと判断された医療行為を医療機関側の過失として提起されている訴訟の多さの表れであると言える。
(36) もっとも，東京女子医大カルテ改ざん事件の例（東京地判平成16年3月22日判例集未登載）もあるように，こうした隠匿行為が皆無であると言うことはできないであろう。

### 3　医療側との交渉（任意的交渉，相対交渉）

次に，収集された資料を分析した結果，医療機関側に法的責任があるとの認識に至った場合は，医療機関側との間で交渉を開始することとなる。まず最初の段階としては，医療機関側に対し診療経過説明会等の経過説明や話し合いの場を設けることを求める場合が多い。患者側が医療機関と交渉していく場合に，代理人である弁護士をつけない本人交渉の例と任意交渉の時点から代理人に依頼し代理人により交渉を進める場合とがあるが，いずれであっても任意的（相対）交渉の段階に位置することには変わりがない。

診療経過説明会は，法的には診療契約に基づく顛末報告義務（民法645条）に基づくものと理解され，医療機関側から医療事故等に至った診療経過や事故原因の説明がなされることとなる。多くの場合は患者側の要望により開催されるが，患者側のニーズが，情報開示，真相究明，事故再発防止等であることもあり，診療経過説明会の説明により患者側の納得が得られれば，そこで任意和解できる可能性がある。もっとも，診療経過説明会開催には消極的である医療機関もないわけではない[37]。診療経過説明会が開催されても交渉が成立しなかった場合には，患者側としては，調停申立てや訴訟提起といった次の段階に向けての行動をする必要が出てくる。調停や訴訟の段階に至ってしまった場合に，そこまでに当事者間でどのような議論や交渉がなされてきたのかについて参考とされることもあり，次の段階での紛争解決への手がかりとなることもあり得る。

## V　医療ADRの限界

ここまで述べてきたようにADRには紛争解決に資する様々な長所があるが，その反面ADRの特性故に超えることのできない限界も存することは否定できない。ここではそうした限界についても解説しておく。

---

(37) 医療機関側と患者側が同席する数少ない機会であることから，医療機関側が患者側より一方的に罵倒されたり，一方的に責任追及されたりすることに終始することもあるためと言われる。

## 1 両当事者の合意

まず，ADR（仲裁は別として）が，基本的には当事者間の対話にもとづく合意により調停等を成立させるという手続きのため，両当事者が調停の場を介して話合いによって互譲し合意に達するという姿勢が必要であり，どんなに調停者が妥当と思う解決案であっても当事者が応じなければ調停は成立しないという限界がある。訴訟における判決が非協力的な当事者に対しても下せられることとは対照的な点である[38]。

## 2 執行力が得られない点

次に，ADR の結果として結ばれる和解書等では，強制力を伴わず強制執行が行えない点がある（訴訟上の和解と仲裁判断はこの限りではない。）。ADR の結果にもとづいて執行力を得たいという場合の方策については先述した（Ⅲの4）。

## 3 医師賠償責任保険との関係

医療 ADR に特徴的な限界として，医師賠償責任保険との関係は避けることができない問題である。医療機関側が賠償金（または解決金等）を医師賠償責任保険によって支払おうとする場合，日本医師会の医師賠償責任保険では日医賠償責任審査会の，保険会社の保険では保険会社の委託した医事紛争処理委員会の審査により，医療機関側に有責であるとの結論が出て始めて賠償金が支払われることになる。ADR において当事者間で合意が成立していたとしてもこれら審査会の結論により医療機関側に過失無し等とされた場合には賠償金の支払いがなされないという可能性もあり，そのために ADR による解決が不可能となることもある[39]。

---

(38) 草野・前掲注（6）17頁。
(39) 保険による賠償金支払いのために，医師による過失がなかったにもかかわらず事故調査報告書に「過失あり」との記載をしてしまい，これにもとづき医師が刑事責任を追及されることになってしまった福島県大野病院事件（福島地判平成 20 年 8 月 20 日判例集未登載）の例（医師は長年の訴訟の末に無罪となった）もあることから，事実と異なり過失を認定するような報告書作成は，厳に慎まれなければならない。

### 4 事実関係に争いがある事案

損害賠償の根拠となる過失・因果関係・損害の発生につき，医療機関側と患者側とで大きく認識の異なる事案については，ADRでの解決は困難なのであろうか。医療ADRの中でも調停・あっせんの段階では，訴訟のような証拠調べ手続を行えるわけではないことから，事実認定機能という点で限界を呈するものとも言われている。東京三弁護士会医療ADR（Ⅶの1）のように，手続きの公正・中立性を重視する立場からは，過失・因果関係など純粋に専門的な部分で鋭い対立がある紛争についてはADRの対象になりにくいとしている[40]。調停者に医療関係者を含めている千葉型（Ⅶの2）や茨城型（Ⅶの3）の場合には，こうした紛争についても解決を導く可能性があると言える。

### 5 医療機関側の応諾

裁判所に訴える訴訟の場合には，被告とされたものは訴え提起に対して応訴しなければならないが，当事者間の対話を旨とする調停・あっせん等のADRでは，申立人から相手方とされた医療機関側[41]がADRの申立てに応諾しなければ，そもそも対話の席につくこともなく話し合いも進まない。医療ADRに応諾しない医療機関は，診療経過説明会（Ⅳの3）に応じない医療機関の数の比ではなく多いと目されるが，各ADR機関も医療機関側の応諾率を高めるために，広報等を通じて，ADRの手続きでは必ずしも医療機関側の責任追及をなすのではなく，両当事者の話し合いの場を提供する趣旨である等の認識が拡がるように努力をなしている。

### 6 中立性・公正性の要請

前述（Ⅲの5）のとおり，調停者が両当事者から見て中立・公正であることが，手続きへの信頼を高めひいてはADRによる紛争の解決をもたらすも

---

(40) 浦川ら編・前掲注（13）271頁。
(41) ADRの申立てに関して，医療機関の側が申立人となって，医師患者関係の調整，損害賠償債務の不存在，後方医療機関への転医の要請等を求める申立ての例も近年増加してきている。

のである。そこで，調停者の中立・公正が害されればADRの基礎は崩れてしまうこととなるのであり，中立・公正を貫かせようとして設計されている例が，東京三弁護士会医療ADR（Ⅶの1）のような医療関係者を調停者に加えない方法である。

　もっとも，そのように設計されたADRの調停者であっても，知り合いの医師等に医療上の意見を聞くことや，医学文献・インターネット等で医学知識を調べることはできるのであるが，調停者として事案に関与した後にはこうした医学情報の入手も避けなければならないのであろうか。全くの医学的認識なしに調停・あっせんを進めていくことは，中立・公正を貫く調停者であっても空論を論じることになりかねないことから，一般論としての医学的知見を入手することまで制限されるべきではないであろう。一方で，当該事例・事案に即した医療上の意見を他者に求めることは調停者としては避けるべきであると考える。

## 7　訴訟への移行を考慮しての資料提出

　ADR手続きにより話し合いが不調に終わった場合には，患者側としては裁判所への訴訟提起を考えていくことになるが，医療機関側としては訴訟で争われることになった場合に備えて，ADR手続きでは資料の提出を躊躇するという態度に出ることが考えられる。もちろん調停・あっせん等のADR手続きに提出された資料は，その後の訴訟に引き継がれるということはないわけではあるが，調停段階で一方当事者から渡された資料を受け取った他方当事者は訴訟においてこれを提出していくことはまた自由であることから，一旦提出した資料について訴訟において証拠として用いられるであろうと念頭に置いておかなければならないこととなる。このために資料提出が不十分となりADRでの話し合いが進まない弊が生じるがこれを避ける方法として，対立当事者には手渡さず，「調停者限り」との限定の下に資料提出する方法を採ることも考えられる。この方法により，調停者に対しては事案の本質を理解させるという効果も得られるが，手続きの公正・中立性の観点からは運用については慎重な配慮が加えられなければならないであろう。

## Ⅵ　院内メディエーションの重要性

　近年狭義の ADR 以前の段階である相対（任意的）交渉の過程よりは一段階進んだ医療メディエーションが果たす役割が注目されている[42]。

　ひとたび医療事故が起きてしまった場合に，患者（または遺族）と医療機関側との交渉方法の初めの段階として，患者（または遺族）自身もしくは代理人（弁護士）を依頼した場合には代理人が医療機関との交渉に入るのであるが，医療事故を生じさせてしまった当事者とそのために有害事象を被ってしまった当事者と同士の関係では，特に感情的軋轢（コンフリクト）等の溝が生じてしまうことも多い。こうした溝のできた関係に陥らないように，院内における第三者的立場であるメディエーターが対話促進のための援助の役割を果たしていくこととなる。

　院内メディエーターとは，「院内での苦情や事故後の初期対応の際に，メディエーションのモデルを援用して患者側と医療側の対話の橋渡しをする役割」[43]をいう。そして，「医療メディエーター（医療対話促進者）は，法律的な解決にはかかわりません。また，院内スタッフであるため，その活動は示談交渉のなかの対話促進の部分を担うことが中心となります」[44]とされていて，病院内に置かれている立場ではあるが，医療機関と患者側のどちらからも中立的な立場で両者間の対話の促進をはかっている。そこでは，医療における有害事象の被害者となってしまった感情を激烈に医療者側に向けてしまいがちな患者（または遺族）と事案に直接関わったという立場から過度に防御的対応をとったり，医学的理論を専門的立場から押しつけるような説明をしたりしがちな医療機関側との間の関係を，話し合いにより良好にしていくことも可能となっている。

---

(42)　「メディエーション」は直訳すると「調停」であるが，司法機関・民間機関等により行われる従来の調停とは意味合いを異にし，任意交渉と調停との間に位置する第三者によるかかわり方をあえて原語でメディエーションと呼んでいる（和田仁孝・中西淑美『医療コンフリクト・マネジメント――メディエーションの理論と技法』24 頁（シーニュ，2006 年））。

(43)　社団法人日本医療メディエーター協会ホームページ〈http://jahm.org/〉。

(44)　日本医療メディエーター協会・前掲注（43）ホームページ。

院内メディエーターは，GRM（General Risk Manager）等の名称で院内に置かれている立場にあることが多く，患者側から見ると医療機関側の人間であるとしてその中立性には疑念を抱かれることも十分に考え得る。しかし，メディエーターとしての資格は，公的資格ではないものの日本医療メディエーター協会[45]の認定を受けており，医療メディエーションについての研修を受け養成されている。メディエーターとしての養成を受けた者は，上記のような患者・医療機関間のコンフリクトを緩和して，両者の対話促進の実現のための援助（エンパワー）に徹する立場に立つことを指向しており，あくまでも中立性を維持していく立場であることが明確になっている。

## Ⅶ 医療 ADR の具体例

医療 ADR を行っている機関の具体例として，特徴のある3箇所の機関を以下に紹介する。

### 1 東京三弁護士会医療 ADR

全国の弁護士会には半数以上で，医療に特化しない一般民事事案を対象とした ADR の担い手としての紛争解決センターや仲裁センターという名称の調停・あっせん・仲裁のための機関が設置されているが，その中にさらに医療事案のみを扱う医療 ADR が設置されている弁護士会はまだ多くはない[46]。東京には3つの弁護士会があり，平成19年9月より，3つの弁護士会の紛争解決センター・仲裁センターが共同し医療 ADR が運営されている。

東京三弁護士会の医療 ADR の特徴は，調停・あっせんに精通した調停委員に加え，医療関係訴訟の経験が豊富な医療側調停人及び患者側調停人を加えた3名が調停委員として加わっている点にある。調停委員の構成からもわかるように，ADR 機関としての中立性や手続きの公正・適正を追求し，当

---

(45) 日本医療メディエーター協会・前掲注（43）ホームページ。
(46) 東京以外に，岡山弁護士会の医療仲裁センター岡山，愛知県弁護士会紛争解決センター等の医療 ADR は活動が盛んである。他に医療 ADR を行っている弁護士会については，日本弁護士連合会ホームページ内の記載（http://www.nichibenren.or.jp/activity/resolution/adr/medical_adr.html）を参照。

事者間の対話による紛争解決の促進を重視するするタイプの一例である。

なお，東京三弁護士会の紛争解決センター・仲裁センターはADR法の認証機関とはなっていないため，時効中断効等に関しては注意が必要である[47]（Ⅲの4参照）。

### 2 医療紛争相談センター（千葉）

弁護士，学識経験者，医療関係者からなる研究会から派生して，平成21年4月より医療ADRを行っている。NPO法人として設立された医事紛争相談センターにより運営がなされており，弁護士会や医師会による他の医療ADR機関の運営形態とは一線を画する。ADR法による認証を取得しているため，時効中断効その他の法的効力を受けることができる（Ⅲの4参照）。特徴としては，調停委員に専門家である医師の委員が加わっている点がある。「調停委員は，弁護士，医師，法律学の研究者等の有識者が選任される。具体的事案の処理には上記委員の3名からなる合議体があたり，中立性を確保しながら，公正・迅速な審理を図る。」[48]とされている。医学に関する専門的知見を早期から導入することで，事実関係や医療行為の妥当性等に争いのある事案に関しても調停案の提示により紛争解決をはかりうる効果がある。

加えて，調停以前の段階として，医療専門家も加わった相談員による医療相談も行われている[49]。

### 3 茨城県医療問題中立処理委員会（茨城県医師会内）

茨城県医師会により設置され，平成18年より医療ADRを行っている。

医師会内に設置されている委員会であることから，利用者にとっては医療機関側の者による調停として医療機関に有利となるよう話が進められてしまうのではないかとの疑念を生じさせる可能性があり，上記の2機関よりさら

---

(47) 認証を受けることで法務大臣の所管の下に入ることは弁護士自治を実現するためになされてきた歴史的経緯や理念に悖るとの理由によるものと思われるが，大阪弁護士会民事紛争処理センターのように認証を受けている例もある。
(48) 「医事紛争相談センター」パンフレット。
(49) 相談は任意的交渉より前のADR以前の段階に位置するが，相談により医療事故の生じた過程に理解が及び納得を得ることで，紛争化せず解決する例も多い。

に公正・中立性を確保することがこの委員会における課題といえよう。そこで，特徴として，調停委員は弁護士（医師会の弁護士ではなく，弁護士協会の選任），一般市民（学識経験者，被害者支援活動家，報道関係者），医師（様々な科からの派遣）から成るという構成を採っており，医療機関や医師会の意向に沿った調停が進むのではないことを明確にし，ADR機関としての公正・中立性を利用者にもわかりやすいものとしている。また，医師が委員に含まれており，千葉型の場合と同様に医学的専門知識の早期導入がはかられる利点がある。

## Ⅷ 和解条項の実際

　調停・あっせん等により話し合いが成立した場合には患者と医療機関との間で和解書を作成するのが一般的であり，和解書に記される和解条項がどのような内容となるかを以下に説明する。

　給付条項[50]は，当事者の一方が相手方または第三者に対して特定の給付をなすことを内容とする条項であり，金銭の支払いに関する条項はこれにあたる。支払われる金銭の名目を損害賠償金と記すことに抵抗がある場合，解決金（他に和解金，見舞金等）という表現が用いられることも多い。医療機関側の有責性を明示はせずに和解に至る例もあり，そうした場合の給付条項作成には名目を解決金とすることは有効であろう。

　また，医療過誤紛争においては一般的な損害賠償事件の和解条項に加えて，誹謗中傷禁止条項，秘密遵守条項，再発防止等の努力（医療環境整備）条項が結ばれることも多い[51]。

　謝罪条項は，医療機関側が真摯に遺憾の意を表した謝罪文言が記された条項である。医療機関の法的責任を認めることとは異なるものではあるが，謝

---

(50) 実体法上の効果を有する効力条項としては，その他に，確認条項，放棄条項，清算条項，手続費用負担条項等が一般的に和解書で条項化される。これらにより権利関係が明確化され後の紛争の蒸し返しなどが防がれるが，詳細は和解・調停につき一般に記している文献（裁判所職員総合研修所監修『書記官事務を中心とした和解条項に関する実証的研究』（法曹会，2010年）等）を参照されたい。

(51) これらの条項は上記の効力条項に対して，実体法上の効果を有しない条項である任意条項と分類される。

罪条項として残すことに反対がある場合は，和解書の冒頭において「本件医療事故について心より謝罪し，当事者双方は本件医療事故に関して，次のとおり合意した」等と記すことにより，謝罪条項の替わりとする方法もある[52]。

誹謗中傷禁止条項は，当事者間の全ての紛争が解決したことが了解されたことにより，今後は互いに誹謗，中傷を行わないことを確約する条項である。

秘密遵守条項（守秘義務条項）[53]は，当該事案に関する一切の事項（調停等の内容だけでなく，手続きの行われたこと自体を含むこともある。）を第三者に公表，口外しないことを約する条項である。医療機関側としては，紛争の存在自体によりイメージダウンや患者離れが生じる弊害があるため，こうした条項が結ばれることは多い[54]。

医療環境整備条項，再発防止条項は，当該事案を教訓とすることにより安全な医療環境の整備に努めることを定めたり，同様な事故の再発を未然に防ぐため万全を期し努力をする等の内容を定める条項である。

後遺障害留保条項，治療約束条項は，清算条項が結ばれることにより本件に関し一切の債権債務なしとされてしまうと，和解成立の後に後遺症が発生した場合に，事故との間に因果関係ある損害についてまで賠償責任が果たされないおそれがあるため，明確に後遺症による損害の賠償は含まない旨を記したり，後遺症の治療については対応する旨を記したりする条項である。

## IX　まとめ

医療ADRの特徴について幅広く概説してきたが，ADRには様々な形態がありそれぞれに一長一短のあることは否めないものであることから，各手続きの性質が十分に理解されることで，紛争解決に最も資する手続きが当事者により選択され，より良い解決が導かれることになるものと考える。

---

[52]　和田仁孝・手嶋豊・中西淑美編著『医療事故対応の実践　判例と実例に学ぶ』210頁（三協法規出版，2009年）。

[53]　秘密遵守条項は特約条項と解すれば任意条項に属するが，紛争内容を口外しないという不作為義務を定めた給付条項と解した場合は効力条項と解することもできる。

[54]　双方の対話により紛争が解決しなかった場合に，制裁的に報道機関等に医療事故や紛争の内容を公表したい場合は，ADRではなく公開手続きである裁判所の訴訟に訴えていく方法によることになろう。

# 11 医療事故と刑事過失責任
――イギリスにおける刑事医療過誤の動向を参考にして――

日 山 恵 美

I　はじめに
II　イギリスにおける刑事医療過誤の動向
III　ヒューマンエラーの過失責任
IV　おわりに

11 医療事故と刑事過失責任　[日山恵美]

## I　はじめに

　わが国では，近時，医療事故に対する刑事事件数が増加し[1]，加えて医師の逮捕に至った事件[2]，起訴されたものの無罪判決が出された事件[3]が相次いだことなどから，医療事故に対する刑事責任追及のあり方に強い関心が寄せられている。刑事責任追及の範囲が広すぎるのではないか，という問題関心には，専門的知見を要する判断に素人が介入することによる不当さが生じているのではないか，というものと，単純ミスによる事故についてまで刑事責任を追及するのは酷ではないか，というものとがあると考えられる。筆者は，以前とりわけ後者に関して，ヒューマンエラー[4]について刑事責任を追及することについての疑問を呈した[5]。

　本稿では，ヒューマンエラーについて刑事責任を追及することは，医療事故に対する刑事責任追及の妥当な範囲に入るのか否かについて，単純ミスによる処罰はなされていない，と言われるイギリスにおける裁判例および学説の状況を検討したうえで，考察することとする。

## II　イギリスにおける刑事医療過誤の動向[6]

　従来，イギリスでは，医療過誤に対する刑事介入は謙抑的であるといわれ，このことは，わが国において近時，刑事事件の増加が問題となる度に引き合

---

(1)　飯田英男『刑事医療過誤II［増補版］』1頁（判例タイムズ社，2007年）
(2)　産婦人科医師が逮捕された福島県立大野病院事件，心臓外科医が逮捕された東京女子医大病院事件
(3)　福島地判平成20年8月20日医療判例解説16号21頁（福島県立大野病院事件判決），東京高判平成20年11月20日判タ1304号304頁（杏林大割り箸事件判決），東京高判平成21年3月27日LLI/DB（東京女子医大事件判決）
(4)　ヒューマンエラーの定義については，ジェームズ・リーズン（林善男監訳）『ヒューマンエラー――認知科学的アプローチ』10頁以下（海文堂，1994年）
(5)　拙稿「医療の安全確保における刑事過失論の限界――刑事医療過誤判決の分析から」年報医事法学23号8頁（2008年）
(6)　英米における医師の刑事責任について，佐伯仁志・于桂桂「英米における医療過誤への刑法上の対応」刑事法ジャーナル28号29頁（2011年）

いに出されてきた。

　しかし，Ferner らによると，近時，イギリスでは，刑事責任追及が増えている，という[7]。1795 年から 1974 年の間の訴追件数が 41 件であるのに対して，1975 年から 2005 年の間で，44 件にも達したとされる。そして，そのうちのほとんどが 1990 年代以降である，と報告されている。また，Quick の研究[8]では，1970 年から 2005 年の間で，起訴されなかったものも含めて捜査されたものとして 65 件が見出され，このうちの大半が 1996 年から 2005 年の間のものである，という。そして，1986 年から 2005 年の間の有罪率は 39％と報告されている[9]。Quick は，この増加傾向は，1986 年の検察庁（Crown Prosecution Service：CPS）の設立と一致している，と指摘する[10]。イギリスで医療過誤に世間の注目が集まったのは，ブリストル王立小児病院の心臓手術の高い死亡率や，ある婦人科医師が手がけた手術における高い死亡率や，医師による一連の殺人事件などが契機である，と言われる[11]。

　そして，このような刑事訴追件数の増加に対して，刑事責任を限定するべきである，という主張が見受けられる。

　以下では，イギリスにおいて，医療過誤に対する刑事責任の追及に変化が生じているのかどうか，イギリスにおける刑事医療過誤に関する動向につい

---

(7) R.E.Ferner and Sarah McDowell, *Doctors Charged with Manslaughter in the Course of Medical Practice, 1795-2005*, 99 Journal of the Royal Society of Medicine, 309-314 (2006).

(8) Oliver Quick, *Prosecuting 'Gross' Medical Negligence : Manslaughter, Discretion, and the Crown Prosecution Service*, 33 Journal of Law and Society, 427, 421-450 (2006).

(9) 有罪率の低さについて，死因の立証が困難であることを指摘するものとして，Clare Dyer, *Doctors Face Trial for Manslaughter as Criminal Charges against Doctors Continue to Rise*, 325 British Medical Journal, 63 (2002).

(10) Quick, supra note 8 at 427．医療事故事件の扱いについて，Quick, supra note 8 at 431．英国刑事司法の担い手に関するものとして，清野憲一「英国刑事法務事情(1)」刑事法ジャーナル 3 号 72 頁（2006 年）．

(11) Quick, *Medical Manslaughter : The Rise (and Replacement) of a Contested Crime?*, in Charles A.Erin and Suzanne Ost, *The Criminal Justice System and Health Care*, (Oxford 2007) 34, 29-47, Bill O'Neill, *Doctor as Murderer*, 320 British Medical Journal, 329-330 (2000).

てみていくこととする。主要なケースについては，どのような事案に対して処罰が認められているのかが把握できるよう，やや詳細に紹介することとする。

## 1 判　例

### (a) 19世紀の判例

　故殺罪（以下 manslaughter をそのまま用いる）の要素として重大な過失（以下 gross negligence をそのまま用いる）が登場した19世紀には[12]，稀ではあるが，いくつかのケースが起訴され，控訴院で争われる傾向にあった[13]。例えば，長年，助産に携わってきた被告人（正規の教育は受けていない）が，Aの助産に際して，胎盤の一部を子宮内に残したままにしており，Aは出産の2日後に子宮脱を起こした。被告人が，この脱出した子宮を取り除こうとした際に子宮を傷つけ，腸間膜動脈も損傷したために，Aが死亡した，というWilliamson事件（R v Williamson (1807) 3 C. & P. 635）では，manslaughterの成立には，grossest ignorance あるいは the most criminal inattention を立証しなければならない，と示している。

　また，薬剤師が2種類の薬剤を2つの瓶に入れる際に，相互に入れ間違えたために，被害者が塗布用の薬を内服し，死亡した，というNoakes事件（R v Noakes (1866) 4 F. & F. 921）では，有罪に値する程度の complete negligence が必要であると示している。

　さらに，ビスマスと誤ってストリキニーネを含んだ薬剤を処方し，患者が死亡したSpencer事件（R v Spencer (1867) 10 Cox. C. C. 525）では，過ちがあっただけでは，刑事責任を課すことはできず，被告人が，通常の薬剤と毒物を，どちらを使用しているのか分からないような状態で保管していた，といった gross negligence が必要である，と示された。

### (b) Bateman事件（R v Bateman (1925) 19 Cr. App. R. 8）

　20世紀に入り，Bateman事件で，控訴院が，manslaughter の成立に必要とされる negligence について判断を示し，その後の判例の基礎づけとなった。事件の概要は，以下のとおりである。

---

(12) Andrew Ashworth, *Principles of Criminal Law 6$^{th}$* (Oxford 2009), 276.
(13) Quick, supra note 11 at 31.

Bateman 医師が A の自宅での出産（難しいケースであった）において，「外回転術」を行って胎児を娩出させたが，胎児は死亡し，その後，誤って胎盤を子宮の一部が付着したまま娩出させた。医師は，A を病院に送らずに 5 日間ほど自宅での経過観察とし（この間，1 日に 2 回，A 宅を訪れている），その後，病院へ送った。しかし，すでに A は，手術適応はなく，死亡した。医師は，①「外回転術」によって内部破裂を惹き起こし，②子宮を付着したまま胎盤を娩出させ，③病院へ送るのが遅れた，として，起訴された。

　控訴院は，manslaughter が成立するには，①注意義務があること，②義務違反があること，③死亡結果が義務違反によるものであることが証明されなければならず，さらに，これらに加えて④「被告人の negligence が，当事者間の損害の賠償という単純な事項を超え，国家にとって犯罪であり，処罰に値する行為に達するほどの他人の生命・身体に対する無視を示すもの」でなければならない，つまり gross negligence であることが必要と示した。

　そして，控訴院は，裁判官が誤った説示をした，という被告人側の控訴理由は斥けたが，①の起訴事実についての証拠はなく，また，③については説得力のある抗弁が出されており（A を動かさない方が賢明であると判断した，というもの），陪審が①と②の起訴事実に依拠して有罪の評決を出していることからすると，①の起訴事実が否定される以上，有罪判決を維持することはできない，として，一審判決を破棄した。

　この事件で示された gross negligence テストは，その後，貴族院で支持された（Andrews v DPP（1937）AC 576, HL）。

　そして，その後は，この Andrews 事件において，貴族院が，刑事責任に値する negligence の範囲をもっともカバーしている言葉が無謀（以下 reckless をそのまま用いる）である，と述べたことから，（医療過誤事件以外ではあるが）裁判で reckless が用いられるようになり[14]，1980 年代には，gross negligence manslaughter は，recklessness manslaughter に吸収されていた[15]。

---

(14)　R v Stone, R v Dobinson（1977）QB 354.

(15)　Ashworth, supra note 12 at 277.

## 11 医療事故と刑事過失責任［日山恵美］

（ｃ）　Adomako 事件, Prentice, Sullman 事件

（ⅰ）　控訴院判決（R v Prentice, R v Sullman, R v Adomako（1994）QB 302）しかし，その後，Adomako 事件の控訴院において，gross negligence テストが復帰した。もっとも，主観面の判断であることから離れたわけではなく，reckless, recklessness といった概念が，様々なコンテクストにおいて様々に用いられてきたために，この概念を義務違反による involuntary manslaughter に関する陪審の説示に用いることは好ましくない，とするものである。この控訴院の判断は，医師に対する2つの別々の事件と電気技師に対する事件[16]の計3つの事件を一緒に審理したものである。医師に対する事件の一つは，Sullman 医師と Prentice 医師に対するもので，他の一つが Adomako 医師に対するものである。

　Sullman 医師（研修医）と Prentice 医師（研修医）の事件は，次のようなものである。

　両医師が勤務する病院で，F 医師が16歳の白血病患者 A の治療を担当していた。F 医師には，直接に彼のもとで働く研修医がおらず，必要な場合には，一般内科および消化器科の D 医師の研修医を使わなければならなかった。両医師は，この D 医師の下の研修医であった。

　A には化学療法がなされており，経静脈でビンクリスチンを月に1回，髄腔内にメソトレキセートを2ヶ月に1回投与することとなっていた。「I.V.」「I.T.」と表記した2つの薬剤は，細胞毒性のある薬剤用の箱に一緒に入れられ，添付文書とともに特別のカートに用意されたが，投与当日，腰椎穿刺用のカートに移し替えられた。このとき，添付文書は薬剤と一緒に移し替えられなかった。カートにカルテはあったが，処方箋は不明である。

　Prentice 医師は，この2つの薬剤を投与するのは初めてであり，投与の研修も受けておらず，Sullman 医師（腰椎穿刺の経験は一度，細胞毒性のある薬剤投与の経験も少なかった）に腰椎穿刺の監督を（先輩研修医からの指示）依頼した。Prentice 医師は，細胞毒性のある薬剤の投与も含めて処置全体の過程を監督してもらうつもりであったが，Sullman 医師の方は，穿刺の際の針の刺し方のみを監督するものと思っていた。

---

[16]　電気技師が，電気工事を施工した家で，家人が感電死したことにつき起訴された事案。控訴が認められた。

看護師は，ベッドサイドへカートを準備し，その後，病室を離れたので，病室には，2人の医師のほかには，2人の看護実習生がいるだけであった。Prentice医師が腰椎に針を刺し，看護実習生は細胞毒性のある薬剤を扱うことは禁じられていたため，Sullman医師が薬剤を手渡すこととなった。Sullman医師は，カートにある薬剤は，腰椎穿刺に使用するものが準備されていると思っていたので，ラベルの確認をすることなく，2つの薬剤を順次Prentice医師に手渡し，Prentice医師は，手渡されたビンクリスチンを髄腔内に注入した。このため，患者は死亡した。

Prentice医師は，ビンクリスチンの添付文書を読んだこともなければ，ビンクリスチンの髄腔内への投与が，致死性があることを誰かに教わったこともなかった。

もう一つのAdomako医師の事件は，次のようなものである。

麻酔科医師であるAdomako医師は，ロシアで医師教育を受け，英国で15年間，代理医師（locum）として働いていた。事故当時は別の病院の常勤医だったが，週末，依頼がある場合には，事故が起きた病院で働いていた。

Adomako医師は，患者の右眼の網膜剥離の手術（緊急手術のため日曜日に施行）の後半で麻酔の担当を交代した。手術前半は2人の医師が麻酔を担当していたが，交代したときには，まだアシスタントは到着していなかった。

交代からおよそ35分後，気管チューブの接続が外れた（患者の体を覆うカバーの下でコネクターから外れていたことが後で分かった）。患者への酸素供給が止まり，約9分後に患者は心停止した。この間，Adomako医師は，チューブが外れたことに気付かなかった。

Adomako医師は，患者の血圧モニター装置のアラームが鳴ったとき，何らかの不具合が生じたことに気づいた。アラームは気管チューブの接続が外れてから4分半後に鳴ったようである。アラームが鳴ったとき，Adomako医師は，モニター装置を点検したり，患者の脈拍数を上げるためにアトロピンを投与したりしたが，人工呼吸器のチューブの接続の点検はしなかった。人工呼吸器のアラームのスイッチは切られていたが，オフになっていた理由は不明である。患者には，心電図，呼吸監視モニターがつけられていたが，Adomako医師は，患者の呼吸状態や，呼吸監視モニターの目盛りも見ていなかったため，心停止に気付かなかった。

控訴院は，これら2つの事件に対して，gross negligence manslaughter が認められるために必要な行為者の主観面として，以下の4つの場合を示した。

 i 患者への傷害の明らかなリスクに無関心だった場合
 ii リスクに気付いていたが，しかし，リスクを冒すことを決定した場合
 iii リスクを正しく評価し，回避するための努力をしたが，回避を試みるに際して，処罰に値するほどに高度な negligence であった場合
 iv 被告人が取り組むべき要求されている，明白かつ重要な事項に関して，"単なる見落とし"を超えるほどの，重大なリスクへの不注意があった場合

そして，この gross negligence テストを用いる場合には，当該事件における，免責や減軽に値するあらゆる状況を考慮に入れなければならないとし，Sullman 医師と Prentice 医師については，状況を考慮すると，gross negligence の十分な証拠がないとして控訴を認め，有罪を破棄した。Adomako 医師については，控訴を認めなかった。Sullman 医師と Prentice 医師について考慮された状況は，Prentice 医師が，処方した医師もいない状況で，何ら説明もなく，処置をするよう要請されたこと，Prentice 医師には添付文書がなかったこと，看護師がいなかったこと，両医師の間に監督に関しての思い違いがあったこと，細胞毒性のある薬剤についての特別な知識がなかったこと，2つの薬剤を同じ箱に入れる，という悪しき慣行があったことである。

(ⅱ) 貴族院判決（R v Adomako（1995）1 AC 171） Adomako 医師の上訴に対して，貴族院は，原審を維持し，控訴院の4つのテストを見直すこともなく，ただ，陪審員は，義務違反が gross negligence であり，それゆえ犯罪とされるべきかどうかを検討しなければならず，これは，行為時に被告人が置かれたあらゆる状況の下における，被告人の義務違反の深刻さと，被告人の態度が，彼に課された正しい標準的なケアからの逸脱の程度が，患者の死亡のリスクを有するに違いないことも含めて，犯罪と判断しなければならないほど悪いものであったかどうかを考えなければならない，と述べた。

また，貴族院は，この義務違反が gross negligence かどうかの判断は，ある程度，循環論が含まれていることを認めながらも，致命的な誤りではないと述べ，説示において recklessness の定義に言及する必要はない，として

いる。
　この事件において，行為者に危険の認識のない場合においても gross negligence が認められることが示された。

（d）　Becker 事件（R v Becker（2000）WL 877688）
　Adomako 事件の貴族院で示された gross negligence の判断に従って医師の刑事責任が認められたものがある。一般医（GP）である Becker 医師は，急患の往診に出向き，患者の疝痛は腎結石によるものと診断し，鎮痛のためにボルテロールを処方した。
　しかし，ボルテロールは，麻薬に比べて遅効的であったので，医師は，さらに麻薬を追加することとした。持って来ていた緊急応急バッグにはペシジンとジアモルヒネの10ミリグラムと30ミリグラムのアンプル（ただし原文ではカプセル）が入っており，医師は，ジアモルヒネを選んだ。医師は，ジアモルヒネの30ミリグラムを正しい量だと考えて，筋肉注射した。その後，患者はジアモルヒネによる中毒で死亡した。
　医師の注射したジアモルヒネの投与量は，許容量の3倍であり，致死の可能性のある量であった。医師は，南アフリカで教育を受け，資格を得ており，しかも南アフリカでは，ジアモルヒネの投与についての教育は受けておらず，これまでに投与したこともなかった。また，医師が患者宅に持参した応急バッグは，第三者が用意したものであった。

（e）　Misra, Srivastava 事件（R v Misra and Srivastava（2005）1 Cr. App. R. 21）
　Misra 医師と Srivastava 医師の事件では，Adomako 事件で示された gross negligence テストが，陪審員が犯罪そのものを定義しなければならないこととなり，ヨーロッパ人権条約により必要とされる明確性の基準に一致しないものであり，gross negligence manslaughter は，重大な犯罪要素に必要なメンズ・レアの要素を欠く，と主張されたが，いずれも斥けられた。
　本判決は，犯罪に必要な要素に関する不明確さと，個別のケースにおいて要求される犯罪要素が立証されているかどうかを判断するプロセスにおける不明確さは別であり，犯罪自体は明確に定義されており，陪審員は，被告人

の態度が，grossly negligent であり，それゆえ犯罪である，といえるかどうかを判断するのであるから，法律問題ではなく事実認定の問題である，と述べている。そして，negligence は，犯罪要件の他の要素が立証された場合に，犯罪に値し，処罰するほどに悪い（bad）ものでなければならない，とされていることからすれば，gross negligence は，culpability の要素を必要とするものであり，メンズ・レアである，と述べている。

　この事件は，膝蓋腱の手術を受けた患者が，術後に，黄色ブドウ球菌に感染し，トキシンショック症候群で死亡したことについて，術後の管理にあたっていた Misra 医師（研修医）と Srivastava 医師（研修医）の2名が，適切な診断ができず，積極的な支持療法や抗菌薬の投与といった処置をしなかった，として起訴され，有罪と判断されたものである。事案の経過の概要は次のとおりである。

　術後翌日（土曜日）昼に，患者が，体温上昇，脈拍増加，血圧低下といった感染症に典型的な徴候を示し，嘔吐，下痢も出現していた。担当した Misra 医師は，体温上昇は手術の切開に起因し，血圧低下と脈拍増加は下痢と嘔吐によるもので，これが脱水を起こしている，と判断して，補液と酸素投与を指示した。

　Misra 医師が再度，患者を診察した際，看護師長から抗菌薬投与前に通常行われる血液培養の実施を提案されたが，医師は同意しなかった。この点については，血液培養が行われたとしても，結果が出るには48時間かかるので，血液培養が行われなかったことは死亡に寄与するものではないが，患者の状態に対して適切かつ十分な手当がなされなかったことを示すものである，と判断されている。

　その夜7時に，他の医師が患者を診察した。この医師は，傷の周りは感染症の徴候を示していなかったので，消化管感染症を疑い，血液検査を行った。この血液検査の結果は，9時47分にはコンピューターで見ることができる状態になっていた。この医師が血液サンプルにラベルを貼っていたときに，夜間を担当する Srivastava 医師が来たので，経過や自分の見込みを説明し，血液検査の結果を確認するよう依頼した。そして，看護師らに，血液検査の結果が異常であった場合は Srivastava 医師に伝えるように言った。

　血液検査では，腎障害と感染症の可能性があることが示されていたが，そ

の夜にも翌日にも結果は確認されないままであった。

　11時に，診察の要請があり，Srivastava医師は患者の状態を診て，血圧を上げるために血漿製剤の投与を指示した。12時50分に再度，Srivastava医師は血漿製剤の追加を指示し，収縮期の血圧が70を下回ったら，上級の医師による処置が必要となる，と看護師に話した。しかし，Srivastava医師自身は，このように話したことは思い出せず，また，100がベースラインだと考えているので，70と言うことはありそうにない，と供述している。Srivastava医師は，患者の尿量を，実際量は250mlであったのに，その2倍近くだと読み間違えた。また，Srivastava医師は，カルテを見ていなかった。

　翌朝，Srivastava医師は患者を診て，状態は悪いが，改善傾向にあると判断して，病棟回診に立ち会うことなく，担当を終えた。

　その後の担当となっていたMisra医師は，回診後に，患者が，膝がやけるような感じがする，と訴えている，と看護師から診察を要請された。膝は乾いており，分泌物も感染徴候も現れていなかった。患者は，まだ下痢が続いており，血圧も低く，脈は増加しており，体温も高温であったので，Misra医師は補液の投与量を倍にした。Misra医師は，血液検査がなされたことは知っていたが，異常があった場合には検査室が知らせてくるものと考えていた。

　この事件に関しては，両医師の勤務していた病院（Trust）が，Health and Safety at Work Act 1974の33条1項違反で刑事責任を問われている（R v Southampton University Hospital NHS Trust (2006) EWCA Crim 2971)。Quickによると，2006年に，医療事故に関して，このHealth and Safety at Work Act 1974違反で有罪とされたのは3件である[17]。

### （f）その他[18]

　上述の他に有罪とされた事案として，以下のものがある。

---

(17)　Quick, supra note 11 at 40.
(18)　ここで取り上げる事案は，Ferner, *Medication Errors that Have Led to Manslaughter Charges*, 321 British Medical Journal, 1212-1216 (2000)，Ferner, supra note 7 に紹介されている。さらに，Margaret Brazier and Amel Alghrani, *Fatal Medical Malpractice and Criminal Liability*, 25(2) Professional Negligence (2009).

■ヘルニア手術中の低酸素症で2歳の男児が死亡した事案（1959年）。医師は，麻酔薬依存症であった[19]。

■麻酔科の代理医師が，9歳の患児の虫垂切除の際に，経鼻気管チューブを口から入れてしまい，チューブの折れ曲がりにより，患児が死亡した事案（1974年）[20]。

■55歳の患者の咽頭，喉頭，食道の内視鏡検査のための全身麻酔において，咽頭チューブが呼吸器ではなく，酸素シリンダーに直接接続されたために，数分間のうちに1000リットルを超える酸素を吸入して，死亡した事案（1990年）[21]。

■留置場でヘロインからの離脱をしていた23歳の若者に，2人の医師が，それぞれ薬剤を処方し，過剰投与により死亡した事案（1992年）。1人は，控訴院で無罪となった[22]。

■一般医が4人の男児に割礼を施した際に，鎮痛のためにジアモルヒネをジハイドロコダインと思って処方したために，量が過剰となり，9歳の男児が死亡した事案（1994年）[23]。

■重い片頭痛の41歳の患者にペシジンを処方しようとしたが，薬局になかったため，ジアモルヒネのアンプルを入手し，ジアモルヒネ100ミリグラム全量（ペシジンであれば適量であるが，ジアモルヒネの投与量としては10倍）を患者に筋肉注射し，死亡させた事案（1998年）[24]。

■14歳の患者が乳歯抜去の後に，装置のチューブが誤接続されていたために酸素ではなく笑気ガスが投与されて死亡した事案（1999年）。麻酔医は装置を点検しておらず，歯科医も麻酔医も，患者の既往歴を調べていなかった。患者がGoldenhar症候群であったことで，蘇生が難しいケースであっ

---

(19) 12 Months for anaesthetist responsible for boy's death, 'life in ruins'. The Times 1959 February 21.
(20) Doctor sent for trial on coroner's warrant, The Times 1974 October 31.
(21) Anaesthetist convicted of manslaughter, The Guardian 1990 July 31.
(22) R.Nelson-Jones and F.Burton *Medical Negligence Case Law* (London 1995) 511-513.
(23) Doctor admits killing, The Guardian 1994 March 4.
(24) P.Stokes Suspended Jail Term for Doctor in Jab Case, Daily Telegraph 1998 November 28.

た[25]。

■研修医が18歳の白血病患者の髄腔内に薬剤を投与するときに，その監督をしていた上位の研修医が，髄腔内に注入される薬剤の確認をしないままに注入させたため，ビンクリスチンが髄腔内に注入されて患者が死亡した事案（2003年）[26]。

■71歳の患者の肝臓から癌性の腫瘍を摘出する手術で，腫瘍が予期していた大きさの2倍で，しかも重要な血管の近くにあったので，手術中断を決めたが，失血死させた事案（2004年）。医師は，術中に患者に背を向けて，切開した肝臓と一緒に写真を撮っていた[27]。

■感染した腱膜瘤から敗血症を発症した患者が血圧低下を呈したときに，アドレナリンを投与して死亡させた事案（2009年）。医師は，看護師長や同僚医師らの助言に耳を貸さず，麻酔科医師にコンサルトもしなかった[28]。

上記のほか，起訴されたものの，イギリスでの裁判開始には至らなかったものとして，次の事案がある。

■腎臓結石による疝痛の患者を往診し，鎮痛のための薬剤を投与する際に，薬剤を間違えて，ジアモルヒネを100ミリグラム投与して，患者を死亡させた事案（2007年）。この医師は，一般医の時間外をカバーする派遣医師で，事故後にドイツに帰国し，ドイツが自国で本件につき有罪判決を下したことを理由にイギリスの引渡要請に応じなかった[29]。

また，起訴されたものの，無罪と判断された事案として，以下のものがある。

■研修医が，脳腫瘍摘出後の4歳の患者の脳室に200倍量[30]のメソトレキセート650ミリグラムを投与して死亡させた事案（1978年）。研修医は，こ

---

(25) Man jailed over death at dentist's, The Guardian 1999 July 30.
(26) C.Dyer, *Doctor Sentenced for Manslaughter of Leukaemia Patient*, 327 British Medical Journal 697 (2003).
(27) Doctor who killed patient on operating table escapes jail, The Independent 2004 June 24.
(28) Doctor gave fatal injection against colleagues' advice, The Times 2009 February 7.
(29) Exhausted relief doctor gave patient fatal dose, The Guardian 2009 May 4.
(30) Ferner, supra note 18 では20倍とされているが，後出注（31）では200倍とされている。添付文書からすると200倍量と考えられる。

の量が，静脈点滴の場合だけであることを知らずに，ケースノートから投与量を決めた[31]。

■一般医が，いぼ処置中の 42 歳の患者が興奮したため，ジアゼパムと間違えてメソヘキシトン（短時間作用型のバルビツレート麻酔薬）を投与して，患者が死亡した事案（1981 年）。

■一般医が，動悸を訴えた喘息の 30 歳の患者に交感神経 $\beta$ 受容体拮抗薬を投与して，死亡させた事案（1994 年）。医師は，カルテやコンピューター上から，喘息に関する言及部分をすべて消そうとしたが，コンピューターに証拠が残った。Manslaughter と証拠隠滅で起訴され，前者については無罪，後者については有罪とされた[32]。

■研修医が，髄腔内ドレナージチューブと経静脈カニューレを装着した 36 歳の患者に，処方通りに，経静脈ではなく，髄腔内にペニシリンを投与して，死亡させた事案（1995 年）。医師は，事故の前の週は 110 時間勤務しており，当日も 14 時間勤務していた[33]。

■T細胞性非ホジキンリンパ腫の 12 歳の患者に，ビンクリスチンを髄腔内に投与して死亡させた事案（1999 年）。小児腫瘍学の病室が満室だったので，一般小児病室に入っていた。患者が処置の前にビスケットを食べていたため，夜まで処置が延期され，小児麻酔科医師だけが残っていた。小児麻酔科医師は，腰椎穿刺をしたことがなく，血液学の同僚に電話で聞いた。看護師は，ビンクリスチンは手術室へはもっていってはならない，という病院のルールを知らずに，ビンクリスチンとメソトレキセートのシリンジを医師のために準備した。ビンクリスチンには，「IV 使用のみ」とのラベルが貼ってあったが，医師は読まずに投与した[34]。

■准看護師が，続き部屋で，がんで死亡した患者用に処方された 300 ミリグラムのモルヒネを，肺気腫と塵肺症で寝たきりの別の 77 歳の患者に投与した。一般医は厳重な経過観察を指示していたが，投与 11 時間後に，昏睡

---

(31) Doctor cleared over boy's drug death, The Times 1978 April 28.
(32) Doctor jailed for attempting to cover up fatal error, The Guardian 1994 May 7.
(33) Doctor charged over death, The Guardian 1995 March 7.
(34) S.Clough Doctors cleared of killing boy, 12, in cancer jab mix-up, Daily Telegraph 1999 January 6.

状態で発見された．救急隊が要請され，救急救命士がナロックスワンを投与して意識が回復し，病院へ運ばれたが，さらなる発作で死亡した．一般医と3人の看護師が起訴された（1999年）[35]。

■白血病の16歳の患者が，外科医によって中心静脈カテーテル挿入試行後，心破裂で死亡した事案（2001年）[36]。

■外科医が，筋ジストロフィーの20歳の痩せた患者に，割礼の際，その体重を誤推して3倍量のリドカインを投与して死亡させた事案（2001年）。

■麻酔科医師が，生後6週間の患児に，幽門狭窄の外科手術中，鼻腔栄養チューブではなく血流に空気を注射し，心停止で死亡させた事案（2004年）[37]。

## 2 イギリスにおける刑事責任限定論

上述のような刑事事件の増加傾向に対して，近時，医療過誤における刑法の介入を限定するべきであるという主張がなされている。

まず，gross negligence manslaughter ではなく，reckless manslaughter に限定するべき，という見解がある[38]。

Quick は，Adomako 事件や Misra 事件によって確認された gross negligence 概念が不明確であるため，今後の更なる訴追可能性の途をつけており，訴追裁量における基準がないことが，医療従事者を「訴追」の不安にさらしている，と批判する[39]。そして，実証的研究に基づいて，訴追裁量に実務上の不公平が生じていることを指摘している[40]。また，gross negligence 概念

---

(35) P.Stokes Patient died after nurse's morphine tablet blunder, Daily Telegraph 1999 October 5.

(36) Jury clears surgeon of killing schoolgirl, The Independent 2001 December 22.

(37) Doctor cleared, The Times 2004 May 19.

(38) Quick, supra note 11, Margaret Brazier and Neil Allen, *Ciminalizing Medical Malpractice*, in Charles A.Erin and Suzanne Ost, *The Criminal Justice System and Health Care*, (Oxford 2007) 15-27. また，Quick は，2005年の法律委員会の改正案（killing by gross carelessness）は，問題解決にはならないし，現在よりも責任範囲が広くなり，訴追が増加するおそれがある，と批判する Quick, supra note 11 at 42-43.

(39) Quick, supra note 11 at 32.

(40) Quick, supra note 8 at 449. Simon Gardner, *Manslaughter by Gross Negligence*, 111 Law Quarterly Review, 26, 22-27 (1995)も参照。

は，区別されるべき明らかな違反（violation）と一時的なスリップ（slip）をひとまとめにしてしまうものである，と批判している[41]。

　Brazierらは，ヒューマンエラーによる事故において個人の責任を追及することは，エラーの防止に役立つものではなく，患者の安全を促進するものではない，と主張する[42]。エラーを起こした個人が訴追されることは，システムの安全のために不可欠なオープン・カルチャーを育むことを難しくする。エラーに対する訴追・処罰の不安があれば，医療従事者が，包み隠せず（candour），エラーを他者に報告することが妨げられる，というのである[43]。また，刑事責任を問うことが医療上のエラーを抑止するという具体的な証拠はないのではないか，と疑問視している[44]。

　また，Alan Forbes Merryは，manslaughterの要件として，イギリスと同じくgross negligenceを必要とするよう1997年に法改正したニュージーランドでは，改正後に訴追件数が減少したことを挙げ，イギリスにおける「訴追方針」に問題がある，と指摘する[45]。gross negligence概念を否定するわけではない。訴追の不安にさらされていることの不利益として，訴追そのものの意味するものも指摘している[46]。

　そして，患者の安全のためには，まず，ヒューマンエラーの性質を理解することが大事であり，刑事裁判においては，非難可能な態度であるかどうかが区別されなければならず，そのためには，ヒューマンエラーに関する専門家の適格な助言を得て行われるべきである，と提言している[47]。

---

(41) Quick, *Medicine, Mistakes and Manslaughter : A Criminal Combination?*, 69(1) Cambridge Law Journal, 186-203 (2010). 違反とエラーを区別すべきことを主張するものとしてAlan Merry and Alexander McCall Smith, *Errors, Medicine and the Law*, (Cambridge 2001).
(42) Brazier and Allen, supra note 38 at 24-25.
(43) *Ibid*.
(44) Brazier and Alghrani, supra note 18 at 64.
(45) Alan Forbes Merry, *When Are Errors a Crime?──Lessons from New Zealand* in Charles A.Erin and Suzanne Ost, *The Criminal Justice System and Health Care*, (Oxford 2007) 67-97.
(46) *Ibid*, at 68-69.
(47) *Ibid*, at 90.

## 3 小　括

　イギリスにおいては，わが国で多く処罰されているような，いわゆる単純ミスについては，謙抑的な姿勢がまだ見受けられる。また，ミスをシステム的に把握する視点も見受けられる。確かに，Adomako事件において示されたgross negligenceによって，危険の認識のない場合も処罰範囲に含まれるようになったとはいえ，実際に処罰に値すると考えられて有罪とされているものは，備えておくべき知識が欠如しているがために，患者の状態が危険な事態に陥っているのに，その危険な事態を看過し，的確な処置をとり得ていないなど，いわゆる知識の習得不足のものにとどまる傾向があるようにも思われる。

　しかし，ヒューマンエラーによる事故についての「訴追」はなされている。Fernerの研究[48]によれば，起訴された医師のうち最も多いのがミステイク（mistake）によるもので，そのうち27％が有罪とされ，スリップによる起訴の場合にも24％が有罪とされている。一方で，違反による起訴は最も少ない（有罪率は63％）。とりわけ，近時の訴追の多くが薬剤投与に関するもので，これらの多くがミステイクやスリップに分類されるものである，と分析している。Fernerは，全体の有罪率が約30％であることから，CPSは，非難し過ぎであると批判している[49]。同じくgross negligence概念を用いるニュージーランドでは，妥当な訴追，処罰がなされている，という報告[50]があることからも，この概念の不確かさ，曖昧さが窺われる。

　それゆえ，イギリスにおける限定論は，医療従事者らが広範な訴追が可能な状況におかれていることが，患者の安全にとってデメリットとなっていることを指摘し，gross negligence概念自体を否定するのである。イギリスでは，gross negligenceが可罰不可罰の分水嶺となっているので，このように

---

(48)　Ferner, supra note 7.
(49)　CPSの公判追行の判断基準は，有罪の現実的見込みがあるか，公益性が認められるか，である（CPS, The Code for Crown Prosecutors (2004)）。イギリスの捜査手続，公判前手続については，清野憲一「英国刑事法務事情(2)」刑事法ジャーナル4号69頁（2006年）
(50)　ニュージーランドでは，法改正後に，もっと刑法を用いるべきだ，とする主張は出されていない，というA.F.Merry, supra note 45 at 95.

厳密さが求められるわけであるが，このことは，わが国において，過失犯の責任の有無を考えるにあたり，程度概念に依拠した場合の危うさを示唆する。

また，イギリスでは，ヒューマンエラーによる事故について，わが国ほど処罰されているわけではないのに，その処罰の不当性につき，ヒューマンエラーの知見をふまえた研究がなされていることが注目される。

このようなイギリスの判例や学説から得られる視点は，人間であるがゆえの脆弱さに対する非難可能性，非難することの意義を問うことの必要性，重要性である。後述するが，わが国においては，このような視点が軽視されているように思われる。次節では，この視点をふまえ，ヒューマンエラーの処罰，すなわち過失責任を問い得るのか，ということについて考察することとする。

## Ⅲ　ヒューマンエラーの過失責任

### 1　わが国における刑事責任限定論

わが国においても，医療過誤における刑事責任限定の問題は，イギリス法との比較から「医療過誤につき，重過失の場合には別として，軽過失にまで刑事罰を科する意義はどこにあるのだろうか……重過失を抜きにした医療過誤に関する過失に対しては，結局，刑法体系のなかにとりこむことの意義を，法的処理という原点から考察し検討し解明することを，専門家たる刑法学者と医事法学者の共同作業として要望してみたい気になった」[51]，と古くに問題提起されていた。

しかし，その後は，わが国において刑事責任を限定する見解は，刑事過失責任一般について，「重過失」や「業務上過失」に限定するべき，という見解や[52]，「認識ある過失」に限定するべき，という見解[53]が少数，主張され

---

(51)　下山瑛二「前田雅英「医療過誤と過失犯の理論」に対する「コメント」」唄孝一編『医療と法と倫理』403頁（岩波書店，1983年）．
(52)　青柳文雄「無過失の刑事責任」日沖憲郎博士還暦祝賀『過失犯(1)基礎理論』284頁（有斐閣，1966年）．
(53)　田宮裕『刑事法の理論と現実』87頁以下（岩波書店，2000年），沢登佳人「すべて

るぐらいであった。

　刑事医療過誤に問題関心が寄せられるようになった近年になってようやく，医療事故に対する刑事責任の追及は「重大な過失」に限定するべき，という見解が主張されるようになった。しかし，わが国における「重大な過失」は，わずかの注意を払えば結果回避が可能な場合と解されている[54]。それゆえ，いわゆるヒューマンエラーの場合，「初歩的ミス」として「重大な過失」とされ，「重大な過失」による限定を主張する論者の場合，ヒューマンエラーの処罰は容易に肯定される。

　最近，限定論を主張された萩原由美恵教授も，「医師に対する業務上過失致死傷罪の適用に関しては重大な過失に限定する，という考え方を実務の面で明確化し，刑事介入には全面的に消極的な態度を示している医療界の理解を得る必要がある」，とされたうえで，「基本的な注意義務の懈怠，たとえば患者の確認，薬剤の量や種類の間違え，異型血液の輸液，異物遺残等の初歩的なミスは，注意義務懈怠の程度も著しく重大な過失を認定することに問題はない」[55]とされる。

　また，厚生労働省で検討されている医療事故の調査制度に関する案「医療の安全の確保に向けた医療事故による死亡の原因究明・再発防止等の在り方に関する試案──第三次試案──」（平成20年4月）が，警察への通知の判断基準として，重大な過失があった場合をあげたことについて，前田雅英教授は，「公的に「医療行為については，重過失と認定されない限り，過失責任を問わない」ということを意味することになりかねない」として，「「明確な過失」と「重大な過失」は重なり合う概念である」とされる。そして，これは，「医療界において確立した準則から大きく逸脱した場合といってもよい。」[56]とされるのであるから，ヒューマンエラーの場合は「重大な過失」に

---

　　の過失は認識ある過失である」植松博士還暦祝賀『刑法と科学　法律編』321頁以下（有斐閣，1971年），甲斐克則『責任原理と過失犯論』127頁以下（成文堂，2005年）
(54)　大塚仁ほか編『大コンメンタール刑法第二版第11巻』[村上尚文]（青林書院，2002年）121頁。重大な過失についての学説の詳細については，平野潔「「重大な過失」について(1)」弘前大学人文社会論叢社会科学編21号161頁以下（2009年）
(55)　萩原由美恵「医療過誤における刑事責任の限定」中央学院大学法学論叢24巻1・2号147-148頁（2011年）
(56)　前田雅英「医療過誤と重過失」法学会雑誌49巻1号108頁（2008年）

あたると解されているものと考えられる。

　このような，わが国における「重大な過失」による限定論は，医療行為の特殊性に鑑みたものであることに着目すれば納得のいくものである。医療の不確実性，高度な専門性，医療の進歩の必要性，場合によっては緊急性ゆえに，医療行為の適否の判断を行為時判断で行う必要性からすれば，典型的症例や多くの症例を念頭においた標準的な医療行為からの逸脱すべてを刑法で捕捉することは妥当ではなく，専門家の裁量を尊重することが必要とされる。また，稀少な症例においては，そもそも医師はリスクから逃避することができない，対処せざるを得ない立場にある。このような特殊性を考慮するなら，医師らが行為時に直面すべき刑法上の規範（義務づけられる措置）は明確なものである必要があり，注意義務違反の「程度」が著しい，誰の目から見ても明らかな逸脱があった場合にのみ刑事責任を肯定するべき，という主張も肯首し得る面もある。

　これら限定論は，近年，医療過誤の刑事事件が増加したことに対して，刑法の介入のあり方が問題視されていたところへ，福島大野病院事件や，杏林大割り箸事故事件が発生し，注目を集め，医療の専門知識を要する場面における医療上の措置の適否に対して刑事司法が介入することに対する不安や，反発が強まったことに応えるものといえよう。もっとも，この点に関する医療過誤に関する刑事裁判の現状をみると，最終的な結論としては妥当な判断がなされていると思われる。したがって，問題は，訴追されるおそれにあると言えよう。医師らが萎縮することなく医療行為を行えるようにするには「日常診療に起因する微妙な医療事故の場合，「入口での刑罰からの自由」を保障しておくことも重要」[57]である。

　しかし，医療の非専門家による捜査，裁判といったものに対する不信感が

---

(57) 甲斐克則「医療と過失責任の限界――福島県立大野病院事件判決の分析と新たな解決モデル」法律時報82巻9号47頁（2010年）。これに対して，船山泰範教授は，自発的報告の保障の工夫として，自首制度とは別に，刑を減軽または免除することができる規定を設けることを提案されている（船山泰範「医療過誤と過失犯論の役割」板倉宏博士古稀祝賀『現代社会型犯罪の諸問題』218頁（勁草書房，2004年）。また，刑事手続により被る負担・不利益について指摘するものとして，水谷渉・澤倫太郎「医療刑事裁判について」日医総研ワーキングペーパー213号8頁以下（2010年）。さらに，佐藤一樹「被告人の視点からみた医療司法問題の実際」診療研究447号5頁以下（2009年）

医療従事者らにある以上,「重大な過失」による限定論のみで萎縮医療を防ぐことは難しいであろう。医療の専門知識を要する場面における医療上の措置の適否の検討においては,専門家の見解を適切かつ公平に取り入れた,医療従事者の立場からも納得できる運用となるべく制度設計をすることこそが重要であり[58],素人判断が可能な場合のみに刑事責任を限定することに頼ることは,かえって専門家の独走を許容する懸念が残るものである。また,患者への安全な医療の提供という観点からすると,萎縮医療は必ずしも弊害ばかりとは断定できないであろう(万一のための検査の実施などは,医療の質の向上,安全に資する面もある[59])。

冒頭で述べたように,刑事責任の限定が検討される背景には,刑事介入への不安がある。この不安には2種類のもの,すなわち専門的領域への非専門家による介入による予測困難性と,ヒューマンエラーに対する処罰の不可避性とがあると考えられる。刑事介入のあり方を検討するにあたっては,この両者の違いに意を払うべきである。前者は,既に述べたように,回避措置の義務づけの明確性,妥当性確保を求めるものであり,結果回避義務の措定における問題,すなわち医療行為の違法性阻却,あるいは不作為犯の作為義務の問題に解消し得ると思われる。これに対して,後者は,客観的には結果回避措置をとっていないとしても,なおも犯罪として処罰し得るのか,という責任の問題であると考えられる。

責任の問題という観点からは,甲斐克則教授の限定論が傾聴に値する。上述の限定論とは別に,同じく重過失に限定すべきことを主張される甲斐教授が,「重過失と軽過失の区別基準は,初歩的な過失であるか否か,および具体的危険性を認識した無謀な過失であるか否か,がポイントになる。」[60],とされる。これは,甲斐教授が過失犯一般について主張されておられる「認識なき過失」の不可罰からの帰結である。ここで,甲斐教授が「初歩的な過失」として念頭におかれるのが,「プロとしての最低限の技能」が要求されるのに,薬品を間違えた,といった場合[61]であり,「システムに決定的に起

---

(58) 甲斐・前掲注(57) 50頁は,原因解明型の新たな医事審判制度の確立を提唱される。

(59) A.F.Merry, supra note 45 at 93.

(60) 甲斐克則「刑事医療過誤と注意義務論」年報医事法学23号97頁(2008年)

因するときは，事情が異な」[62]る，とされることからするならば，ヒューマンエラーの場合は，不可罰を肯定されるものと思われる。

わが国の限定論は，それぞれの用いる言葉が同じであっても，その指し示す場合にずれが生じている。これでは，いったい，いかなる場合に処罰され，いかなる場合が不可罰なのか，とりわけ医療従事者からすると，理解し難いものとなっているだろう。可罰，不可罰の明確な基準が求められていることに応えることができる議論をしていく必要があるであろう[63]。

## 2　ヒューマンエラーの不可罰性

わが国においては，ヒューマンエラーについての研究の進展に比して，その処罰についての議論は，イギリスと異なり，あまりなされていないように思われる[64]。すでに述べたように，注意義務違反の「程度」が著しい場合に刑事責任を限定することは，一方で，ヒューマンエラーの処罰を容易に可能にしており，これは，裁判実務におけるヒューマンエラーの処罰を際立たせるものとなっている。

---

(61)　甲斐・前掲注（60）124頁。
(62)　甲斐・前掲注（60）125頁。また，甲斐・前掲注（57）50頁も，「システムの欠陥に起因する事故か否かを考慮して刑事責任の有無を判断すべき」，とされる。
(63)　佐伯仁志教授は，刑事過失がどのような意味で民事過失よりも重大でなければならないのかも明らかではなく，未熟者の危険の認識のない場合やきわめて初歩的なミスの場合と，認識のある過失とを比較して，どちらの責任が重大であるのかは議論の余地があり，よりつっこんだ検討が必要と指摘される（佐伯仁志『制裁論』318頁（有斐閣，2009年）。また，手嶋豊「医療事故の法的責任をめぐる刑事法と民事法の役割分担――甲斐教授へのコメント」法律時報82巻9号54頁（2010年）は，法律家同士，法律家と医学関係者との間においても，同じ言葉でも，それぞれ受取り方が異なることを示し，医療と司法の架橋の重要性を指摘されている。
(64)　樋口範雄教授は，刑事司法介入のデメリットとして，「真実」がかえって隠されるケースもあることを指摘され（樋口「医師法21条――医療事故と警察届出・刑事司法」法学教室315号127頁（2006年）），医療事故については，刑事処分は故意または悪質な事例に限定すべきで，悪質な事例とは，患者の生命が失われてもかまわないとする態度を示すような行動や，事故の原因究明に協力せずカルテを改ざんして自らの責任を免れようとするような行動を指し，後から見て「初歩的なミス」と思われるような行動とは異なる，とされる（樋口「医療安全と法の役割」ジュリスト1396号16頁（2010年））。

しかし，まず，ヒューマンエラーの処罰の必要性については，イギリスの限定論も指摘しているように，今日のヒューマンエラーに関する知見に鑑みると，否定されるべきである。

　個人の責任を追及しても，同様の事故は繰り返されている。イギリスの裁判例にみられるビンクリスチンの髄腔内への投与過誤は，イギリスでは，1985年以降，15件発生している（このうち5名の医師が訴追された），と報告されている[65]。また，わが国の刑事医療過誤においても，たとえば，塩化カリウム製剤の誤投与が複数見受けられる[66]。日本看護協会が4年に1度実施している「看護職員実態調査」のアンケート（2009年実施）結果[67]では，職場における悩み・不満の回答のうち，もっとも多いのが，「医療事故を起こさないか不安である」(61.6%)である。個人の責任追及は，将来のエラーの抑止にはつながらず，個人の不安感を増すばかりである。

　同種事故の再発防止には，エラーを問題の徴候と捉え[68]，その背後に潜む問題を解明することが必要である。そのためには，当事者が置かれていた状況や当事者の認識状況をもとに，「後知恵バイアス」に陥ることなく，当事者の行動を当事者の立場になって検討することが重要であることが指摘されている[69]。当事者の行動を説明するには，何よりも，エラーを包み隠すことなく報告することが重要である。しかし，個人の責任を追究する「非難する文化」と，エラーを包み隠すことなく報告する「報告する文化」は共存し得ないことが指摘されている[70]。つまり，ヒューマンエラーの処罰は，医療の安全対策においてデメリットをもたらすものである。

　また，刑罰の応報という観点からしても，わが国の軽い刑罰を考慮すると，

---

(65) C.Dyer, supra note 26. また，ジェームズ・リーズン（佐相邦英監訳）『組織事故とレジリエンス』144頁（日科技連，2010年）によると世界では50例以上あるという。
(66) たとえば新津簡略平成15年3月12日，大津地判平成15年9月16日（いずれも飯田・前掲注（1）による）
(67) 日本看護協会 HP 〈http://www.nurse.or.jp/nursing/practice/seisaku/series.html〉より入手できる。
(68) シドニー・デッカー（小松原明哲・十亀洋監訳）『ヒューマンエラーを理解する』31頁（海文堂，2010年）
(69) デッカー・前掲注（68）39頁
(70) リーズン・前掲注（65）312頁

疑問が生じる[71]。それに，そもそも，医療事故の被害者や遺族は，何よりも再発防止と説明を求めていると言われる[72]。

このように，ヒューマンエラーによる医療事故に刑事責任を追及することは，デメリットをもたらすものではあっても，そのデメリットを上回る意義が見いだされるものではない。

しかし，ここで，医療の分野における刑事責任追及のもたらすデメリットを挙げるのみで，刑事責任を限定するべき，と主張するのは，「特権的」な刑事責任の限定である，との批判が向けられよう[73]。このような批判に対して，専門的知見を要する場面における限定論のように医療の特殊性を挙げることは適切ではない。ヒューマンエラーは医療に特殊なものではない。ヒューマンエラーによる事故に刑事責任を追及することを否定する場合，医療分野のみならず他の分野における過失犯すべてに妥当することを検討する必要がある[74]。そもそも，ヒューマンエラーは処罰できるものなのか，という問題である。

先にみたように，イギリスでは，manslaughter が成立するためには，①注意義務があること，②義務違反があること，③死亡結果が義務違反によるものであることを，まず必要とするが，これらは民事責任と共通の要件とされている。その上で，刑事責任が認められるために④ "gross" negligence を必要とする。そして，この④の要件の判断においては，行為者のおかれた状況における免責，減刑にあたる，あらゆる事情を考慮に入れたうえで，処罰するほどに悪いものでなければならないことが要求される。ヒューマンエ

---

(71) 樋口・前掲注（64）129頁
(72) 豊田郁子「被害者からみた医療過誤刑事責任」年報医事法学23号89頁以下（2008年）では，ご子息を亡くされて1月が過ぎても何の連絡もしてこない病院に対して，なおも真実を明らかにすること，きちんとした対応を切望していたところ，カルテ開示の説明において冷たい対応にあい，そのときに初めて許せない気持ちでいっぱいになった，と，医療事故の被害者側の心情が述べられている。
(73) 古川伸彦「ドイツにおける事故と過失——医師の刑事責任の限定？」刑事法ジャーナル28号28頁（2011年）
(74) ニュージーランドにおける法改正の際，ニュージーランド医療法改正グループ（The New Zealand Medical Law Group；NZMLRG）は，医師を特別扱いするのではなく，すべての者に対して，manslaughter に必要な negligence は重大なものとするべきことを主張したという A.F.Merry, supra note 45 at 89.

ラーを考えると，エラーは，むしろ，問題の徴候，結果であって，当事者自身のみならず当事者を取り巻く環境にエラーの要因が，複雑かつ多数存在している。これら存在する要因の多くは，当事者がコントロールできるものではない。それゆえに，イギリスにおいては，このような要因が見いだされる場合には，"gross" negligence が否定されている。

　ヒューマンエラーの処罰における責任の所在を検討するイギリスの判例，議論に比べ，わが国の過失犯処罰は客観的判断に偏重しており，責任という観点が十分に検討されていないように思われる[75]。ヒューマンエラーを起こした者には，非難を向けられる内実があるのであろうか。ヒューマンエラーは，精神を緊張させていれば起きないものではない。精神を緊張させていれば，常に他者の法益侵害を回避するに適した行動を選択できる，という今日の過失犯論の図式自体が疑われるべきである。他者の法益侵害の回避に適した行動を適格に行うことに，常に注意資源が十分に向けられているならば，他者の法益侵害を回避するに適した行動を選択できるが，このようなことは，人間の脳のなし得るものではないことをヒューマンエラーに関する知見は明らかにしている。ヒューマンエラーに関する専門家の適格な助言を得て，行為者の誤った行動が，行為者の立場にたって合理的に説明がつくものである，すなわち，注意資源が十分に回避行動に向け得ない状況にあったのなら，非難は向けられないであろう。このことは，医療以外の分野においても当てはまるものである。

## Ⅳ　おわりに

　医療事故に対する刑事責任の追及においては，事故がヒューマンエラーにかかわるものである場合，個人の過失責任を問うことができない場合があることを考慮すべきである。そして，このことは，医療分野以外の事故においても妥当するものである。ヒューマンエラーが当事者のコントロールの及ばない要因の所産であることからすれば，非難を向けられないからである。

　医療分野はとりわけヒューマンエラーが生じやすい環境である，といわれ

---

(75)　甲斐・前掲注（53）119頁は，過失の「責任」性の空洞化を指摘する。

る。患者への安全な医療の確保のためには，ヒューマンエラーを生じさせない，生じたとしても悪しき結果に結びつかないようにするシステムづくりが必要である。この点，「医療安全調査委員会設置法案（仮称）大綱案」（平成20年6月厚生労働省）が，医療法の改正として，システムエラーの改善の観点から医療機関に対する処分を設けることを提唱していることが注目される。この改正案では，仮に，医療事故が発生し，事故がシステムに起因する場合で，システムの改善命令違反が認められる場合，医療機関の管理者が医療法違反の刑事責任を追及されることとなる。しかし，今日の医療機関の大規模化を考えると，医療機関の管理者のみで実質的にシステムを改善することはできないであろう。イギリスの裁判例にみられるように医療機関自体の刑事責任についても，今後の医療事故に対する制度設計を考えるにあたって検討すべきである。

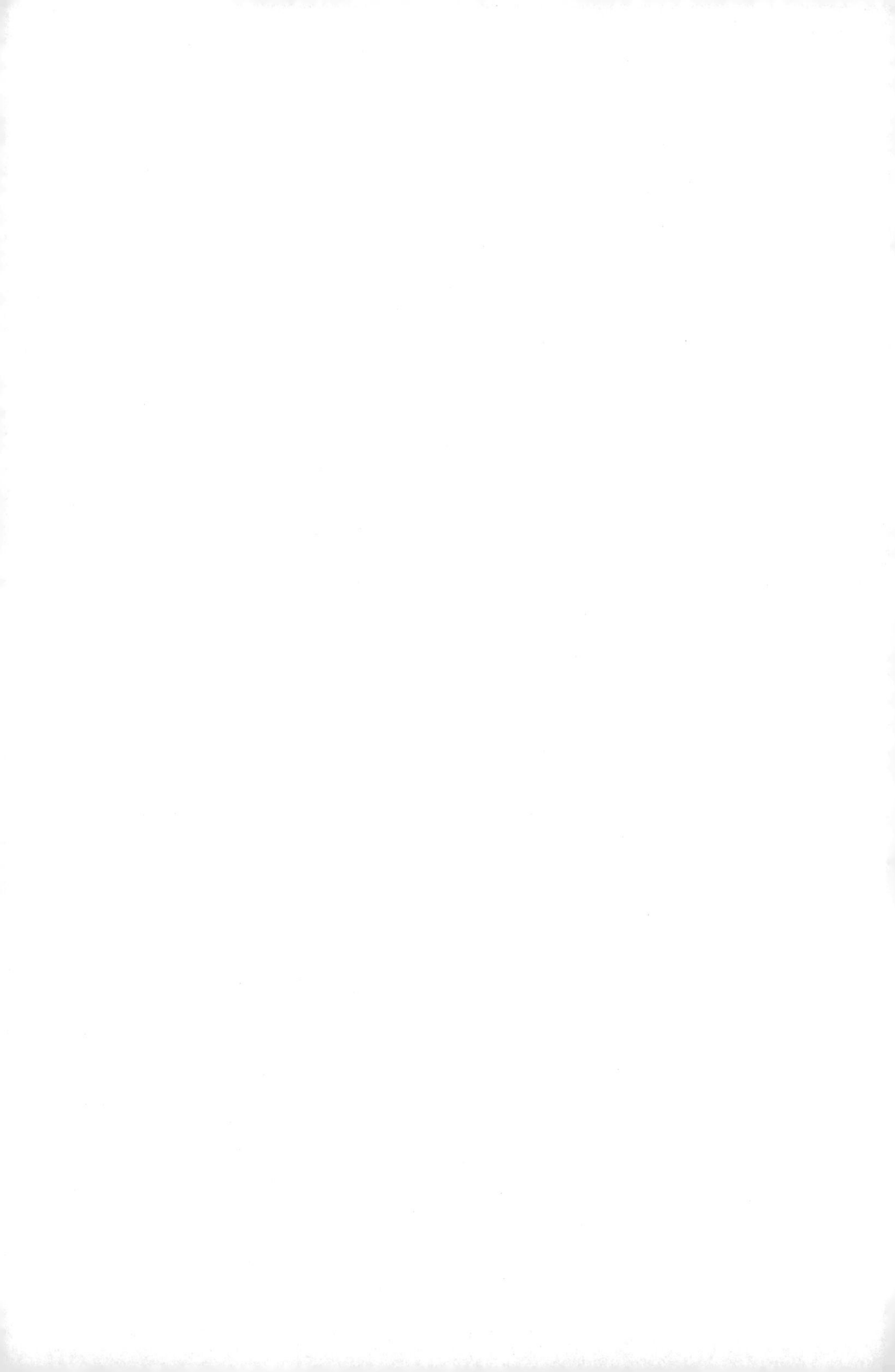

# 12　刑事医療過誤と過失の競合および管理・監督過失

甲 斐 克 則

Ⅰ　序——問題の所在
Ⅱ　病院の診療体制に関する管理・監督過失
Ⅲ　病院の安全保持体制に関する管理・監督過失

## I　序——問題の所在

　1　刑事医療過誤は，診療行為またはこれに付随する行為における直接的過失（直近過失）に起因するものにとどまらず，複数の行為が競合する「過失の競合」，さらには，病院や診療所等の診療体制，安全保持体制，経営体制等に起因する「管理・監督過失」をも含む。そして，「過失の競合」および管理・監督者の刑事過失をめぐる問題は，理論的検討を要する部分も少なくない。まず，その前提として，用語の確認をしておきたい。

　「過失の競合」とは，「一つの構成要件結果の発生に対して複数の行為者の過失が存在する場合をいう」[1]と定義されているが，その形態自体は，対抗型過失競合（行為者と被害者の対抗型の過失競合の類型）と並行型過失競合（複数の行為者の並行型の過失競合の類型）に分かれ，さらに後者は，①並列型過失競合（対等な行為者の過失が同時的・並列的に競合する類型）と②直列型過失競合（直接過失行為者の背後にさらに別の過失行為者の過失が存在し，並列的に競合する類型）という具合に多様である[2]。特に後者が問題となる。これに対して，「管理・監督過失」は，厳密には，「管理過失」と「監督過失」に分けられる。前者は，「従業員等の行為といった中間項を介さずに，管理者等による物的設備・機構，人的体制等の不備それ自体が結果発生との関係で刑事過失を構成しうる場合を指し」，後者は，「人に対する指揮管理等の不適切さが過失に結び付く事態をいう」と解されている[3]。これらの問題を考える際，医療事故の要因が「個人モデル」から「組織モデル」に起因するケースもかなりあることに留意する必要がある[4]。大半の医療過誤が医術面（診

---

(1)　山中敬一『刑法総論〔第2版〕』378頁注(14)（成文堂・2008年）。
(2)　西原春夫「監督者の限界設定と信頼の原則（上）」法曹時報30巻2号4頁（1978年）以下，山中・前掲注(1)378頁注(14)。
(3)　三井誠「管理・監督過失をめぐる問題の所在」刑法雑誌28巻1号18頁（1987年）。
(4)　この点については，甲斐克則『医事刑法への旅Ⅰ〔新版〕』132頁以下（イウス出版，2006年），同「医療事故と刑事法をめぐる現状と課題」刑事法ジャーナル3号（2006）2頁以下，同「刑事医療過誤と注意義務論」年報医事法学23号93頁以下（2008），同「医療事故の法的処理とリスクマネジメント——刑法・刑事法の視点から」日本医療・病院管理学会誌 Vol. 48, No. 2, 47頁以下（2011年）参照。

療行為またはこれに付随する行為)のミスに起因するのに対して,病院や診療所等の診療体制,安全保持体制,経営体制等に起因する医療過誤が,「管理・監督過失」と呼ばれる範疇に入る。本稿では,過失の競合および管理・監督者の過失の検討が中心となる。

2 「過失の競合」の理論的課題としては,前述のような諸形態のうち,②直列型過失競合(直接過失行為者の背後にさらに別の過失行為者の過失が存在し,並列的に競合する類型)の場合,複数の行為が介在するとしても,最初の行為の因果関係が結果との関係でなかなか切れず,複数の過失行為者が処罰される傾向が強い点をいかに克服するか,が考えられる[5]。特に医療事故では,チーム医療の場合,深刻な問題となる。

また,管理・監督者の刑事過失をめぐる理論的課題としては,第1に,誰を実行行為者として特定し,しかも,当該行為を作為犯として構成するか不作為犯として構成するか,という問題がある。不作為犯的構成の場合には,「管理者」ないし「監督者」という地位それ自体で過失責任を問う傾向に陥りやすくなるので,注意を要する。そこで,第2に,因果関係の有無を慎重に確認する必要があり,第3に,いわゆる安全体制確立義務(作為義務ないし注意義務)の内容およびその有無を確認し,それが刑事責任を基礎づけうるものか否かを検討する必要がある。第4に,具体的予見可能性の有無を判断しなければならない。これらの点は,過失の本質をどのように把握するかで結論に差違が出てくるところでもあるので,やはり入念な検討が必要である。そして,管理・監督者の刑事過失が問題になる場合,例えば,チーム医療や病院管理の場合には,分業に伴う責任分担の問題も出てくるので,第5に,いわゆる「信頼の原則」が適用可能かどうかを検討しなければならない[6]。「信頼の原則」とは,行為者が他人の適切な行動を信頼して行為した場合には,その他人の不適切な行動によって結果が発生しても,特別な事情がないかぎり,これに対して責任を負わないという原則であり,自動車事故のように,加害者―被害者間について議論されたものであるが[7],最近では,

---

(5) この点については,甲斐克則「過失犯と因果関係」早稲田大学 Law & Practice No. 5, 221頁以下(2011年)参照。

(6) 以上の点については,内藤謙『刑法講義総論下Ⅰ』1174頁以下(有斐閣,1991年),甲斐克則『責任原理と過失犯論』96頁以下,特に100頁以下(成文堂・2005年)参照。

加害者側の監督者—被監督者間においてもその議論が盛んであり[8]，本稿でも重要な地位を占めることになる。

3　本稿では，以上の点に留意しつつ，医療事故に関する過失の競合を射程に入れつつも，管理・監督者の過失について判例分析を行いつつ検討することにする。分析の順序としては，まず，（1）病院の診療体制に関する過失と（2）安全保持体制に関する過失，に大別し，（1）の内容として，①狭義の治療体制に関する過失，②看護師等に対する医師の監督過失，③薬品管理に関する過失，に分類して検討を加える。つぎに，（2）については，病院経営に付随するものであり，①病院内での事故防止に関する過失，②病院内外での自傷他害防止に関する過失，③病院内での感染防止に関する過失，に分類して検討を加える[9]。なお，薬害エイズ事件に代表される薬害の事案は，薬事行政や企業犯罪も絡む複雑な問題であり，本稿の対象から除外する。

## II　病院の診療体制に関する管理・監督過失

1　① **狭義の治療体制に関する過失**　診療体制といってもかなり広範であるので，まず，狭義の治療体制（患者の診療に直接関係する部分）に関する過失からみていこう。これも，あえて分類すれば，（ⅰ）病院内の治療協力体制の不備に起因するもの，（ⅱ）連絡体制ないし手術中・手術後の看視（監視）体制の不備に起因するもの，に分けることができる。

2　第1に，病院内の治療協力体制の不備に起因する事例としては民事判例しかないことが示すように，刑事事件にはなりにくい領域である。一連の未熟児網膜症に関する民事判例では，「医学水準」ないし「医療水準」に関する議論が関係し，かつてはこれを根拠に過失責任を否定する方が多かったが，やがて肯定例が増え，特に姫路日赤病院の未熟児網膜症事件最判平成

---

（7）　西原春夫『交通事故と信頼の原則』14頁（成文堂，1969年）参照。
（8）　特に西原前掲注（2）1頁以下，同「監督責任の限界設定と信頼の原則（下）」法曹時報30巻3号1頁以下（1978年）がその後の議論の契機となった。
（9）　民事判例も含めた判例分析の詳細については，甲斐克則「管理・監督上の過失」中山研一・甲斐克則編著『新版　医療事故の刑事判例』255頁以下（成文堂，2010年）参照。

7・6・9（民集49・6・1499, 判時1537・3, 判タ883・92）では，第1審（神戸地判昭63・7・14民集49・6・1540）および控訴審（大阪高判平3・9・24民集49・6・1578）が医師の責任を否定したのに対して，最高裁は，「注意義務の基準となるべきものは，診療当時のいわゆる臨床医学の実践における医療水準である」と述べ，しかも，「ある新規の治療法の存在を前提にして，検査・診断・治療等に当たることが診療契約に基づき医療機関に要求される医療水準であるかどうかを決するについては，当該医療機関の性格，所在地域の医療環境の特性等の諸般の事情を考慮すべきであり，右の事情を捨象して，すべての医療機関について診療契約に基づき要求される医療水準を一律に解するのは相当でない」として，破棄差戻しにした。これを受けて，差戻控訴審（大阪高判平9・12・4判時1637・34）は，遅くとも昭和49年までには光凝固法の知見は主な公立病院には相当程度普及していたと判断し，医師の注意義務違反を認め，最高裁も医師の責任を認めた（最判平10・12・17判例集未登載）[10]。医療水準をめぐっては，現在でも争いがあるが，上記最判平7・6・9の考えは，一般的に定着している（腰椎麻酔ショック事件最判平8・1・23民集50・1・1, 判時1571・57, 判タ914・106等参照）。

以上の点は，刑事過失を考えるうえでも重要な論点となる。確かに，医学水準ないし医療水準なる概念は注意義務認定に際して一定のウェイトを占めている（民事判例として，東京地判昭58・5・26判時1094・71, 東京地判昭55・6・24判時972・50, 判タ427・122）[11]。しかし，「それが医学水準であれ，医療水準であれ，もし誤ったものを法的義務に取り込むなら，法的処理を誤らせること」がある点[12]，さらにはそのような水準設定が困難な場合も

---

(10) 詳細については，丸山英二「判批」唄孝一・宇都木伸・平林勝政編『医療過誤判例百選［第二版］』162頁以下（有斐閣，1996年），手嶋豊「判批」宇都木伸・町野朔・平林勝政・甲斐克則編『医事法判例百選』142頁以下（有斐閣，2006年）参照。米田泰邦「手術と刑事責任」中山研一・泉正夫編『医療事故の刑事判例［第二版］』178頁（成文堂，1993年）は，「刑事責任の前提となりうる因果関係の確認までは不可能であろう」と指摘する。また，近時，医学サイドからの批判的分析として，川﨑富夫「未熟児網膜症姫路日赤事件における医療水準の論考──医学的視点から・認識統合のために」Law & Technology 46号36頁以下（2010）参照。

(11) 大谷實『医療行為と法（新版補正第二版）』（弘文堂，2004年）121頁以下参照。

(12) 米田泰邦『医療行為と刑法』（一粒社，1985年）112-113頁。

考えられる点も考慮しなければならず，これらの水準に決定的ウェイトを置くことはできないであろう。とりわけ刑事事件の場合には，各事案の個別性を重視すべきであり，一定の医学水準以上を保持しうる病院において治療協力体制の不備から当該患者の死傷ないし疾患を具体的に予見しうる場合には，担当医のみならず管理・監督者の過失責任を問いうる場合もある。

　3　また，ここで，「過失競合論」を媒介として実質的監督者を直近過失者に引きつけて有罪とした重要刑事判例として，埼玉医大病院抗がん剤過剰投与事件を挙げなければならない。本件は，埼玉医科大学附属病院の耳鼻咽喉科の若い主治医丙が，経験のない抗がん剤治療（VAC療法）を実施するにあたり，文献の誤読により，週に1回投与すべき抗がん剤（硫酸ビンクリスチン）を毎日投与する計画を立て，7日間連日投与して患者（16歳）を死亡させたという事案である。主治医の丙のみならず，担当医療チームのリーダー（指導医）乙のほか，耳鼻咽喉科の科長兼教授甲が業務上過失致死罪で起訴された。第1審（さいたま地判平15・3・20判タ1147）は，耳鼻咽喉科科長兼教授甲が罰金20万円，同科助手乙が罰金30万円，同科助手丙が禁錮2年執行猶予3年（確定）としたが，その論理は，監督過失論ではなく，それぞれの「過失の競合」で結果が発生したというものである。甲および乙が控訴したが，第2審（東京高判平15・12・24飯田英男『刑事医療過誤Ⅱ［増補版］』110頁）は，破棄自判し，過失競合論を強調して，甲を禁錮1年執行猶予3年，乙を禁錮1年6月執行猶予3年に処した。科長教授の甲が上告したが，最高裁（最決平17・11・15　刑集59・9・1558）は，上告を棄却し，甲につき，具体的な薬剤投与計画を確認せず，誤った化学療法計画に基づいて硫酸ビンクリスチンを過剰投与させた過失（VAC療法の選択の点のみに承認を与え，誤った投与計画を是正しなかった過失），および高度な副作用が出た場合には，速やかに適切な対症療法を施して死傷等重大な結果の発生を未然に防止すべき注意義務を怠った過失を認定した。本件で過失競合論を採用することはやむをえないと思われるが，監督過失論との線引きは，なお不明確な部分がある。過失競合論を過度に用いると，関係した医療職者はすべてこの論理で有罪になりかねない懸念もある[13]。

(13)　甲斐・前掲注（4）「刑事医療過誤と注意義務論」99頁，同・前掲注（4）「医療事故と刑事法をめぐる現状と課題」5頁以下，同「判批」年報医事法学20号146頁以

4 それでは，病院の医師間における治療方針が異なる結果，各医師や看護師の対応に差異が生じて患者が死傷した場合はどうであろうか。この点について，民事判例ながら，名古屋地判昭59・6・29（判時1136・105，判タ535・295）は，「右のような病院においては，通常主治医制度が設けられており，主治医は患者を受持患者として第一次的に治療することになっているのであるから，患者の診断及び治療については，この主治医が優先的な方針決定権を有するものというべきであり，また，諸般の事情から医師間の見解が統一されないまま，医師がそれぞれの考えにのみ従って患者や家族に対応し，説明したとしても，その内容が医学的に合理性をもつ以上，これによって患者や家族に精神的打撃を与えるものであっても，医師がそのような打撃を加えること自体を意図するというような特別な事情があれば格別，医療行為及びその結果と無関係にそのような対応や説明が，履行補助者としての義務不履行になると解することはできない」と判示している。これを刑法的に考えるならば，この種の事案で過失の競合および管理・監督者の過失責任を認めるのは相当困難であろう。個々の医師にはそれぞれ裁量と信頼が与えられている場合が多いものと思われる。しかし，安全性が十分に確保されていない新規の医療を施す場合には，事情いかんでは過失の競合および管理・監督者の刑事過失を問いうる余地もある。

上記と関連して，医師間の引継ぎの不備ないし医師の不在に起因する事故の場合はどうであろうか。民事判例で過失を肯定したのは，京都地判昭52・8・5（判時892・91）である。救急病院において，交通事故による負傷者に対し，経験の少ないパートタイムの医師のみが診療にあたり，かつ，当直医師の引継ぎが十分に行われなかった等のため，適切な処置がなされなかったことにつき，「救急病院といえども常に完璧な診療が行えるとは限らないが被告は救急病院を以て任じている以上，患者に対してそれにふさわしい診療体制をとって診療を行い，被告の体制では手に負えぬ患者かどうかを見きわめ，もし被告の方で手に負えぬ患者だと判断したら即刻然るべき医師を招

---

下（2005年），北川佳世子「刑事医療過誤と過失の競合」年報医事法学23号106頁以下（2008年），同「判批」宇都木ほか編・前掲注（10）『医事法判例百選』190頁以下，同「与薬・調剤と過失」中山・甲斐編著・前掲注（9）211頁以下，林幹人『判例刑法』（東京大学出版会，2011年）100頁以下参照。

くなりその処理の出来る病院へ送って適切な処置を仰ぐべきであり本件は昼間のことであったからそれが可能であった」として，病院側の責任を肯定している。これに対して，名古屋地判昭58・8・19（判時1104・107，判タ519・230）は，救急告示病院であっても，外科医師のほか，内科専門医師が常時診療に従事していなければならないものではなく，その不在がただちに患者に対する不法行為とはならない，と判示している。

このように救急病院の過失に関して民事判例は分かれるが，完璧な診療体制を要求するのが実際上酷な場合も考えられ，ましてや刑罰を科すのは，基本的な救急医療体制さえとれていない結果患者が死亡した場合（例えば，医師がまったく不在の時間帯があるとか，かりに医師がいても当該救急医療体制とまったく無関係もしくはその能力のない医師を配置しているにすぎない場合）などに限定されるであろうし，医師間の引継ぎに関する刑事過失についても，重要かつ基本的事項の引継ぎがなされていない場合にのみ，過失の競合を考えることができるにすぎないであろう。

5　第2に，連絡体制の不備に起因する場合についてはどうであろうか。刑事事件となった2つのケースのうち，まず，東京地八王子支判昭47・5・22（刑月4・5・1029，判タ280・364）は，被告人（産婦人科外科医院開業医）が，昭和40年7月16日午後4時ころから約50分間にわたりY子（23歳）に対し帝王切開手術を実施したが，同女が妊娠中毒症により高血圧が2ヶ月間位存続していたのに，同日午後6時ころから翌17日午前4時ころまで約10時間にわたって同医院2階6号室に就床しているY子に対する観察を宿直勤務のK子（25歳），G子（21歳）の両名（いずれも看護婦，准看護婦の資格なし）にまかせて，自らは1回も回診しないのみでなく，同月16日午後10時ころ，上記K子からY子の脈搏がまだ正常でない旨の報告を受けたにもかかわらず，単に注射を指示したのみで自らは回診しなかったため，同月17日午前4時15分ころ同病室において同女を術後ショック死させたという事案である。結論は無罪であったが，判決は，死因が確定しがたい点のほかに，帝王切開施行前の措置および同手術の実施過程について過失はないという前提で，術後措置について次のように述べている。

①「被告人医院はいわゆる診療所であって，無資格の看護婦のみが当直看護をしたとしても，それは望ましい姿でないが，法令上の違反があるとはい

えず，……同女は昭和31年10月から被告人医院に見習い看護婦として勤務し，宿直勤務の経験は7年に及び，血圧，検温，検脈および静脈注射等を被告人より教わり，帝王切開手術患者の看護に経験も多く被告人に命ぜられて患者の容態を観察する能力においては看護婦，准看護婦のそれにさして欠けるものがあったとは認められず，また，被告人は，右K子等の当直室から10メートルの距離にある同棟の居室に当直を兼ねて居住しているわけで，右K子らから患者の容態の推移の報告も受けやすくその病状の急変に即応できる体制をそなえているわけで，当直態様に過失ありとは認め難い」。

②看護方法について。「本件患者の場合は特に終夜酸素吸入を継続するとの措置をとるばかりか暑気を防止するため患者の枕元に携帯用の扇風機を廻わす等の措置をとり……帝王切開患者として帰室後一時間ごとにK子が病室をおとずれ，血圧，脈搏を測定し，尿量を調査し，患者の一般状態を観察して被告人にその都度報告していたことが認められ同女の看護方法に過失があったとは認め難く，17日午前2時ころK子が患者の病室を訪れた際はガラス窓越しに患者を観察したにとどまるが，右は深夜であって，Tが患者をうちわであおいだりしており患者の状態に異常を認めなかったため入室して容態を見なかったわけで，この点についても同女の看護方法に過失があったとは認め難く，従って同女に看護を命じた被告人の過失は存しない……」。

③「被告人は術後婦長Aに患者の帰室後利尿薬のビタミン，ジキラノーゲンC，ブドウ糖の混合注射薬を注射するように命じておいたのに同日午後10時現在まだ注射してなかったことを知って，患者に対して当座なすべき処置をK子に命じたものと認められるところ，このような場合，医師である被告が回診すれば，見習看護婦では判明しない患者の身体症状に気付くかもしれないから患者の脈搏の弱いことや呼吸の荒いことについて報告を受けた場合には，医師の手術後間もない患者に対する態度としては特段の事由の存しない限り回診するのが一般論としては望ましいことであるが前記詳述した諸事情の許では被告人の判断にも相当な理由があって咎めるに値するものともいえないから本件では被告人に回診を期待し，刑事責任を問うことはできない」。

本件については，「産科ショックの可能性があり，それが致命率の高いものであるから，刑事問題としては，因果関係そのものも否定されるべきであ

ろう」(14)との指摘もあるが，かりに因果関係が肯定されても，また，脈搏がなお正常でなかった点を考慮しても，本件の場合，病変の突発性という点からしても，あるいは被告人と見習看護婦との間には実質的信頼関係があったと見ることができ，したがって信頼の原則の適用の余地があることからしても，少なくとも被告人の具体的予見可能性は否定されるものと解される。

つぎに，チーム医療が破綻していたため，心臓の手術をすべき患者と肺の手術をすべき患者を取り違えて，患者の同一性を確認できずに関係者6名（医師4名，看護師2名）が有罪となった横浜市大患者取違え事件を挙げなければならない。第1審（横浜地判平13・9・20判タ1087・296）では，医師3名がそれぞれ罰金50万円，罰金30万円，罰金40万円，看護師2名がそれぞれ業務上過失傷害罪で罰金30万円，禁錮1年執行猶予3年（なお，患者確認を求めた若い麻酔科医1名は無罪），第2審（東京高判平15・3・25刑集61・2・214）では，第1審で無罪であった若い医師も罰金25万円の有罪となり，他の被告人はすべて罰金50万円に処された。第1審で無罪の麻酔科医のみ上告したが，最高裁は，次の理由で上告を棄却した（最決平19・3・26刑集61・2・149）。

「医療行為において，対象となる患者の同一性を確認することは，当該医療行為を正当化する大前提であり，医療関係者の初歩的，基本的な注意義務であって，病院全体が組織的なシステムを構築し，医療を担当する医師や看護婦の間でも役割分担を取り決め，周知徹底し，患者の同一性確認を徹底することが望ましいところ，これらの状況を欠いていた本件の事実関係を前提にすると，手術に関与する医師，看護婦等の関係者は，他の関係者が上記確認を行っていると信頼し，自ら上記確認をする必要がないと判断することは許されず，各人の職責や持ち場に応じ，重畳的に，それぞれが責任を持って患者の同一性を確認する義務があり，この確認は，遅くとも患者の身体への侵襲である麻酔の導入前に行われなければならないものというべきであるし，また，麻酔導入後であっても，患者の同一性について疑念を生じさせる事情が生じたときは，手術を中止又は中断することが困難な段階に至っている場合でない限り，手術の進行を止め，関係者それぞれが改めてその同一性を

---

(14) 米田泰邦「手術と刑事責任」中山研一・泉正夫編『医療事故の刑事判例』165頁（成文堂，1983年）。

確認する義務があるというべきである。

　これを被告人についてみると，①麻酔導入前にあっては，患者への問い掛けや容ぼう等の外見的特徴の確認等，患者の状況に応じた適切な方法で，その同一性を確認する注意義務があるものというべきところ，上記の問い掛けに際し，患者の姓だけを呼び，更には姓にはあいさつ等を加えて呼ぶなどの方法については，患者が手術を前に極度の不安や緊張状態に陥り，あるいは病状や前投薬の影響等により意識が清明でないため，異なった姓で呼び掛けられたことに気付かず，あるいは言い間違いと考えて言及しないなどの可能性があるから，上記の呼び掛け方法が同病院における従前からの慣行であったとしても，患者の同一性の確認の手立てとして不十分であったというほかなく，患者の容ぼうその他の外見的特徴などをも併せて確認をしなかった点において，②更に麻酔導入後にあっては，外見的特徴や経食道心エコー検査の所見等から患者の同一性について疑いを持つに至ったところ，他の関係者に対しても疑問を提起し，一定程度の確認のための措置は採ったものの，確実な確認措置を採らなかった点において，過失があるというべきである。

　この点に関し，他の関係者が被告人の疑問を真しに受け止めず，そのために確実な同一性確認措置が採られなかった事情が認められ，被告人としては取り違え防止のため一応の努力はしたと評価することはできる。しかしながら，患者の同一性という最も基本的な事項に関して相当の根拠をもって疑いが生じた以上，たとえ上記事情があったとしても，なお，被告人において注意義務を尽くしたということはできないと言わざるを得ない」。

　本件では，看護婦による患者2名の搬送に端を発し，看護婦による患者取違え，さらには手術中に患者取違えの可能性に気づくも手術を続行して患者に傷害を負わせた，という因果連鎖の中で，最高裁は，麻酔科医師につき，麻酔導入前に確認の十分な手立てを採らず，麻酔導入後患者の同一性に関する疑いが生じた際に確実な確認措置を採らなかった点になお過失がある，と認定し，取違え防止のために当該麻酔科医が行った努力は，過失競合論の前に屈して，無罪をもたらす要因とはならなかった。本件の因果連鎖を整理すると，①当直明けの看護婦（ルーティンでは直接担当ではなかった）が1人で2人の患者（1人は心臓疾患，もう1人は肺疾患）を7階から3階の手術室前

に（カルテを別々にして）搬送した，②3階で待機していた看護婦（担当の看護婦で3日前に術前訪問をしていた）が2人の患者の名前を取り違え，患者相互の手術室および手術部位が入れ替わった，③手術室で上告人医師により患者の同一性に重大な疑問が提起されたにもかかわらず確認不十分なまま手術を続行した，④予定外部位への手術に伴い患者に傷害が発生した，という具合になる。問題は，③の因果連鎖において，本件上告人医師は，手術室において最も若い研修医であるにもかかわらず，患者の同一性に重大な疑問を投げかけ，再確認をさせている点は，重要な意味を有する。最高裁も，「この点に関し，他の関係者が被告人の疑問を真しに受け止めず，そのために確実な同一性確認措置が採られなかった事情が認められ，被告人としては取り違え防止のため一応の努力はしたと評価することはできる」と述べてはいるが，結局は，「患者の同一性という最も基本的な事項に関して相当の根拠をもって疑いが生じた以上，たとえ上記事情があったとしても，なお，被告人において注意義務を尽くしたということはできない」，と厳しく結論づけている。しかし，上告人医師が行ったことは，取違え防止のための「一応の努力」程度の評価で済まされるのか，さらに，チーム医療とはいえ，力関係が支配する領域で，最も若い研修医にこれ以上の義務を要求できるのか，大いに疑問である。むしろ，本件では，連絡体制ないし監督体制の不備こそが問われるべきである。途中で抜け出したくても抜け出せない状況にあるチーム医療による手術の場面で，この研修医にこれ以上の義務を要求するのは，「法は不可能を強いるものではない」という基本原則および責任原理に抵触する懸念がある[15]。

　本決定については，「その結論自体もやや酷であるという印象はある」としつつも，結局は「重大でない過失をも処罰対象にしている現行法のもとにおいては，支持されるべき」だとする見解[16]がある一方で，私見と同様，「組織としての対策が欠落していた状況下において現実に若年の被告人にどこまでの行動を要求できるかを考えるとき，1審判決の判示には傾聴に値するものが含まれているように思われる」とする見解[17]，さらには，「経験の

---

(15)　甲斐克則「医療事故と過失の競合——横浜市大患者取違え事件最高裁決定を契機として」刑事法ジャーナル12号56頁（2008年）。
(16)　山本紘之「判批」法学新報114巻9＝10号90頁（2008年）。

浅い被告人が提起した同一性への疑義に対し，主治医や経験豊富な医師らから否定的な回答がなされたという状況下で，被告人がなお過誤の危険を消滅させる措置を採ることは，相当困難であった」として，「いかに高度な予見可能性を認め得るとしても，適法行為の期待可能性がないとして責任を否定する余地はある。少なくとも，慎重であるがゆえに結果の予見に到達しその立場において可能な努力をした者が非難されるべき点は，軽減されるはずである」という見解[18]があることに注目する必要がある。さらに，踏み込んで検討すると，正犯から従犯へと格下げして不可罰の途を探る「過失犯からの離脱」論を理論的に考えるなどして，「過失競合論」自体のあり方にも反省を迫る必要がある[19]。

6　それでは，看視（監視）体制についてはどの程度の注意義務が要求されるのであろうか。従来，民事判例がほとんどであった（例えば，管理・監督過失を肯定した例として，福岡地判昭52・3・29判時867・90，横浜地判昭58・5・20判タ506・167，否定例として，東京地判昭58・5・26判時1094・71，東京地判昭63・9・16判タ686・226，岐阜地判昭60・5・22判時1183・139，名古屋地判昭46・5・15判タ264・241）。過失の有無の差異は，当該患者について実質上のフォロー体制が確立されたか否か，に求めることができる。その体制が確立された時点で，特段の事情がないかぎり過失責任は否定されるであろう。以上の点は，刑事過失における注意義務・予見可能性を考える際にも重要な要因と思われる。いずれにせよ，看視（監視）体制についてどの程度の注意義務が要求されるかは一律に確定するのが困難な場合が多く，具体的事情を考慮せざるをえないことがわかる。

他方，小児歯科診療所長である小児歯科医師の刑事責任が肯定された重要刑事判例として，福岡地判平18・4・20（飯田英男『刑事医療過誤Ⅱ［増補版］』217頁）を挙げなければならない。本件では，「歯科用局所麻酔薬を使用した歯科治療においては，同麻酔薬によるアナフィラキシーショックによ

---

(17)　照沼亮介「判批」判例セレクト2007（法学教室330号（2008年）別冊付録）26頁。
(18)　平山幹子「判批」ジュリスト1354号『平成19年度重要判例解説』168頁（2008年）。なお，大塚裕史「判批」宇都木ほか編・前掲注（10）『医事法判例百選』193頁も，若い麻酔担当医に過失責任を負わせるのは酷である，と説く。
(19)　詳細については，甲斐・前掲注（15）58頁参照。

り歯科治療中に患者が急性呼吸循環不全による心肺停止を起こすほか，窒息その他の原因により歯科治療中に患者が急性呼吸不全により心肺停止を起こし，これによる低酸素脳症に陥って死亡する危険がある一方，同診療所では，診療中の患者に対し，特定の歯科医師を治療責任者とすることなく，個々の治療行為ごとに歯科医師らが交代して患者の治療に当たる体制を採っていた上，患者に対し歯科用局所麻酔薬を用いて浸潤麻酔を行った際には，その口唇部を緑色のラバーダムと呼ばれるゴム製防湿マスクで覆い，また，三歳未満くらいの幼児……に対する歯科治療に際しては，その身体部をバスタオルで包んでレストレイナーと呼ばれる身体抑制具を用いて診療台の上に固定していたため，幼児に対し歯科用局所麻酔を用いて浸潤麻酔を行った場合には，歯科治療中の幼児の全身麻酔を十分に把握することが困難であったのであるから，同診療所に勤務する歯科医師らに対し，幼児に対し歯科用局所麻酔を用いて浸潤麻酔を行った際には当該幼児が急性呼吸循環不全に陥る危険があることを認識させるなど歯科治療中の幼児に対する全身状態の継続的管理を徹底させるとともに，幼児が急性呼吸循環不全に陥った場合に歯科医師らがこれに対し適切な救急措置を講じることができるように，歯科医師らに対し，治療現場において直接指導し，あるいはセミナーなどを開くなどして指導するなど，幼児が歯科治療中に急性呼吸循環不全に陥って心肺停止状態になり，これによる低酸素脳症により死亡するという医療事故の発生防止を目的とした指導監督を行うべき業務上の注意義務があった」が，「何らの具体的な指導を行うことなく，漫然と上記の診療体制のまま歯科医師らに歯科治療を行わせる業務上の注意義務違反を犯した」と認定した（罰金30万円）。

　しかも，X小児歯科診療所の診療体制下における被告人の安全管理責任の有無について，患者が急性呼吸循環不全に陥る危険性，および当該診療体制等に内在する危険性を中心に詳細な検討を加え，当該診療体制では，「当該患者が急性呼吸循環不全に陥ったにもかかわらず，歯科医師らがこれを見過ごしてしまうことにより，当該患者が急性呼吸循環不全に基づく心肺停止状態に陥り低酸素脳症にり患して死亡するという医療事故が発生する危険性が相当程度あることを，被告人が認識することは十分できたといえ，前記注意義務の一内容として，歯科医師らに対し，幼児である患者に浸潤麻酔を行った場合に当該患者が急性呼吸不全に陥る危険性があることを認識させる

ために，治療現場において直接指導し，あるいはセミナーなどを開くなど，歯科医師らに対し前記医療事故の発生防止を目的とした指導監督を行うべき業務上の注意義務があった」と認定したのである。したがって，抽象的論理による認定ではなく，小児歯科治療に慣れていない歯科医師の配置を考慮した具体的危険性の認識を重視した認定であり，しかも，直接担当した小児科医が別途無罪になっているだけに（福岡地判平17・7・14飯田『刑事医療過誤Ⅱ［増補版］』199頁），妥当な判断と思われる。

　7　② 看護師等に対する医師の監督過失　　つぎに，看護師等に対する医師の監督過失についてみてみよう。この範疇に属する刑事事件は，かなり以前から存在した[20]。ここでは，看護師等の医療行為について監督者たる医師がいかなる場合に過失責任を負うかが，より深刻な形で問題となる。特に「信頼の原則」の適用の有無は，重要な論点となる。

　まず注目すべきは，北大電気メス事件判決（札幌高判昭51・3・18高刑集29・1・78）である。事案は，幼児の動脈管開存症手術に用いられた電気メスのメス側ケーブル対極板ケーブルを看護婦が誤って交互接続したため新たな電気回路が形成され，幼児の右下腿部に重度の熱症が生じ，右下腿部切断という結果が発生（手術は成功）した，というものである。第1審（札幌地判昭49・6・2刑月6・6・742）は，電気メス器接続の成否の点検を補助的準備的作業と位置づけ，「執刀医師の立場からみて具体的な危険発生の予兆も認識されない」という観点から，執刀医の注意義務違反を否定し，執刀医無罪（看護婦は有罪（罰金5万円））の判決を下し，控訴審もこれを支持した。控訴審判決は，2つの点で重要な内容を有している。

　第1は，看護婦の有罪認定に関してではあるが，過失犯成立の要件となる結果発生の予見について，「内容の特定しない一般的・抽象的な危惧感ないし不安感を抱く程度では足りず，特定の構成要件的結果及びその結果に至る因果関係の基本部分の予見を意味するものと定義し，本件では，「ケーブルの誤接続をしたまま電気手術器を作動させるときは電気手術器の作用に変調を生じ，本体からケーブルを経て患者の身体に流入する電流の状態に異常を来し，その結果患者の身体に電流の作用による傷害を被らせるおそれがある

---

[20] 米田・前掲注（12）66頁，同「医療における未知の事故とチーム医療における医師の刑事責任（下）」判例タイムズ316号60頁以下（1975年）参照。

こと」はそれに該当していると判示している点である。このような理解は，監督者たる医師の予見可能性についても基本的にあてはまるであろう。もちろん，上記定義は完成されたものではなく，それを出発点として今後さらに展開されるべきものである[21]。

　第2は，看護婦の監督者たる執刀医について，「ケーブルの誤接続のありうることについて具体的認識を欠いていたことなどのため，右誤接続に起因する傷害事故発生の予見可能性が必ずしも高度のものではなく，手術開始直前にベテランの看護婦である被告人Kを信頼し接続の成否を確認しなかったことが当時の具体的状況のもとで無理からぬことであったことにかんがみれば，被告人Sがケーブルの誤接続による傷害事故発生を予見してこれを回避すべくケーブル接続の点検をする措置をとらなかったことをとらえ，執刀医として通常用いるべき注意義務の違反があったものということはできない」とし，信頼の原則の採用による無罪を宣告している点である。信頼の原則は，自動車の衝突事故のように，加害者─被害者間でその適用可能性が議論されていたが，本判決を契機に，チーム医療のように監督者─被監督者間にも適用可能かどうかが議論されはじめた[22]。本判決は，チーム医療において信頼の原則の適用をはじめて肯定したところに意義がある。

　確かに，責任の分配という観点から，一定の場合にこの種事案について信頼の原則を適用しうるものと思われる。しかし，単に形式的業務分担という側面だけでそれを判断すれば，単に業務を部下に委ねておけば上司は免責されることになり妥当でない。むしろ，監督者─被監督者の間に実質的信頼関係がある場合にはじめて信頼の原則が適用され，監督者の具体的予見可能性が否定されるものと解される[23]。したがって，単に「ベテラン看護婦」というだけでは足りず，当該治療に関し過去に信頼ある積み重ねがあったかどうかが重要なポイントになる[24]。さらに，1審・2審判決が考慮しているよう

---

(21)　この点については，甲斐・前掲注（6）101頁以下，122頁以下，165頁以下参照。
(22)　この点については，大谷実「危険の分配と信頼の原則」藤木英雄編著『過失犯──新旧過失論争』75頁以下（学陽書房，1975年），西原・前掲注（2）および（8）参照。
(23)　この点については，甲斐・前掲注（6）106-111頁参照。
(24)　飯田英男「判批」唄孝一・宇都木伸・平林勝政編『医療過誤判例百選［第二版］』51頁（有斐閣，1996年）参照。

に,「具体的な危険発生の予兆」の有無は重要考慮事項であり,それが確認される場合には信頼の原則だけを根拠に過失責任を否定することはできないと解される。なお,信頼の原則の適用を「手術中の医師」に限定すべきだとの見解もあるが[25],必ずしもそれに限定する必要はない[26]。

本件の場合,看護婦がベテランであったとはいえ電気メス器の取扱いには不慣れであった点を考えると,執刀医が手術中であったとしても実質的にみて信頼の原則を用いるべき事案であったか,なお疑問が残るし,手術開始後メスの効き目が弱かったためボルト・コントロールダイヤルを上げさせた点(この時点で「異常回路の形成」を予見しえたのではないか)も,「具体的な危険発生の予兆」=具体的予見可能性という観点から無視しえなかったように思われる[27]。にもかかわらず執刀医が無罪となったのは,看護婦のミスが交互誤接続という「余りにも初歩的かつ明白なミス」だったからだとの指摘もあるが[28],それだけで片付けられる問題でなかった。電気メス器使用訓練の不十分な点を考慮すると,むしろ看護婦有罪の方が酷な気がする。かの千葉大採血ミス事件(千葉地判昭47・9・18刑月4・9・1539,東京高判昭48・5・30判時713・133)との差異に注意する必要がある。

8　これに対して,フッ化ナトリウム致死量誤飲事件(函館地判昭53・12・26刑月10・11＝12・1507,判時925・136,判タ375・157)では,医師に事務員として雇われ医療補助の業務に従事する者(看護婦・薬剤師等の資格を有しない者)が,糖負担検査に使用するブドウ糖を注文し,誤って届けられたフッ化ナトリウム等の混合粉末を確認しないでブドウ糖と誤認し,これを調合して患者に飲用させ,中毒死させた事案につき,「看護婦,薬剤師の資

---

(25)　町野朔「過失犯における予見可能性と信頼の原則」ジュリスト575号78頁(1974)。
(26)　米田・前掲注(12)タ316号58頁,大谷・前掲注(11)189頁。
(27)　なお,井上祐司「監督者の刑事過失判例について」西山富夫ほか編『刑事法学の諸相(上)井上正治博士還暦祝賀論文集』299頁以下(有斐閣,1981年)(同『刑事判例の研究(その二)』(九州大学出版会,2003年)329頁以下)参照。また,また,チーム医療と信頼の原則に関する近時の研究として,萩原由美恵「チーム医療と信頼の原則(1)(2・完)」上智法学49巻1号49頁以下(2005年),49巻2号37頁以下(2005年)がある。
(28)　平良木登規夫「判批」平野龍一ほか編『刑法判例百選Ⅰ総論〔3版〕』111頁(有斐閣,1991年)。

格がなく医薬品等に関する基礎的知識の不十分な者にその注文，受領，調合を任せきりにすると，常に誤投与の危険があるのであるから，たとえ長年任せてやってきたとの事情があったとしても，医師としてはそのものの行為を信頼することは許されず」，「患者に薬品を服用させるに当たっては，自らその調合をするか，あるいは被告人Ｍが調合するときは自己の直接の指揮下で調合させるか，事後にその調合に誤りがないかどうかを確認すべき業務上の注意義務がある」と判示された（罰金20万円，事務員は罰金15万円）。

　本判決については，見習看護婦や事務員のような無資格者の調剤が禁止されている点（薬剤師法19条，29条），診療の補助を業とすることも禁止されている点（保健師助産師看護師法31条，32条，45条）を考慮して，これを支持する見解もあるが[29]，こうした資格の有無という形式的観点からではなく，事務員が医薬品類の注文，保管，調剤等を5年間続けてきたにもかかわらず，「ブドウ糖」という名さえ知らされておらず，注文時に正式な名称さえ言うことができなかった点，いわば実質的な信頼関係に基礎が成り立っていなかったがゆえに具体的予見可能性を問う契機がそこにあったという点に，有罪の根拠を求めるべきものと解される。

　他方，神戸地姫路支判昭43・9・30（下刑集10・9・948，判時544・18）は，アミノピリンを含む鎮痛剤であるサルソグレランの静脈注射により過敏症の特異体質の患者がショック死した事案につき，熟練看護婦に対する監督業務を否定している。すなわち，「被告人はＩ看護婦にサルソグレラン静脈注射をするように指示したときに，注射速度等につき特に何らの注意を与えていない……が，Ｉ看護婦は経験約14年の熟練看護婦であり，被告人が日常多用するサルソグレラン静脈注射に関し一々注意を与えていないからといって何の不思議はなく，現実にＩ看護婦が患者Ｈに対して行った静脈注射の方法も前認定のとおり何らの手落ちも認められず，本件患者Ｈの薬物ショック死は被告人自身が静脈注射を行っていようとＩ看護婦が行っていようと結局は避けられなかったことが明らかに認められる本件では，被告人がＩ看護婦に静脈注射させた点をとらえて被告人に監督業務を怠った過失があるとすることも，もちろんできない」と。本件を先のフッ化ナトリウム致死

---

(29) 大嶋一泰「判批」唄ほか編・前掲注（7）『医療過誤判例百選［第二版］』63頁。

量誤飲事件と比較すると患者が特異体質であり死亡が突発的であったため看護婦も医師も死亡結果を具体的に予見できなくなった点，看護婦と医師との間に実質的信頼関係があった点で差異があり，上記の結論は支持しうるものといえよう。

　以上のように，看護婦等に対する医師の過失の中心問題は，実質的信頼関係の有無にあり，それが過失認定に大きな影響を及ぼしていることが判明した。そして，そのような方向性は基本的に妥当なものと解される。

　9　③ 薬品管理に関する過失　　以上の議論は，薬品管理に関する過失をめぐる問題にもほぼ妥当する。内容的にも②と重複している部分があるが，狭義の薬品の管理ミスに起因するものと，薬剤の調合ミスに起因するものを挙げることができる。

　狭義の薬品の管理ミスに起因するものとしては，古く，大判大2・3・10（刑録19・315）がある。本件では，薬剤師が医師とともに病院に雇われて各自その職責を異にする業務を分担する場合，たとえ薬剤師が医師の監督の下にあっても，薬品営業並薬品取扱規則上薬剤の調合は，薬剤師の職責に属する当然の業務であり，薬剤師が同規則に違反して日本薬局方に適合しない薬品を薬局に陳列貯蔵したことにつき，医師が責任を負うものではない，と判示している。本件は行政法規違反のケースということもあって，形式的な分業で割り切っている感がしないでもないが，結論的には妥当といえよう。

　つぎに，薬剤の調合ミスも，広い意味ではこの範疇に入る。例えば，プロカイン調剤過誤事件（東京高判昭41・3・25判タ191・198）では，被告人（眼科医）が見習看護婦3名に麻酔薬調剤をまかせていたが，調剤の結果の適否を確認しないまま施用していたことから，その中の1名が事故の前々日，麻酔薬補充のため調剤室において塩酸プロカイン末0.05グラムに蒸留水50ccを混合すべきところをまちがえて希塩酸50ccを混合し，その壜を戸棚に蔵置したため，被告人が事故当日，他の見習看護婦に単に口頭で「薬はまちがいがないか」を質問しただけで，正常な麻酔薬と誤信して患者の左眼瞼内側2ヶ所に1.3ccを注射し，その結果瘢痕性角膜混濁，併発性白内障等により，患者の左目を失明に近い状態にしたというものである。東京高裁は，「凡そ医師たる被告人は先ずもって医薬品の管理を厳にし，見習看護婦が単独で麻酔薬等の調合をしないように監督すべきであるほか，本件の場合は見

習看護婦が単独で麻酔薬の調合をするのを黙認していたのであるから……，見習看護婦が麻酔薬を新たに調剤，補充されていることを知った際は直ちにその調剤が適正であるかどうかを確かめるのは勿論，これが施用に当たっては常にその結果の適否を確認すべき業務上の注意義務がある」と述べ，監督者たる医師に業務上過失致死罪の成立を認め，禁錮8月（執行猶予2年）の刑に処している。

　本判決については，「見習看護婦に，しかも指示に基づかず単独で調剤させていた点で，何としても監督義務違反は免れ難い」[30]とか，「徹底した監督・指導体制がまったくとられていなかった」[31]との論評があるように，監督者としての医師の過失責任を問う契機は十分に存在したと思われ，その結論を支持できる。しかし，「無資格看護婦の行為に対しては，医師が全面的に責任を負う」[32]という具合に一般化して考えることは，形式的判断に陥り，刑事過失を論じるうえで問題がある。この点に関し，ある古い判例が，医師が誤った薬品を注射して患者を死亡させた事案につき，薬局の設備が不完全で，薬局の蔵置，容器の使用等が平常から乱雑であり，上記医師が見習看護婦に準備させた注射液を検認しないでそのまま注射したものであるなどの事情があっても，上記見習看護婦に対してなすべかりし指示監督，事故を防止しうる薬品検認の手段などにつき具体的な注意義務を明らかにするのでなければ，上記医師に過失の責を帰することはできない，と判示しているのが注目される（大決昭11・3・16裁判例（刑）10・74）。注意義務は事案ごとに具体的に確定されなければならないし，また無資格者が調剤する場合でも，まれながら実質的信頼関係があれば，信頼の原則が働く余地もありうるといえよう。

## Ⅲ　病院の安全保持体制に関する管理・監督過失

1　つぎに，病院の安全保持体制に関する管理・監督過失について検討し

---

(30)　金沢文雄「判批」唄孝一・成田頼明編『医事判例百選』49頁（有斐閣，1976年），同旨・須之内克彦「投薬・調剤と過失」中山・泉編・前掲注(10) 243頁。
(31)　田中圭二「麻酔・輸血と過失」中山・泉編・前掲注(14) 107頁。
(32)　飯田英男『医療過誤に関する研究』52頁（法曹会，1972年）。

てみよう。これは，先にみた診療体制に関する過失と異なり，病院経営に付随して生じる過失であり，いわば管理・監督に特徴的な内容ともいえる。これは，①病院内での事故防止に関する過失，②病院内外での自傷他害防止に関する過失，③病院内での感染防止に関する過失，に大別できる。しかし，刑事過失としては，①と③が重要である。

2　① 病院内での事故防止に関する過失　　まず，病院内での事故防止に関する過失についてであるが，後述の自傷他害関係のものを「人的管理」に関する過失と位置づければ，ここでは，「物的管理」に関する過失が問題となる。それも，幼児が被害者になったケースが多く，しかも大半が民事判例である[33]。これらはいずれも民事責任（民法709条，717条）を問う十分の契機を有しているものと考えられるが，刑法上管理者に過失責任を負わせるには，管理者自身が具体的な危険発生の予兆を認識していなければならない。そうでなければ，具体的予見可能性を認定することはできない。結果責任を認めることにならないように注意を要する。

つぎに，火気管理に関する事例としては，重要な刑事判例がある。いわゆる札幌白石中央病院火災事件がそれである。昭和52年2月6日午前7時20分頃，札幌市の白石中央病院において，ボイラーマンYがトーチランプを用いて暖房用パイプの解凍作業に従事しているうち過ってその炎をモルタル壁とパイプの周囲のすき間に流入させ，同壁内部の下地板等に着火させたため，旧館2階（木造モルタル）全部および1階の一部が焼失し，新生児3名と入院患者1名が死亡し，他に2名が負傷した。出火当時病院の職員として，当直見習看護婦M（18歳）と助産婦E（アルバイト）がおり，1階には夜警員S（63歳）がいた。Sは火災状況を見るや狼狽して，居合わせた賄婦に消防署への通報を依頼しただけで新館に避難してしまった。M，Eは，最初これをいつもの誤作動と軽信していたが，やがてMは火災に気付いて入院患者らに避難するよう声をかけたものの新生児搬出や2階非常口開扉には思い及ばず非常口付近でおろおろするばかりで，Eに促されてようやく窓から3名の新生児を救出したにとどまり，結局は前述のような死傷者が出た。本件で起訴されたのは，ボイラーマンYを除けば，MでもEでもSでもなく，

---

(33)　詳細については，甲斐・前掲注（9）277-278頁参照。

病院経営者Nと事実上の事務長Oであったことから、火災死傷事故に関するNとOの管理・監督過失が問題とされた。しかも、1審と2審が正反対の結論となった点でも興味深いケースといえる。

第1審（札幌地判昭54・11・28 刑月11・11・1555, 判時971・130）は、「本件病院—特にその旧館—において火災等が発生した際、火災の通報や新生児、入院患者らの救出、避難誘導等を直接担当すべき看護婦その他従業員らに不適切な行動があると容易に大事に至るべきことは何人にとっても予見可能であるところ、前記のような職責を有する被告人N、同Oが、予め火災発生の場合に備え、関係従業員に対し、同人らにおいて火災発生の際適切な行動をとりうるよう」な「具体的対策、行動準則の定立、その関係従業員らに対する周知徹底、これに基づく訓練の実施等の措置を講じておくべき注意義務を有することは明らかであり、右はその重要性、喫緊性に鑑み、刑法所定の業務上の注意義務にほかならない」として、Nを禁錮1年罰金5万円（執行猶予2年）、Oを禁錮1年（執行猶予2年）に処した。これに対して、第2審（札幌高判昭56・1・22 刑月13・1＝2・12, 判時994・129）は、業務上過失致死傷罪に関し、以下の理由で、Nについては無罪（ただし、消防法上の届出義務違反については罰金1万円の有罪）、Oについては控訴審において追加された予備的訴因である火災の発生を未然に防止する義務違反の点に関し、さらに審理を尽くす必要があるとして原審に差し戻している。

①本件死傷はMが非常口の開錠と新生児の救出に出なかったことによって生じたものであり、同女が他に有効な救出活動、避難誘導または消火活動に従事していたため上記行動に出ることができなかったという特段の事情がないかぎり、非常口開錠と新生児救出の懈怠という同女の行動は、同女が18歳の見習看護婦にすぎなかったことを考慮に入れても不適切極まりないというべく、同女に当直看護婦としての自覚がありさえすれば、当然前記行動に出るに違いないと誰しも考えるところであり、したがって同女がこの自覚に欠けていると考えるべき特段の事情がないかぎり、原判示の対策準則に基づく十分な訓練を同女にあらかじめ施しておかなければ同女が前記行動に出ないかもしれないという点についての予見可能性も予見義務もない。これは、本件病院の経営管理事務につき責任を負うべき被告人両名についても同様である。

②本件病院には29名もの看護婦が勤務し，Mはそのうちの1見習看護婦であったことから考えると，Mは本件火災時まで，上司（例えば，看護婦長）から，非常の場合は何をさておきまず非常口開扉と新生児救出とを図るべきである旨の教導指示がなされていたと思われるが，その有無についても原判決は何ら触れていないし，その他Mの性格，能力，経験年数および在勤年数の如何等，被告人両名がMに対し，原判決の対策準則に基づく十分な訓練をしていなくても非常の場合にも非常口開扉や新生児救出を十分行いうるとの信頼を寄せることについての積極的または消極的要因となるべき事情の有無について判断を加えないまま卒然被告人両名に対し原判示のような業務上の注意義務があるとした原判決は，本件死傷の結果発生（その原因となったMの不適切極まりない行動）についての予見可能性の存否について，判断（Mに対する信頼の原則の適用）を誤っている。

③「被告人Nは，本件当時，本件病院の理事長兼病院長として，本件病院の経営および管理部門全体を総括し，診療部門全体を監督する職責を担っており，旧館出火の場合に備えて新生児および入院患者並びに付添人の救出や避難誘導に関する職責をも当然負担していたといわざるを得ないけれども，本件病院の理事長ないし病院長としての立場から考えるとき，当直看護婦や夜警員が当然果たしてくれるものと予想されるような出火通報，非常口開扉および新生児搬出などの救出活動ないし避難誘導活動が現実に実行されないであろうという場合までも考慮に入れて火災発生に備えた対策を定めなければならないとまでいうのは行過ぎといわざるを得ない」。検察官がNの過失として捉えている注意義務は，「出火の際の救出活動や避難誘導活動について人員の質（対策の定立とこれに基づく訓練の実施が経由されていること）及び量（当直人員の増員）の拡充と物的設備の改善（非常口扉の改造又は右の扉の鍵の携行）とに尽きるところ，かかる拡充改善の措置をすることを刑法上の業務上の注意義務として要求するには，既存の当直人員の質及び量並びに既存の物的設備の下で，従業員が当然に果すであろう救出活動ないし避難誘導活動によってもなお回避不能とみられる死傷事故に対する関係においてはじめて肯定されるべきものにすぎない」が，「本件火災により発生した前記6名の死傷という結果については，当時の当直人員の質及び量並びに当時の物的設備の下で回避不能であったとは認められないから，被告人Nについて

は，公訴事実で主張されているような結果回避措置をあらかじめ講じておかなければならないとすることの前提となるべき客観的予見可能性が欠落し，従って同被告人に前記6名の死傷という具体的結果に対する予見義務を負わせることができない」。

　なお，Oに関する差戻判決（札幌地判昭57・12・8判時1069・156）も，ほぼ同様の（ただし，従業員らが適切な行動に出ることを予見し，かつ期待し信頼することが許された，という点を明示している）論理で無罪を言い渡している。

　3　上にみた白石中央病院事件は，本稿のテーマとの関係でいくつかの論点を浮き彫りにしている。第1に，火災現場にいなかったNとOについて具体的予見可能性ないし注意義務をどのように判断すべきか。本件における因果関係の基本的部分は，「火災の発生→従業員の不適切な行動→入院患者の死傷」である[34]。この因果の流れの中で，「現実に火災が発生し，死傷者の出た時点において，何ら行動準則が定立されていなかったという事実，病院長においてそのような事態が病院長の意思次第でそれまでの時期に何時でも定立しえたし，定立しておくことが火災による事故防止のため客観的に消防法によって要請されており，管理権限者として，その要請を知り，又は知りえたという事実」に着目して，1審判決を支持する見解がある[35]。この見解は，具体的予見可能性を重視する立場から出されているが，他方，同じ立場からでも，1審判決の予見可能性判断は抽象的すぎるとして，むしろ2審判決および差戻判決を支持する見解もある[36]。火災死傷事故をめぐる行為主体に関しては，一時拡大傾向にあったが，実質上の管理権限者ないし防火管理者（消防法81条1項参照）に限定しようとするのが最高裁の判例であり（最判平3・11・14〔大洋デパート火災事件〕刑集45・8・221），作為義務についてさらなる検討を要する点を別とすればそれは正当と思われるし，本件で

---

(34)　井上祐司「『監督過失』と信頼の原則——札幌白石中央病院火災事故に関連して」法政研究49巻1＝3号42頁（1983年）（同・前掲注（27）『刑事判例の研究（その二）』447頁）参照。

(35)　井上・前掲注（27）51頁。

(36)　三井誠「対談・防火管理責任を考える（14）」〔三井誠・森本宏〕近代消防289号（1986）125頁以下，内藤・前掲注（6）1183頁。なお，松宮孝明『刑事過失論の研究』（成文堂，初版：1989年・補正版：2004年）323頁以下をも参照。

はこの点について特に問題はない。結局，危惧感説をとらない以上，評価の分かれ目は，「従業員の不適切な行動」の位置づけにある。

そこで第2に，第1の点を考えるには，本件において信頼の原則を認める余地があるかを考えなければならない。1審判決自体はこの点にあまり言及していないが，1審判決支持者によれば，「『火災時に各従業員らが具体的に何をなすべきかの手順，役割分担』が予め定立されていない場合には，むしろ，突然の火災に際してとりうる人間行動には自ら限界があり，……『不適切な行動』しかとれないのが経験則上自然」とされ，「本件の場合，信頼の原則の理論によって問題を処理できるような，特定の行動基準は存在していない」という観点から，予見可能性が肯定されることになる[37]。これに対して，2審判決ないし差戻判決の支持者は，本件において信頼の原則の適用の価値を認める[38]。もっとも，この立場からでも，2審判決について，従業員らにすべてを信頼して委すに足るだけの教育・訓練・指示が十分なされていたかどうか必ずしも明らかでない点，中間管理者（総婦長あるいは産婦人科主任看護婦）を介してそれを行わせる場合にはそれを行うことへの「信頼の相当性」の認定がいま一段必要であった点が指摘されている[39]。それは，差戻判決にもいえる。2審判決も差戻判決も，信頼の原則の適用に甘い姿勢が見られるように思われる。実質的な安全体制の確立がなされていてはじめて信頼の原則が適用されると解されるが，本件の場合それを肯定するのは困難なように思われる。

しかし，1審判決のように安全体制確立義務違反をもってただちに刑法上の注意義務違反とするのも問題である。火災死傷事故に関しては，最高裁も，「いったん火災が起これば……宿泊客らに死傷の危険が及ぶおそれがあることを容易に予見できた」という定式（最決平5・11・25刑集47・9・242等）を用いて比較的安易に注意義務を検討する傾向にある[40]。しかし，管理・監

---

(37) 井上・前掲注（27）46-49頁。
(38) 三井・前掲注（36）135頁，内藤・前掲（6）1183頁。
(39) 西原春夫「批判」平野ほか編・前掲注（28）『刑法判例百選Ⅰ総論〔3版〕』119頁。
(40) 中山研一・米田泰邦編著『火災と刑事責任——管理者の過失処罰を中心に』（成文堂，1993年）参照。なお，甲斐克則「火災死傷事故と過失犯論——管理・監督者の過失責任を中心として（一）～（七）」広島法学16巻4号131頁以下（1993），17巻4号115頁以下（1994），18巻3号1頁以下（1995），19巻2号61頁以下（1995），19巻4

督者の具体的予見可能性を肯定するには，具体的な危険の予兆が必要と思われる。それは，警報機の誤作動にとどまらず，過去にも従業員らの不適切な行動が見られたとか，消防署（本件では保健所）による然るべき指導，措置命令ないし警告措置があったという実質的契機の存在を意味する。2審判決によれば，本件の場合，保健所による防災査察（避難用具の設置，鍵の所在の周知徹底）を一応クリアーして不適合事項の指摘を受けることがなかったことからすると，結論的にはNおよびOの具体的予見可能性を問うのは困難と解される。

4 ② **病院内外での自傷他害防止に関する過失**　つぎに，病院内外での自傷他害防止に関する過失については，これを「人的管理」に関する過失として位置づけることができる。これについては，すべて民事判例であり，多くは，（精神）病院内外における自殺に関するものである。したがって，本稿では割愛する[41]。「人的管理」の場合，「物的管理」の場合よりも予見可能性を認定するのは民事事件でも刑事事件でも困難といわざるをえない。あえて「管理」を強化すれば人権侵害も起きかねない。しかし，「医師の裁量」が過失責任を免れる「隠れ蓑」になってはならないであろう。

なお，やや特異ではあるが，刑事判例として，千葉地判平17・11・15（飯田『刑事医療過誤Ⅱ［増補版］』902頁）は，被告人の経営するクリニックに2年余り前から通院して治療を受けていた精神科の患者を病院に医療保護入院させるため，患者宅から病院まで自動車で搬送する際，咬舌自殺を防ぐために口腔内にティッシュペーパーの塊を入れたうえ，ガムテープで口を塞ぎ，搬送中に暴れ出さないように鎮静剤を投与し，両手両足を縛って全身を毛布で包んで自動車の後部座席に仰向けに寝かせた状態で，病院職員2名が付き添って病院へ搬送中，患者を呼吸困難によって死亡させた事案について，被告人たる医師（クリニック営業）が患者の窒息死の具体的危険性を認識していたとして，結果発生の具体的予見可能性および結果回避可能性（他の医師または看護師を同乗させる等）を認定し，刑事過失責任を肯定しているが（禁錮10月），本判決は，妥当な判断である。

5　第3に，以上の議論は，基本的に精神患者による他害行為にもあては

号129頁以下（1996），20巻3号49頁以下（1997），21巻1号27頁以下（1997）参照。
(41)　詳細については，甲斐・前掲注（9）285頁以下参照。

まる。例えば、腎炎治療のため病院内科病棟に入院中の精神分裂病［現・統合失調症］患者が同室の患者を刺殺した事案につき、大阪地判昭53・9・27（判タ375・110）は、加害者は入院時には同精神病が完全緩解に近い状態にあり、その後も約7ヶ月の入院中、事故の前日に1度大きな奇声を発した以外には格別異常な言動を示さなかった等の事情があるときは、内科医師が、入院時に精神病の既往症の有無について問診しないで一般病棟に入院させ、その後も精神分裂病の存在に気付かず隔離措置をとらなかった点に過失はない、と判示している（同旨、浦和地判昭60・3・29判時1177・92、判タ555・282、大阪地判昭61・9・24判時1227・99、判タ624・191、鹿児島地判昭63・8・12判時1301・135）。管理・監督者たる医師に過度の注意義務を課すと、精神病患者に対する人権侵害が生じうる。もちろん、他害のおそれが多分にあるときは管理・監督者の過失責任（場合によっては刑事責任）も肯定されうる（被害妄想が顕著で精神分裂病［現・統合失調症］の疑いがある患者による殺害事故につき看護人らの過失を認めた例として、神戸地判昭55・2・6判時971・91、判タ414・105、また精神病入院患者が無断外出先から持ち込んだナイフにより他の入院患者を殺害した事案につき、病院の安全配慮義務違反による損害賠償責任が認められた例として、福岡高判平3・3・5判時1387・72、その他静岡地判昭57・3・30判時1049・91参照）。

6　③病院内での感染防止に関する過失　最後に、病院内での感染防止に関する過失事例をみておこう。この種の事案は、従来、民事判例が多かったが、最近、略式命令ながら、2つの刑事判例がある。

まず、豊橋簡略式平14・5・22（飯田『刑事医療過誤II［増補版］』897頁）では、看護師両名が水洗いした使用済み注射器を用いて薬剤を点滴パックに注入する混注作業を行う際、看護師Xは、ナースステーションにおいて、同所流し台で水洗いした使用済み注射器を角形カストに収納後、医療器具回収用のカート内にこれを格納するにあたり、使用済み注射器を角形カストと呼ばれるケースに収納後、同カストの通気孔を開き、その上蓋に貼付された滅菌テープを剥がしたうえ、これを使用済み医療器具回収用のカート内に確実に格納すべき業務上の注意義務があるのにこれを怠ってナースステーション内に放置した過失、また、看護師Yは、同所において、上記カストを開けてガラス製注射器を取り出すにあたり、同カストの通気孔の開閉と滅菌

テープの有無を厳に確認すべき業務上の注意義務があるのにこれを怠り，上記注射器を 5～6 本取り出してこれらに針を付けてトレー上に乗せて混注作業の準備をした過失，両者の過失の競合により，患者 5 名に感染させ，うち 1 名を敗血症等により死亡させた，と認定されている（X は罰金 40 万円，Y は罰金 15 万円）。本件は，因果関係も明確であり，予見可能性も肯定される。しかし，監督者の過失責任が問われたわけではない。

むしろ興味深いのは，東京簡略式平 16・4・16（飯田『刑事医療過誤Ⅱ［増補版］』899 頁）である。本件では，脳神経外科病院の理事長兼院長が，院内感染防止のためのマニュアル，点滴治療法等医療行為手順等の基準を作成し，看護師らに対して，これらに基づき研修等に職員教育を実施して，医療行為等直前の手洗い及び消毒を励行させて，医療行為等を行うときの清潔保持を徹底させたうえ，ヘパリン加生理食塩水を作製したときは，冷蔵庫に保管し，作製当日に使用することを義務づけるなどの指導・監督を行うなどして，院内における入院患者への細菌の感染を未然に防止すべき業務上の注意義務があるのにこれを怠って放置し，ナースステーション点滴作業台において，准看護師をして手洗い等不十分なままヘパリン加生理食塩水を作製させて，セラチア菌を混入させ，さらにこれを投与させた結果，患者 6 名を死亡させ，さらに患者 6 名に傷害を負わせた過失が理事長兼院長にのみ肯定されている（罰金 50 万円）。本件は，適切にも，まさに理事長兼院長の監督過失が正面から問われた事案として位置づけることができる。本件のような具体的事情がある場合，監督過失を肯定してよいと考える。

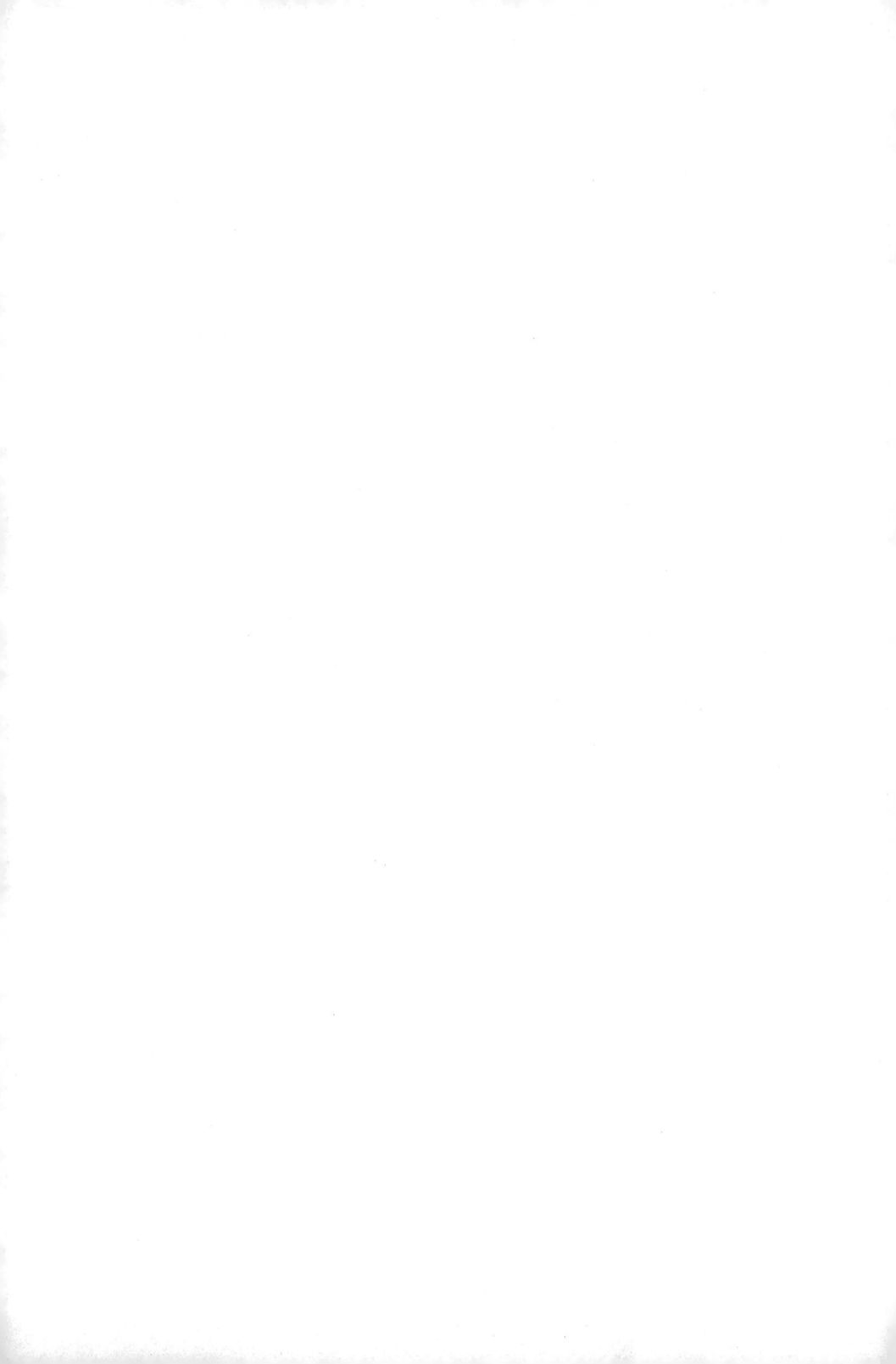

# 13　医療事故の届出義務・医事審判制度・被害者補償

甲 斐 克 則

医事法講座 第 3 巻　医療事故と医事法

- I 　序
- II 　日本における死因究明制度概観
- III 　医療事故と医師法 21 条の届出義務の関係
- IV 　医療事故の届出義務と医師法 21 条の改正案の呈示
- V 　結語――医事審判制度の構築と被害者補償制度の確立へ向けて――

## I　序

　近年，刑事医療過誤事件が注目されるに及び，医療事故の届出義務をめぐる議論が大きな関心を集めている。医療事故の原因を早期に解明することは，「被害者」側にとっても，また今後の類似の医療事故防止にとっても重要なことであることからして，これは，有益な議論といえる。しかし，届け出る医師の側にとってみれば，場合によっては犯罪に当たるような自己に不利益な事柄を届け出るわけであるから，あまり気が進まないとことかもしれない。また，そもそも何のために届出義務が問題となるのか，という点も考える必要がある。

　本稿では，まず，日本における死因究明制度を概観し，つぎに，患者の死亡を伴う医療事故が発生した場合，それが明白な医療過誤に起因するにもかかわらず，それを所轄警察署に届け出なかった場合，医師法 21 条の異状死体届出義務違反となるかという点を中心に判例の動向を分析しつつ論じ[1]，さらに，医師法 21 条の改正の必要性および新たな制度構築の方向性について論じ，最後に，医療事故の被害者救済のための被害者補償についても若干ながら言及することにする。

## II　日本における死因究明制度概観

　1　まず，医師法 21 条の異状死体届出義務違反の立法経緯を正確に理解するため，日本における死因究明制度について概観しておこう[2]。

---

[1] 以上の点については，甲斐克則「医療事故の届出義務とリスクマネジメント」中山研一・甲斐克則編著『新版　医療事故の刑事判例』290 頁以下（成文堂，2010 年）においても論じた。これと本稿とは，補足したとはいえ，内容的に重複するところがある点を了承願いたい。

[2] 以下の歴史的分析については，警察庁刑事局刑事企画課編著『全訂　逐条解説　検視規則・死体取扱規則』（東京法令，1990 年），松宮孝明「検死制度について」犯罪と刑罰 9 号 135 頁以下（1993 年）を参照しつつ，これを私なりに補足した。なお，この歴史的部分および医療事故の届出問題との関係については，2010 年 10 月 30 日に大阪大学中之島センターで開催された医療と法・関西フォーラム主催の第 3 回シンポジウム

明治 7 年（1874 年）に医制が開始され，明治 8 年（1875 年）行政警察規則（明治 8 年太政官達第 29 号）「邏卒［巡査］勤方之事」20 条において，「道路河渠ニ屍アルトキハ其模様ヲ検シ掛官員［警部］ニ報知シ指揮ヲ受クヘシ」という規定が設けられた。そして，明治 10 年（1877 年）「変死者検視ノ際解剖方」（明治 10 年太政官布告第 22 号）は，「変死ニ係ル屍ヲ警察官吏検査スルトキニ於テ解剖ヲ行ハサレハ其ノ致命ノ原因ヲ確知シ難キ旨医師申立ツルトキハ検事ノ許可ヲ受ケ其ノ部分ヲ解剖検査セシムルコトヲ得」という布告により，日本の死因究明制度が，行政警察および司法警察と司法（検察）を中心とした制度として展開されたことが看取される。

その後，明治 12 年（1889 年）に「医師試験規則」が制定され，さらに，明治 16 年（1883 年）に「医師免許規則」（太政官布告）が制定されて，日本における医師の地位が一応確立するが，死因究明制度は，医学的観点というよりも，行政警察および司法警察に力点があった。明治 13 年（1890 年）「官庁工場等ニテ変死傷ノ者検視処分ノ件」（明治 13 年太政官達第 14 号）が，「官庁内並ニ官有ノ工場及ヒ艦船等ニテ変死ニ係ル者及ヒ重傷死ニ至ル者ハ近傍ノ警察所ヘ報告シ検視ヲ受クヘシ但軍人軍属ニシテ陸海軍官限リ処分ヲ了シ警察官ノ検視ヲ要セサル分及ヒ遠洋航海中ニ係ル者ハ此限ニアラス」と規定していたのは，これを端的に物語る。明治 32 年（1899 年）の「行旅病人及行旅死亡人取扱法」（明治 32 年法律第 93 号）も，この観点から，いわゆる「行き倒れ」の旅行者の取扱を規定したものであった。しかし，司法制度という観点からは，明治 13 年（1880 年）の「旧刑法」および「治罪法」，明治 23 年（1990 年）の旧々「刑事訴訟法」（明治 23 年法律第 96 号）は，十分に対応しておらず，変死体等の取扱い規定はなかった。

2　明治 39 年（1906 年）になると，「医師法」が制定され，医師の地位が明確に確立された。そして，明治 39 年（1906 年）の「医師法施行規則」9 条は，「医師屍体ヲ……検案シ異常アリト認ムルトキハ二十四時間以内ニ所轄警察官署ニ届出ヘシ」という規定を設けるに至ったのである。したがって，明治 39 年（1906 年）が，日本における医師による所轄警察署への届出義務の実質的出発点といえる。

---

「死因究明制度について」における講演で述べたものであることを付記しておきたい。

翌明治 40 年（1907 年）には，現行刑法典（明治 40 年法律第 45 号）が制定され，さらに，明治 41 年（1908 年）「監獄法」（明治 41 年法律第 28 号）において，死刑関係規定（71 条〜75 条）が設けられ，刑事司法の体制が確立された。その後，大正 11 年（1922 年）の旧「刑事訴訟法」（大正 11 年法律第 75 号）182 条 1 項は，「変死者又ハ変死ノ疑アルトキハ其ノ所在地ヲ管轄スル地方裁判所又ハ区裁判所ノ検事検視ヲ為スヘシ」という規定により，司法検視が明文化された。なお，明治 8 年および明治 13 年の太政官達は，依然として行政検視として生きていた。かくして，大正 11 年（1922 年）をもって，日本における司法検視と行政検視の制度が一応確立したことになる。これを受けて，大正 12 年（1923 年）の司法警察職務規範（大正 12 年司法大臣訓令刑事第 10092 号）47 条 1 項は，「司法警察ノ職ニ在ル者ハ変死ノ死体ヲ発見シタルトキハ速ニ検事ニ報告シテ指揮ヲ請フヘシ」と規定された。そして，この体制がしばらく続くことになる。

　3　それでは，第 2 次世界大戦後は，どのようになったであろうか。昭和 21 年（1946 年）には，「死産の届出に関する規程」（昭和 21 年厚生省令第 42 号）3 条および 4 条が，死産の届出について規定したのに続き，昭和 22 年（1947 年）の「戸籍法」（昭和 22 年法律第 224 号）が，92 条において検視調書作成規定を置いたほか，昭和 23 年（1948 年）の現行刑事訴訟法（昭和 23 年法律第 131 号）229 条も，1 項で「変死者又は変死の疑のある死体があるときは，その所在地を管轄する地方検察庁又は区検察庁の検察官は，検視をしなければならない。」と規定し，2 項で，「検察官は，検察事務官又は司法警察員に前項の処分をさせることができる。」と規定した。さらに，同年に「墓地，埋葬等に関する法律」（昭和 23 年法律第 48 号）も制定され，同じく同年に，医師法（昭和 23 年法律第 201 号：最終改正平成 19 年）21 条は，「異状死体等の届出義務」として，「医師は，死体又は妊娠 4 月以上の死産児を検案して異状があると認めたときは，24 時間以内に所轄警察署に届け出なければならない。」という規定を罰則付き（同法 33 条の 2）で設けたのである（なお，同施行規則 20 条および「軽犯罪法」（昭和 23 年法律第 39 号）1 条 18 号（届出）参照）。

　これと関連して，昭和 24 年（1949 年）には，「死体解剖保存法」（昭和 24 年法律第 204 号：最終改正平成 17 年）で病理解剖・行政検視が制度化される

とともに,「監察医を置くべき地域を定める政令」(昭和24年政令385号) が定められ, 東京都の区の存する区域, 大阪市, 横浜市, 名古屋市および神戸市に監察医が置かれ, 昭和25年 (1950年) には,「東京都観察医務規程」(昭和25年東京都訓令甲73号) も設けられた。

　他方, 警察においても, 昭和25年 (1950年) に, 旧「犯罪捜査規範」(昭和25年国家公安委員会規則第4号) 50条が異常死体の検視について,「①警察官は, 不自然な死亡を遂げた死体 (以下異常死体という。) を発見し, 又はこれらがある旨の届出を受けた場合において, その死亡が犯罪に起因するか否かについて疑があると認めるときは, 警察署長にその旨を報告しなければならない。②前項の規定により報告を受けた警察署長は, ただちに警察隊長にその旨を報告するとともに, 法第229条第1項による検視が行われるよう, 速やかに, その異常死体の所在地を管轄する地方検察庁又は区検察庁の検察官に左の各号に掲げる事項を通知しなければならない。一　死体発見の年月日時, 場所及びその状況　二　死体発見者の氏名その他参考となるべき事項」, と規定した。これと連動して, 昭和33年 (1958年) に「検視規則」(昭和33年国家公安委員会規則第3号),「死体取扱規則」(昭和33年国家公安委員会規則第4号),「検視規則の制定について」(依命通達:警察庁次長),「死体取扱規則の制定について」(依命通達:警察庁次長) が相次いで発せられ, 警察実務の整備がなされた。これらは, 以後順次改定され, 昭和58年 (1983年) には,「犯罪捜査規範及び死体取扱規則の一部を改正する規則の制定について」(依命通達:警察庁次長) が発せられた。

　また, 医学教育に関しても, 昭和58年 (1983年) には,「医学及び歯学の教育のための献体に関する法律」(昭和58年法律第56号:最終改正平成11年) が制定された。さらに, 興味深いのは, 昭和63年 (1988年) に,「病理解剖指針について」(昭和63年健政発第693号:各都道府県知事あて厚生省健康政策局長通知) が発せられたことである。これにより, 病理解剖がルール化された。

　4　しかし, 平成11年 (1999年) の都立広尾病院事件以降, 医療事故の届出をめぐる問題が医師法21条との関係でクローズアップされ, 21世紀に入ると, 医療事故のみならず, 殺人, 傷害致死 (時津風部屋時太山事件) 等の事件を契機にして, 総合的な死因究明 (検死) 制度の新たな構築の提言が

現在まで続いている[3]。例えば、「異状死死因究明制度の確立を目指す議員連盟」（保岡興治会長）は、平成 21 年（2009 年）5 月 14 日に、「異状死死因究明制度の確立に関する提言」を公表し、警察庁の「犯罪死の見逃し防止に資する死因究明制度の在り方に関する研究会」も、平成 22 年 7 月に、「犯罪死の見逃し防止に資する死因究明制度の在り方について」と題する提言の「中間とりまとめ」を公表している。さらに、医療事故との関係では、日本医師会「医療事故調査に関する検討委員会」が、「医療事故調査制度の創設に向けた基本的提言について」を公表している。死因究明制度は、現在、医療事故の届出も含めて、新たな局面を迎えているといえる。

## Ⅲ　医療事故と医師法 21 条の届出義務の関係

1　前述のように、医師法 21 条は、明治 39 年の医師法施行規則 9 条（「医師屍体ヲ……検案シ異常アリト認ムルトキハ二十四時間以内ニ所轄警察官署ニ届出ヘシ」）を継受して、「医師は、死体又は妊娠 4 月以上の死産児を検案して異状があると認めたときは、24 時間以内に所轄警察署に届け出なければならない。」と規定し、違反者には 50 万円以下の罰金を科している（同法 33 条の 2）。医師法 21 条は、そもそも殺人罪等の死亡を伴う一般の犯罪捜査の端緒を求めて、異状死体または異状死産児を発見した場合に医師に 24 時間以内に所轄警察署への届出を義務づけているが、これは、死亡診断書を書くのが医師に委ねられている（医師法 19 条 2 項）ことから、とりわけ犯罪と関係がありそうな異状死体を発見した場合に、医師に犯罪捜査の協力義務を課す趣旨であって、医師自らが医療上の過失によって患者の死亡を伴う事故を起こした場合にまで届け出るべきことを想定していなかったと思われる。また、24 時間の時間制限は、埋葬との関係があるからである（戸籍法 86 条 2 項、墓地、埋葬等に関する法律 5 条）。しかし、医療事故でも、現行法上は犯罪と認定されることがある以上（刑法 211 条 1 項第 1 文：「業務上必要な注意を怠り、よって人を死傷させた者は、5 年以下の懲役若しくは禁錮又は百万円以

---

[3] 議論として最も包括的かつ質の高いものとして、第 39 回日本医事法学会シンポジウムの記録である「シンポジウム／包括的な死因究明制度を目ざして」年報医事法学 25 号 43 頁以下（2010 年）参照。

下の罰金に処する。」），患者が死亡した場合に医師法21条の適用を積極的に除外することは難しい。

したがって，医療事故との関係では，医師法21条の届出義務は，あくまで患者が死亡した場合に予定されている罪名，すなわち，業務上過失致死罪に限定されるのであり，業務上過失傷害罪に止まる場合には，同条の適用はない。もっとも，医療事故との関係で医師法21条が適用されることは，従来ほとんどなかった。

2　他方，日本国憲法38条1項は，「自己に不利益な供述の強要」を禁止するので（これを「自己負罪拒否特権」という），医師法21条と衝突する。両者をいかにして調和させるか。憲法上の基本的人権に関わるだけに，難しい問題である。そして，医療事故（死亡事故以外を含む）の届出義務の範囲はどこまでか，誰が，いつ，どこに，どのように届け出るのか，ということが問題となる。後者は，医療事故防止と被害者救済の問題を内包している。加えて，医師法21条で規定された「異状」とは何を意味するかは，必ずしも明確ではないため，罪刑法定主義違反という点も含め，解釈論上争いがある[4]。ところが，後述のように，いわゆる都立広尾病院事件において，一定の方向性が示されることになった。そこで，つぎに，判例の動向を分析しよう[5]。

3　医師法21条の届出義務違反に関する判例は，3件あるが，明治39年の医師法施行規則9条の届出義務違反に関する判例1件を加えると，4件となる。

第1に，明治39年の医師法施行規則9条の届出義務違反に関する判例として，大判大7・9・2（刑録24・1227）は，被告人医師が，壁土を掘る作

---

(4)　以上の点について，田中圭二「医師の届出義務違反の罪の規定（医師法二一条・三三条）と罪刑法定主義——明確性の原則の面からの検討」法と政治53巻1号71頁以下（2002年）参照。

(5)　判例の動向については，野村稔「医師の異状死体等の届出義務——判例を中心として」判例タイムズ1238号4頁以下（2007年），西口元「医師法21条の『異状死』をめぐる裁判例概観」判例タイムズ1238号23頁以下（2007年），田中圭二「医療事故死と医師法二一条の届出義務違反の罪——本罪に関する判例の立場の解明と厚労省の『大綱案』の検討」香川法学28巻3＝4号28頁以下（2009年），甲斐・前掲注（1）292頁以下参照。

業をしていた際に崖崩れによる頭蓋子骨骨折で死亡した被害者を検案し，異常があると判断したにもかかわらず，所轄警察官署に届け出なかった事案であり，同法施行規則9条にいう「異常」（異状ではない点に注意：筆者）とは，「純然タル病死ニ非ス卜認ムヘキ状況カ屍体ニ存スル一切ノ場合ヲ指称スルモノニシテ医師カ死因ニ犯罪ノ嫌疑ナシト認ムル場合卜雖モソノ除外例ヲナスヘキモノニアラス」と判示して，有罪に処した。すでに指摘されているように，「この理解に従えば，『異常死』の中には，犯罪以外の不自然な死も含まれることとなり，仮に検案をした医師が犯罪死ではないと判断した場合でも，当該医師は，所轄警察署に届け出る義務を負うこととなる」[6]し，「たとえ犯罪の嫌疑なしと医師が判断しても，それは，あくまでも医師の判断であって，警察の側からすると，検視等により犯罪の嫌疑があると判断されるかもしれないと大審院は考えているのであろう」[7]が，このような大審院の理解は広すぎると思われる。

　4　第2に，医師法21条違反に関する東京地八王子支判昭44・3・27（刑月1・3・313）では，病院を経営管理していた医師が，入院患者が屋外療法実施中に行方不明になった後に国有林の沢の中で死体で発見されたので死体を検案した際，その死体に異状があると認めたにもかかわらず，24時間以内に所轄警察署に届け出なかった事案（死亡診断書に死亡場所について虚偽の記載をしたため虚偽診断書作成罪等も含む）について，次のように述べた。「医師法にいう死体の異状とは，単に死因についての病理学的な異状をいうのではなく，死体に関する法医学的な異状と解すべきであり，したがって，死体自体から認識できる何らかの異状な症状ないし痕跡が存する場合だけでなく，死体が発見されるに至ったいきさつ，死体発見場所，状況，身許，性別等諸般の事情を考慮して死体に関し異状と認めた場合を含むものといわねばならない。なぜなら，医師法が医師に対し前記のごとき所轄警察署への届出義務を課したのは，当該死体が純然たる病死（自然死）であり，かつ死亡に至る経過についても何ら異状が認められる場合には，犯罪の捜査を担当する所轄警察署に届出させ，捜査官をして死体検視の要否を決定させるためのものであるといわねばならないからである」。

---

（6）　西口・前掲注（5）25頁。
（7）　田中・前掲注（5）85頁。

本判決は，先の大審院判決に比べると，限定されたものであるが，「法医学的な異状」に限定することに対しては，「特に医療事故の場合は，法医学的な『異状』性と区別できないこともある」し，「一般に医師法21条の届出をするのは，臨床医であって法医学者ではない」ので，「かような医師に法医学的な判断を求めるのは酷であ」るとの批判[8]がある。過度な専門的判断を要求するのは，あまりに現実を無視することになるので，この批判は妥当と思われる。ただ，「異状とは，……死体が発見されるに至ったいきさつ，死体発見場所，状況，身許，性別等諸般の事情を考慮して死体に関し異状と認めた場合を含む」という総合的判断は，現場に馴染むものかもしれない。

5　第3に，最も注目されたのが，1999年に起きた都立広尾病院事件であった。医師法21条およびその違反に対する処罰規定である同法33条の2の存在が広く自覚されたのは，まさに本件が契機となったのであり，また，同年に起きた横浜市大病院患者取違え事件ともども，本件は，日本における病院のリスクマネジメント論議の契機となったのである。

事案の概要は，次のようなものであった。1999年（平成11年）2月11日（祝日）の午前8時15分ころ，都立広尾病院の看護婦Aは，慢性関節リウマチ治療のため左中指滑膜切除手術を受けた入院患者C子に，主治医Yの指示で同病棟処置室においてヘパリンナトリウム生理食塩水を準備するにあたり，冷凍庫から注射筒部分に黒マジックで「ヘパ生」と記載されたヘパリンナトリウム生理食塩水10ミリリットル入りの無色透明の注射器を1本取り出して処置台に置き，続いて，他の入院患者D子に対して使用する消毒液ヒビテングルコネート液を準備するため，無色透明の注射器を使用して容器から消毒液ヒビテングルコネート液10ミリリットルを吸い取り，この注射器を先のヘパリンナトリウム生理食塩水入りの注射器と並べて処置台に置いた後，同ヘパリンナトリウム生理食塩水入りの注射器の注射筒部分に黒色マジックで書かれた「ヘパ生」という記載を確認することなく，漫然とこれを消毒液ヒビテングルコネート液入りの注射器であると誤信して，黒色マジックで「D子様洗浄用ヒビグル」と手書きしたメモ紙をセロテープで貼り付けた。他方，もう1本の消毒液ヒビテングルコネート液入りの注射器を

---

(8)　田中・前掲注（5）87頁。田中圭二教授は，本件の場合，「検案死体」である，と位置づけておられる（88頁）。

ヘパリンナトリウム生理食塩水入りの注射器であると誤信して，これを抗生剤と共にC子の病室に持参し，午前8時30分ころ，同患者に対して点滴器具を使って抗生剤の静脈注射を開始すると共に，消毒液ヒビテングルコネート液入りの注射器を同患者の床頭台に置いた。また，同看護婦Bは，午前9時ころ，C子から抗生剤の点滴が終了した旨の合図を受けて同患者の病室に赴き，同患者の床頭台に置かれていた注射器にはヘパリンナトリウム生理食塩水が入っているものと軽信し，漫然と同注射器内に入っていた消毒液ヒビテングルコネート液を〔いわゆるヘパロックをして〕同患者に点滴した。その結果，患者の容態が急変し，患者C子を同日午前10時44分に急性肺栓塞症による右室不全により死亡させた。

　上記事実について，AとBが業務上過失致死罪で起訴され，Aは禁錮1年執行猶予3年，Bは禁錮8月執行猶予3年に処せられた（東京地判平12・12・27判時1771・156）[9]。この看護過誤による死亡についての両名の法的責任は免れがたい。問題は，この死亡事故の届出をめぐる対応にあった。C子の死後，Y医師は，親族に対して，死亡原因が不明であるとして，その解明のために病理解剖の了承を求め，親族からは，C子の急変の原因として誤薬投与の可能性について質問があったが，Y医師は，「わからない」と答え，看護婦による誤薬投与の可能性を伝えないまま，親族から病理解剖の了承を得た。X院長は，同日は祝日だったこともあり，同日夜8時ころ，患者C子死亡の報告を受け，翌2月12日朝8時ころ，Y医師からも報告を受け，Y医師がC子の死体を検案した際，看護婦の上記過誤に起因して，同死体の右腕の血管部分が顕著に変色するなどの異状を認めたので，午前8時30分からの病院の対策会議を開き，「明白な医療過誤だからすぐに警察に届け出る」との結論に至った。ところが，同日午前9時ころ，その結果を監督官庁である東京都衛生局事業部に相談したところ，同事業部でも困惑があったものの，同部の担当職員E参事官が病院に対し，「今からそちらに行くから，それまで待っていて下さい」と言うので，同病院でも同日午前9時40分ころ対策会議を再開し，同職員が到着するまで，所轄の警視庁渋谷警察署にその旨の届出をせずに待つことに決定した。結局，E参事官が病院に到着

---

（9）　本判決については，甲斐克則『医事刑法への旅Ⅰ（新版）』（イウス出版，2006年）147頁以下参照。

したのは，同日午前 11 時過ぎころであり，医療事故が発生してから 24 時間を大幅に過ぎてしまった。その間に，X 院長は，主治医 Y と共謀して死亡診断書を改ざんし，死因を「病死」と記載し，遺族にもそのように説明した。

6 上記事実に関して，主治医 Y は，東京簡略平 12・6・19 で，医師法 21 条・33 条違反の罪で罰金 2 万円に処されたが（飯田英男『刑事医療過誤 II〔増補版〕』68 頁），共謀共同正犯に問われた東京都職員の E 参事官については，「被告人のいうところの警察への届出とは，広尾病院における誤薬投与の医療過誤（業務上過失致死罪）の刑事訴訟法二三九条の告発を意識したものと認められるものの，医師法二一条にいう死体を検案して異状を認めた医師の二四時間以内の警察への届出を意識したものと認められないから，被告人が医師法二一条違反という身分犯罪を共謀する認識を有していたと認めるには合理的な疑いを容れる余地があるというべきである」として無罪とされた（東京地判平 13・8・30 飯田『刑事医療過誤 II〔増補版〕』59 頁）。

他方，院長 X は，別途，医師法 21 条・33 条の異状死体届出義務違反の罪のほか，刑法 155 条 1 項・156 条・158 条 1 項の虚偽死亡診断書作成罪・虚偽死亡証明作成罪・虚偽有印公文書作成罪・同行使罪にも問われ，懲役 1 年執行猶予 3 年，罰金 2 万円に処せられたが，ここでは，医師法 21 条・33 条違反に限定したい。

まず，第 1 審（東京地判平 13・8・30 判時 1771・156）は，次のように述べた。「Y 医師は，C 子の死体を検案して異状があると認めた医師として，警察への届出義務を有するものであるが，対策会議において，警察に届け出るか否かについては，F 副院長が医師法の話をしていたのを聞いており，本件が看護婦の絡んだ医療過誤であるので，個人的に届け出ようとは思わず，広尾病院としての対処に委ねており，被告人も，この点については，対策会議を招集して協議し，広尾病院として対処することとし，誤薬投与の可能性を熟知しながら，F 副院長の『医師法の規定からしても，事故の疑いがあるのなら，届け出るべきでしょう。』との発言を始め，他の出席者も『やはり，仕方がないですね。警察に届け出ましょう。』との意見を表明したことから，医師法の規定を意識した上での警察への届出を決定しながら，病院事業部から『これまで都立病院から警察に事故の届け出をしたことがないし，詳しい事情も分からないから，今からすぐに職員を病院の方に行かせる。』旨の連

絡を受けて，被告人を始めとする対策会議の出席者は，最終結論は，病院事業部の職員が広尾病院に来てから直接その話を聞いて決めることとし，それまで警察への届け出は保留することに決定することによって，医師法二一条にいう二四時間以内に警察に届出をしなかったことが認められるのであるから，被告人は，死体を検案して異状があると認めたY医師らと共謀して，医師法二一条違反の罪を犯したものと認めるのが相当である」。

　第1審判決は，特段，新しいことを言っているわけではない。これに対して，第2審（東京高判平15・5・19判タ1153・99）は，量刑こそ同じであったが，異状を認めた時点について一部新たな認定事実をして原判決を破棄自判し，しかも，医師法21条の「検案」について，次のように重要な2点に言及した。第1に，「医師法二一条にいう死体の『検案』とは，医師が，死亡した者が診療中の患者であったか否かを問わず，死因を判定するためにその死体の外表を検査することをいい，医師が，死亡した者が診療中の患者であったことから，死亡診断書を交付すべき場合であると判断した場合であっても，死体を検案して異状があると認めたときは，医師法二一条に定める届出義務が生じるものと解すべきである」し，「このように解釈して同条を適用することが憲法三一条［罪刑法定主義：筆者］に違反することもないというべきである」。第2に，「医師法二一条が要求しているのは，異状死体等があったことのみの届出であり，それ以上の報告を求めるものではないから，診療中の患者が死亡した場合であっても，何ら自己に不利益な供述を強要するものでなく，その届出義務を課することが憲法三八条一項に違反することにはならない」。

　このように，第2審判決は，医療事故との関係で「検案」の定義に踏み込んだ点，および医師法21条は届出のみ要求しており，それ以上の報告を求めていないと明言している点で，新たな視座を提供した。しかし，本判決に対しては，「死亡診断書」と「死亡検案書」を峻別していないという批判も加えられている[10]。そして，これらの点は，同条の合憲性の有無を含め，最高裁まで争われたが，最高裁は，上告棄却としたうえ，同条を合憲と判断し，有罪の理由を大要次のように述べた（最判平16・4・13刑集58・4・247）。

---

(10) 田中圭二「主治医の医療過誤と医師法二一条の届出義務——都立広尾病院事件の検討を中心として」香川法学24巻3＝4号13-14頁（2005年），同・前掲注（5）93頁。

①「医師法二一条にいう死体の『検案』とは，医師が死因等を判定するために死体の外表を検査することをいい，当該死体が自己の診療していた患者のものであるか否かを問わないと解するのが相当であり，これと同旨の原判断は正当として是認できる」。

②「本件届出義務は，警察官が犯罪捜査の端緒を得ることを容易にするほか，場合によっては，警察官が緊急に被害の拡大防止を講ずるなどして社会防衛を図ることを可能にする役割をも担った行政手続上の義務と解される。そして，異状死体は，人の死亡を伴う重い犯罪にかかわる可能性があるものであるから，上記のいずれの役割においても本件届出義務の公益上の必要性は高いというべきである。他方，憲法三八条一項の法意は，何人も自己が刑事上の責任を問われるおそれのある事項について供述を強要されないことを保障したものと解されるところ（最高裁昭和二七年（あ）第八三八号同三二年二月二〇日大法廷判決・刑集一一巻二号八〇二頁参照），本件届出義務は，医師が，死体を検案して死因等に異状があると認めたときは，そのことを警察署に届け出るものであって，これにより，届出人と死体とのかかわり等，犯罪行為を構成する事項の供述までも強制されるものではない。また，医師免許は，人の生命を直接左右する診療行為を行う資格を付与するとともに，それに伴う社会的責務を課するものである。このような本件届出義務の性質，内容・程度及び医師という資格の特質と，本件届出義務に関する前記のような公益上の高度な必要性に照らすと，医師が，同義務の履行により，捜査機関に対し自己の犯罪が発覚する端緒を与えることにもなり得るなどの点で，一定の不利益を負う可能性があっても，それは，医師免許に付随する合理的根拠のある負担として許容されるものというべきである」。

③「死体を検案して異状を認めた医師は，自己がその死因等につき診療行為における業務上過失致死等の罪責を問われるおそれがある場合にも，本件届出義務を負うとすることは，憲法三八条一項に違反するものではないと解するのが相当である」。

要するに，「医師免許に付随する合理的根拠のある負担」，特に「公益」，すなわち，犯罪に関わるおそれがある場合に，国家の義務としての真実解明義務が刑事訴訟法の任務のひとつとされており（刑事訴訟法1条），したがって医師法21条もそれとの関係で死亡原因を解明することと関係するという

わけである。しかし，「社会防衛」という観点を出すのは過剰と思われるし，また，学説からは，単純に犯罪捜査の公益上の高さを根拠にして自己負罪拒否特権を比較衡量論で制限する論理には，憲法38条1項違反（適用違憲）等の批判が根強い[11]。また，「医師免許に伴う『社会的責務』が，憲法上の権利を制約する根拠たりうるかには疑問がある」[12]との指摘もある。そこで，工夫のある解釈として，「都立広尾病院事件判決は，いわゆる公益上の必要性との衡量による自己負罪拒否特権の制約論を採ったものではなく，あくまで，届出義務を果たさなかったことに対する処罰が問題となった事案において，届出を義務付けることを正当化したものに過ぎない，つまり，自己の犯罪が発覚する端緒を与えることになるなどの不利益を負う可能性は，医師免許に付随する合理的根拠のある負担として許容されるとしてはいるが，それは，届出義務が果たされた場合に，のちの刑事訴追においてその届出に基づいて獲得された証拠を用いて医師を処罰することが許されるか，という問題について判断を示したものではない」のであって，「届出義務が果たされた場合，のちの刑事手続においては，一定の範囲で証拠排除が必要とされることになる，と考えるべきことになろう」[13]という見解も出されている。

他方，本判決を好意的に見る立場からは，自己の犯罪が捜査機関に発覚する事実上の不利益については，「もとより，この不利益は同判決が言うように医師免許にともなう合理的負担であるのみでなく，個別的な医療を引き受ける際に医師は憲法38条1項の権利を放棄したものと考えるべきであろう」[14]との見解もある。しかし，医師に対してこの重要な権利を放棄したとみなすのは，行き過ぎだと思われる。したがって，犯罪捜査以外の説得力あ

---

(11) 児玉安司「医師法21条をめぐる混迷」樋口範雄編著『ケース・スタディ　生命倫理と法』（有斐閣，2004年）64頁以下，佐伯仁志「異状死体の届出義務と黙秘権」同書69頁以下，川出敏裕「判批」法学教室290号（2004年）4頁以下　小川佳樹「判批」ジュリスト1291号『平成16年度重要判例解説』（2005年）187頁以下，同「医療事故と医師の届出義務（特集：医療事故と刑事法の対応）」刑事法ジャーナル3号（2006年）40頁以下，特に45 - 46頁，髙山佳奈子「異状死体の届出義務」宇都木伸＝町野朔＝平林勝政＝甲斐克則編『医事法判例百選』8頁以下（有斐閣，2006年）等。

(12) 髙山・前掲注（11）9頁。

(13) 小川・前掲注（11）「医療事故と医師の届出義務」46頁。

(14) 野村・前掲注（5）8頁。

る「公益」を模索するとすれば、類似の医療事故防止のために、当該医療事故の原因を患者が国民として憲法上「知る権利」を有するという観点を加味するほかないように思われる。さらに掘り下げると、このように解釈に齟齬がある以上、現行法では限界があり、後述のように、同条の法改正が必要であると思われる。

なお、最高裁が、「医師法二一条にいう死体の『検案』とは、医師が死因等を判定するために死体の外表を検査すること」と定義したことは、これを形式論理的に読むと、外表検査から窺い知れない所見は「異状死」から除外される懸念がある。この点は、再考の余地があるかもしれない。

7 最後に、手術を担当した産婦人科医師の逮捕で注目され医学界から批判を浴びた福島県立大野病院事件の判決[15]（福島地判平20・8・20医療判例解説16号20頁）を簡潔に取り上げよう。本件は、全前置胎盤患者（妊娠36週6日・第二子目）に対する帝王切開術を行った産婦人科医師が、胎盤の用手剥離開始後に癒着胎盤であることが判明し、用手が困難となるが、クーパーを用いてそのまま剥離継続したため、患者が大量出血による出血性ショックで失血死した事案である。本件では、最終的に胎盤剥離を継続したことが注意義務違反にならないとして、無罪となった。また、医師法21条違反については、「同条にいう異状とは、同条が、警察官が犯罪捜査の端緒を得ることを容易にするほか、警察官が緊急に被害の拡大措置を講ずるなどして社会防衛を図ることを可能にしようとした趣旨の規定であることに照らすと、法医学的にみて、普通と異なる状態で死亡していると認められる状態であることを意味すると解されるから、診療中の患者が、診療中の患者が、診療を受けている当該疾病によって死亡したような場合は、そもそも同条にいう異状の要件を欠くと言うべきである」と述べ、さらに被告人に過失がないという立場を踏まえて、「本件患者の死亡という結果は、癒着胎盤という疾病を原因とする、過失なき診療行為をもってしても避けられなかった結果

---

(15) 本判決の論評として、小林公夫「医療水準と医療の裁量性――福島県立大野病院事件・福島地裁判決を中心に」法律時報80巻12号70頁以下（2008年）、日山恵美「判批」年報医事法学24号169頁以下（2009年）、甲斐克則「医療と過失責任の限界――福島県立大野病院事件判決の分析と新たな解決モデル」法律時報82巻9号46頁以下（2010年）がある。

と言わざるを得ないから，本件が，医師法21条にいう異状がある場合に該当するということはできない」と判示した。本判決は，基本的に，上記の最高裁判決に則った論理を採用しているといえる。

## IV　医療事故の届出義務と医師法 21 条の改正案の呈示

1　以上の判例の動向を踏まえて，医療事故の届出義務と医師法 21 条の改正案について述べておこう。

医療事故には，患者が死亡した場合もあるし，重度の障害ないし後遺症が残る場合，さらには軽微な傷害で済んだ場合など，様々な場合がある。いったい届出義務を議論する場合に，どこまでを射程に入れるべきであろうか。医師法 21 条は，あくまでも医師が死体を検案して異状があると認めた場合の届出義務であるから，医療事故との関係では，患者が死亡した場合が前提となる。重い傷害を負った場合は，除外されている。そのことを踏まえて医師法 21 条の問題点を医療事故と関連づけて整理すると，誰が，いつ，どこに，どのように届け出るのか，ということが問題となる。

2　(ⅰ)「異状」の不明確性　まず第 1 に，患者が明らかな医療過誤で死亡すれば，医師には同条に基づき，24 時間以内に所轄警察署への届出義務が発生する。その場合，当該患者の死体は「異状死体」と考えられるからである。しかし，そもそも「異状」とは何かが必ずしも明確でない点が問題となる。医療事故との関係では，「過失」というきわめて難解な判断が絡むだけに，一般の医師が「異状」かどうかの判断をすることは難しい場合がある。何より，因果関係が認定しがたい場合があるし（例えば，感染死や特異体質に伴うショック死の場合等），人為的ミスか判然としない場合がある。「異状の疑いがある」という範疇まで広げれば，確かに罪刑法定主義に抵触する懸念がある[16]。

日本法医学会は，1994 年に「『異状』死ガイドライン」を公表し，「基本的には，病気になり診断をうけつつ，診断されているその病気で死亡すること」を「普通の死」と呼び，それ以外をすべて「異状」死と呼んで，さらに

---

(16)　田中・前掲注（4）71 頁以下参照。

5分類（①外因による死亡，②外因による傷害の続発性あるいは後遺障害による死亡，③①または②の疑いがあるもの，④診療行為に関連した予期しない死亡またはその疑いのあるもの，⑤死因が明らかでない死体）しているが，必ずしも医療事故の問題を明確に射程に入れたものでないだけに，なお不明確である。したがって，立法論的には，より明確な規定を置くか，さらには，そもそも届出義務自体を刑罰で担保すべき事項から除外する方策も考えておく余地がある。これに対して，日本外科学会ガイドライン（2002年7月）は，事故の届出を死亡以外でも広く義務づける見解を示した。しかし，死亡以外の場合にも警察への届出義務を強制することは，ますますもって憲法38条1項の「不利益な供述強要の禁止」規定に違反することとなる。

3　(ⅱ) **届出主体**　第2に，誰が所轄警察署に届け出るべきかについても，判然としない部分がある。個人経営の診療所ないしクリニックであれば，もちろん当該医師自身であるが，本件のように，大きな病院になると，看護過誤で死亡事故が発生した場合，死亡確認をした当該医師が単独で届け出るべきか，当該病院長が届け出るべきか。組織的対応ということであれば，後者であろうが，死因をめぐり意見が分かれた場合，問題となる。

医師法21条の条文を素直に読むかぎり，行為主体は，「死体又は妊娠4月以上の死産児を検案し」た医師であり，したがって，小さな診療所・クリニックではおそらく医師が単独でも届け出なければならい場合もあろう。しかし，とりわけ組織的対応をせざるをえない大規模ないし中規模の病院の場合には，「異状」が判明した時点で，原則として病院長の責任の下に届出体制を確立すべきである。なぜなら，チーム医療のように，多くのスタッフが関わらざるをえず，したがって事故原因解明が複雑な場合がありうるからである。そのためには，スムーズな院内連絡体制が整備されておかなければならない。この点に関して，組織の事故への対応に着眼して，「こうした類型で，直接ミスをした行為者から大きく隔たった上層の者の管理・監督過失を広く処罰すれば，自己負罪拒否特権を援用しうる者の範囲もそれだけ広くなる。管理者的立場にある者には原則として刑事責任を問わず，届出義務を果たさせ，事実解明を進めたほうが得策ではあるまいか」[17]という見解が参考

---

(17)　髙山・前掲注(11) 9頁。

になる。

**4 (ⅲ) 届出時間制限** 第3に、これと関連して、医師法21条の届出時間制限は24時間であることから、「時間との闘い」が予想されるケースもありうる。都立広尾病院事件でも、事故は2月11日の祝日の午前中に起きたので、連絡が遅れた結果、翌日の朝に対応を迫られ、届け出るべきか否かについて揺れ動き、結局は都の職員まで巻き込んだため、24時間を過ぎてしまった。時間的余裕があれば、別の対応がとれたかもしれない。もちろん、そのような事態は想定されることから、普段から対応を組織として準備しておくべきである。しかし、刑事法的観点から検討すると、24時間以内の届出義務違反を常に犯罪とするには厳しすぎるように思われる。「異状」性の評価が分かれることもありうるので、この点でも、24時間の起算時点を「異状と判明した時点」に修正するなど、立法論的に再検討すべきである。

**5 (ⅳ) 死亡に至らない場合の届出** 第4に、死亡事故に至らない医療事故についてはどのように考えるべきであろうか。この場合は、少なくとも医師法21条の管轄外であるので、所轄警察署に届け出る義務はない。しかしながら、国公立病院であれば、刑事訴訟法239条2項が、「官吏又は公吏は、その職務を行うことにより犯罪があると思料するときは、告発をしなければならない」と規定しているので、死亡事故でなくても、医療過誤により重大な傷害が発生した場合には書面または口頭で検察官または司法警察員に告発しなければならない（刑事訴訟法241条1項：ただし違反に対して刑罰はない）。また、医療法5条2項は、刑罰による担保はないものの、都道府県知事、地域保健法5条1項の規定に基づく政令で定める市の市長又は特別区の区長に対して、「必要があると認めるときは、前項に規定する医師、歯科医師、又は助産婦に対し、必要な報告を命じ、又は検査のため診療録、助産録その他の帳簿書類を提出させることができる」と規定しているので、行政法レベルであれば都道府県単位で医療事故の報告義務を課すことができる。

**6 (ⅴ) 医療事故の届出先の再構築** 第5に、届出をめぐる真の問題は、それが、医療事故防止と被害者救済に役立つのでなければ、それこそ医師に不利益な供述を強要することになり、制度全体が歪曲されることになる。それでは、いったいどうすればよいであろうか。

この点に関して、医療事故市民オンブズマン・メディオは、2001年9月

に各都道府県に対して実施したアンケートをもとにして，医療事故のレベルを5段階に分けて，都道府県医療事故報告制度の創設を提言している[18]。それによれば，医療事故のレベルは，**レベル5**（事故の結果，患者が死亡した場合），**レベル4**（事故による障害が長期にわたると推測される場合，および生命の危機等深刻な病状悪化をもたらす場合），**レベル3**（事故のために治療の必要性が生じた場合，および治療のための入院日数が増加した場合），**レベル2**（事故により患者に何らかの変化が生じ，観察の強化および検査の必要性が生じた場合，および事故による患者への直接的な影響はなかったが，何らかの影響を与えた可能性があり，観察の強化や心身への配慮が必要な場合），**レベル1**（患者に対し問題のある医療行為が実施されたが，結果的に被害がなく，またその後の観察も不要である場合），**レベル0**（患者に対しある医療行為が実施されなかったが，仮に実施されたとすれば，何らかの被害が予想される場合）にランクづけされる。そして，（1）医師が死体を検案して異状があると認めた場合（医師法21条），（2）医療事故によって死亡または重い傷害が発生した場合，またはその疑いがある場合，（3）死因が不明の場合には，警察に届け出る。警察への届出等に当っては，原則として，医療機関は事前に患者および家族等へ説明し，理解を求める。ただし，患者及び家族等の同意の有無にかかわらず，必要な届出は行わなくてはならない。

　また，医療機関の施設内報告として，次のような提案もしている。すなわち，a）医療従事者は，レベル0－5すべての医療事故を施設内の医療事故防止対策委員会へ報告する。b）医療事故報告書を提出した者に対し，報告書を提出したことを理由に不利益な扱いを行ってはならない。c）医療事故防止対策委員会は，すみやかに事故現場を保存し，事故関係者から個別に事実経過を聴取し，記録する。証拠隠滅ならびに改竄，事故関係者を集めて口裏合わせによる事故隠し等を行ってはならない。d）医療事故防止対策委員会は，事故の原因分析，組織としての責任体制の検証，事故防止対策の検討を実施し，施設内での情報を共有し事故の再発防止に努める。さらに，都道府県への医療機関の報告についても提言する。すなわち，ⅰ）レベル5および4については，事故後，内容をすみやかに報告し，さらに事故の原因と対

---

[18]　http://www.hypertown.ne.jp/medio/topics/topics011121_1.html 参照。詳細については，甲斐・前掲注（9）155頁以下参照。

策を徹底検査・検討したうえで後日，報告書を提出するする。ⅱ）レベル3および2の場合，個別の事案ごとに防止対策を添えて報告する。ⅲ）レベル1および0の場合，月ごとに院内でとりまとめをしたうえで，対策と共に報告する。それを受けて，都道府県の取組についても言及する（この点は割愛する）。

　このようなシステムの提言は，各医療施設でインシデント・レポートが多数作成されているにもかかわらず，その処理や対応に苦慮している現状にとって，参考になるように思われる。これにより，医療事故の早期の原因解明およびそれに伴う謝罪要求と迅速な被害者救済（示談ないし和解を含む）が行われる可能性がある。もちろん，これを効果的に実現するには，届け出た医師ないし病院の長に対して一定の範囲で刑事免責を保証するシステムを導入する必要があろう。そのためには，明確な異状死が認められる場合を除き，医療事故の届出先を警察ではなく，都道府県単位または全国8～11ブロック毎の別の独立機関にすべきではないかと考える。これらをここで取り上げた医療事故届出制度とセットで検討し，実践していけば，医療事故防止にも一定の効果が期待できるように思われる。現在，モデル事業として第三者機関への届出の試みがなされているが，これについて一定の評価をしつつも，まだ不十分と思われる。また，厚生労働省も，2008年に「医療の安全の確保に向けた医療事故による死亡の原因・究明・再発防止等の在り方に関する試案――第三次試案」を作成し，「医療安全調査委員会設置法案（仮称）大綱案」を公表しているが，まだ十分な議論は尽くしていないように思われる。

## V　結語
### ――医事審判制度の構築と被害者補償制度の確立へ向けて――

　1　以上の点を踏まえ，今後は，医療関連死第三者機関検証システムの探究を含め，さらに有効な方策を模索すべきである[19]。原因解明と医療事故防

---

(19)　この点については，「医療と法」関西フォーラム研究会編『年報医療と法 関西フォーラム』1号（2008年），田中・前掲注（2）102頁以下，ジュリスト1307号「特集：事故調査と安全確保のための法システム」(2006年)，ジュリスト1323号「特集：医療安全と法」(2006年)，前掲注（3）「シンポジウム／包括的な死因究明制度を目ざ

止を優先するのであれば、独自の医事審判制度を創設するのも一案である。すでに日本では、海難事故については海難審判制度があり、刑事事件処理に先立ち、「海難審判先行の原則」が確立している[20]。私は、この制度を医療事故処理にも応用することができるのではないか、と考える。医事審判において、重大な過失か否かを振り分け、重大な過失に限定して刑事事件として処理するという制度を提唱したい。その際、原因解明型のニュージーランドの「保健医療・障害コミッショナー（The Health and Disability Commissioner ＝ HDC）」なども参考になる[21]。それによって、医療者側と患者側との「修復的司法」も実現できるように思われる。

2　さらに、以上のことと連動して、今後の医療事故の被害者救済システムとしてどのようなものが考えられるであろうか。医療事故に刑事法が過度に介入すると、医療現場は萎縮し、ひいては医師が減少することになり、場合によっては国民が医療を受ける権利さえ脅かされるという皮肉な事態にもなりかねない。現に、福島県立大野病院事件における医師の逮捕以後、その徴候が出たことがある[22]。また、もし医療者側の過失の立証が困難な場合には、被害者側も加害者側も、訴訟の長期化で莫大なコストを強いられる。さらに、被害者側が敗訴すれば、それこそ救済の道は閉ざされることになる。それを回避するためには、ニュージーランドやスウェーデン等で採用されている「ノーフォールト・システム」、すなわち、過失の立証の成否に左右されない無過失補償制度を導入することも検討に値する[23]。もちろん、それに

して」年報医事法学25号43頁以下、日本医師会・医療事故調査に関する検討委員会「医療事故調査制度の創設に向けた基本的提言について」（2011年）等参照。
(20)　海難事故処理については、甲斐克則『海上交通犯罪の研究』（成文堂、2001年）参照。
(21)　詳細については、甲斐克則「ニュージーランドにおける医療事故と被害者の救済」比較法学42巻1号79頁以下（2008年）、同「医療事故と被害者の救済──ニュージーランドにおける医療事故処理システムを中心に」被害者学研究17号66頁以下（2007年）参照。
(22)　この点については、甲斐・前掲注(15)参照。
(23)　この点については、甲斐・前掲注(21)「ニュージーランドにおける医療事故と被害者の救済」91頁以下参照。なお、補償制度全体については、伊藤文夫＝押田繁實編『医療事故紛争の予防・対応の実務──リスク管理から補償システムまで』（新日本法規出版、2005年）参照。

よって，医療者側が「補償があるから非があっても謝罪しない」ということでは，患者の権利は蔑ろにされる。工夫を凝らして，患者の権利を保障しつつ，適正な補償システムを確立する方策を模索することも重要な課題である。すでに産科領域では，2009年1月に，財団法人日本医療機能評価機構に「産科医療補償制度」が創設され，重症脳性麻痺（CP）に対して運用が開始されている。これは，限定的なものではあるが，今後は，この方向を拡大していくべきものと考える。

〈編 者〉

甲 斐 克 則（かい・かつのり）

早稲田大学大学院法務研究科教授

〈主要著書〉

アルトゥール・カウフマン『責任原理――刑法的・法哲学的研究』（九州大学出版会,2000年,翻訳）,『海上交通犯罪の研究［海事刑法研究第1巻］』（成文堂2001年）,『安楽死と刑法［医事刑法研究第1巻］』（成文堂,2003年）,『尊厳死と刑法［医事刑法研究第2巻］』（成文堂,2004年）,『被験者保護と刑法［医事刑法研究第3巻］』（成文堂,2005年）,『責任原理と過失犯論』（成文堂,2005年）,『医事刑法への旅Ⅰ［新版］』（イウス出版,2006年）,『遺伝情報と法政策』（成文堂,2007年,編著）,『企業犯罪とコンプライアンス・プログラム』（商事法務,2007年,共編著）,『ブリッジブック医事法』（信山社,2008年,編著）,『企業活動と刑事規制』（日本評論社,2008年,編著）,『企業活動と刑事規制の国際動向』（信山社,2008年,共編著）,ペーター・タック『オランダ医事刑法の展開――安楽死・妊娠中絶・臓器移植』（慶應義塾大学出版会,2009年,編訳）,『医事法講座第1巻 ポストゲノム社会と医事法』（信山社,2009年,編著）,『医事法講座第2巻 インフォームド・コンセントと医事法』（信山社,2010年,編著）,『医事法六法』（信山社,2010年,編集）,『レクチャー生命倫理と法』（法律文化社,2010年,編著）,『生殖医療と刑法［医事刑法研究第4巻］』（成文堂,2010年）,『確認医事法用語250』（成文堂,2010年,編著）,『中華人民共和国刑法』（成文堂,2011年,共編訳）ウルリッヒ・ズィーバー『21世紀刑法学への挑戦――グローバル化情報社会とリスク社会の中で』（成文堂,2012年,共監訳）他。

◆医事法講座 第3巻◆
医療事故と医事法

2012年2月15日　第1版第1刷発行

編　者　甲　斐　克　則
発行者　今　井　　貴
発行所　株式会社 信山社
〒113-0033 東京都文京区本郷6-2-9-102
Tel 03-3818-1019
Fax 03-3818-0344
info@shinzansha.co.jp

出版契約 No.2012-1203-7-01010　Printed in Japan

©甲斐克則, 2012　印刷・製本／亜細亜印刷・渋谷文泉閣
ISBN978-4-7972-1203-7-01010-012-050-015 C3332
分類328.700.b003 P336.医事法

JCOPY　（社）出版者著作権管理機構 委託出版物

本書の無断複写は著作権法上での例外を除き禁じられています。複写される場合は、そのつど事前に、（社）出版者著作権管理機構（電話 03-3513-6969, FAX03-3513-6979, e-mail:info@copy.or.jp）の許諾を得てください。

町野 朔・水野紀子・辰井聡子・米村滋人 編

# 生殖医療と法

B5正・並製・312頁 本体4,800円（税別） ISBN978-4-7972-8801-8 C3332

**生命倫理・医療と法を考える素材を提供する重要資料**

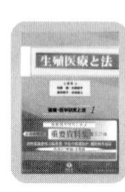

代理懐胎に限らず、生殖医療の問題は個々に切り離して見ることはできない。生殖医療全体を背景として、医療、倫理、法律の諸側面から、そして、医療の提供者、その受給者、社会の人々、何よりも生まれてくる子どもの視点から考えなければならない。本書は、政府委員会等の報告書、学会の倫理指針、裁判例を収録している。各章の冒頭には「解題」が置かれている。

◆目　次◆
第Ⅰ章　政府の報告書等
　解　題（辰井聡子）
1　厚生省／厚生労働省
2　法務省［平成15年7月15日、法制審議会生殖補助医療関連親子法制部会第18回会議］
第Ⅱ章　弁護士会の意見書
　解　題（辰井聡子）
1　生殖医療技術の利用に対する法的規制に関する提言［平成12年3月、日本弁護士連合会］
2　「厚生科学審議会先端医療技術評価部会生殖医療技術に関する専門委員会報告書」に対する意見書［平成13年3月9日、日本弁護士連合会］
3　「生殖医療技術の利用に対する法的規制に関する提言」についての補充提言
　―死後懐胎と代理懐胎（代理母・借り腹）について―
第Ⅲ章　医学会の指針等
　解　題（町野　朔）
1　日本医師会「生殖医療」『医師の職業倫理指針［改訂版］』
2　日本産科婦人科学会会告
3　日本生殖医学会
4　日本生殖補助医療標準化機関（JISART）
第Ⅳ章　日本学術会議の報告書等
　解　題（辰井聡子）
1　代理懐胎を中心とする生殖補助医療の課題―社会的合意に向けて〈対外報告〉
2　日本学術会議からの法務大臣、厚生労働大臣への回答
第Ⅴ章　親子関係をめぐる裁判例
　解　題（水野紀子）
1　法律上の親子関係と血縁上の親子関係
2　AID児
3　凍結精子による死後懐胎
4　ドナーの卵子を用いた借り腹型代理懐胎
5　借り腹型代理懐胎
第Ⅵ章　着床前診断、ロングフル・バースに関する裁判例
　解　題（米村滋人）
1　着床前診断の学会規制
2　ロングフル・バース訴訟

**信山社**

### ◆ 脳死と臓器移植 [第3版] 資料・生命倫理と法 I

町野　朔・秋葉悦子　編著

#### 死の概念、臓器移植に関する資料集

法学概論、医事法学、刑法各論、生命倫理学などのサブ・テキスト。
臓器移植法／臓器摘出をめぐる諸問題／組織移植／法令における死の概念／
刑法判例における死の概念／臓器移植事件における死の概念／脳死

1999年刊　本体3,000円（税別）

### ◆ 安楽死・尊厳死・末期医療 資料・生命倫理と法 II

町野 朔・西村 秀二・山本 輝之・秋葉 悦子・丸山 雅夫・安村 勉・清水 一成・臼木 豊 編

#### 生命の終末期に関する資料集

第1部 安楽死（判例　安楽死論の系譜　オランダの安楽死問題　自殺幇助処罰と安楽死・尊厳死）／第2部 尊厳死と末期医療（植物状態と末期医療　アメリカの尊厳死立法と尊厳死判例　医療の打ち切り―イギリスの場合　死を選ぶ権利、自殺関与、臨死介助―ドイツの尊厳死問題）

### ◆臓器移植法改正の論点◆

A5変・上製・340頁　2004年刊

町野 朔・長井 圓・山本輝之　編

#### 臓器移植法改正案検討の必読文献

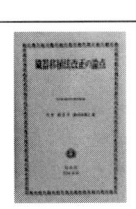

---

信山社

町野 朔・山本輝之・辰井聡子 編

# 移植医療のこれから

2009年臓器移植法改正を踏まえた今後の展望

第一線の法律・医学研究者が集結し、「臓器移植法」に関する総合的検討を行った待望の書。幅広い視野のもと国内外の最新状況と、今後の展望を考察。第1部「臓器移植法の改正」では改正された論点を中心に、第2部「臓器移植の基本問題」では、基本的かつ学術的な視野から、また、第3部「国際的に見た日本の臓器移植」ということで欧米、アジア諸国の動向を紹介。巻末に「臓器移植法律案新旧対照表」など、見やすい資料も掲載した、充実の一冊。

【目 次】
◆第1部◆ 臓器移植法の改正
1 改正臓器移植法と今後の課題 〔町野 朔〕
2 改正臓器移植法における死の概念 〔井田 良〕
3 日本における臓器移植の現況
　　死体・生体臓器移植法とガイドライン 〔髙橋公太〕
4 脳死判定基準 成人から小児まで
　　〔武下 浩・又吉康俊〕
◆第2部◆ 臓器移植法の基本問題
Ⅰ 生体臓器移植と死体臓器移植
5 生体移植と死体移植 臓器売買事件から見た,
　　「常識的見解」への疑問 〔奥田純一郎〕
6 売腎移植と病腎移植 〔髙橋公太〕
7 病腎移植の問題 〔相川 厚〕
8 臓器移植と倫理委員会 〔塚田敬義〕
Ⅱ 脳死,小児臓器移植
9 脳死説の検証 〔辰井聡子〕
10 自己決定と小児臓器移植 〔中山茂樹〕
11 小児臓器移植と児童虐待防止法 〔石井トク〕
Ⅲ 臓器移植・組織移植・再生医療
12 ヒト組織の移植 〔磯部 哲〕
13 臓器移植・組織移植から再生医療へ
　　臓器・組織・細胞のprocurementの観点から 〔松山晃文〕
14 再生医療と薬事法 〔松山晃文〕
15 再生医療の保険診療化path 〔松山晃文〕

◆第3部◆ 国際的に見た日本の臓器移植
Ⅰ 世界の動向
16 イスタンブール宣言と世界の動向 〔小林英司〕
Ⅱ ヨーロッパ
17 EUにおける臓器移植関連立法の概要 〔神馬幸一〕
18 スイスにおける臓器移植関連立法の概要 〔神馬幸一〕
19 フランスの臓器移植 〔近藤和哉〕
Ⅲ 英 米
20 アメリカ合衆国における移植の現状 〔佐藤雄一郎〕
21 イギリスにおける移植の現状 〔佐藤雄一郎〕
Ⅳ アジア
22 韓国の臓器移植法の最近の動向 〔趙 晨容〕
23 台湾における臓器移植の光と陰 〔李 茂生〕

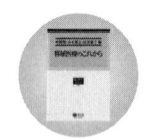

信山社

◆ **人の法と医の倫理** 唄孝一先生賀寿

湯沢雍彦・宇都木伸 編集代表

2003年11月に文化功労者に選ばれた唄孝一先生へ贈られた論文集。家族法学の発展に寄与し、「インフォームド・コンセント」概念を広め、医事法学に先駆的な道筋を示した先生から学問的刺激を受けた多彩な執筆人が、医療や家族をテーマに、法や倫理をめぐる問題を鋭く論考する。

民事法における「死亡」概念「覚え書」―「死の段階性」論および「死亡概念の相対性」論の擁護／**家永登**・新しい親子法―生殖補助医療を契機に／**石井美智子**・日本後宮史抄／**佐藤良雄**・市民社会における市民登録制度に関する覚書／**清水誠**・新たな遺言執行者像の考察／**竹下史郎**・人工生殖における民法と子どもの権利／**水野紀子**・家庭裁判所創設期の家事調停事件―『転換期における家事資料の研究』をもととして／**湯沢雍彦**・患者の自己決定権と司法判断―近時の最高裁・説明義務判決をめぐって／**飯塚和之**・診療情報の利用とconfidentiality／**宇都木伸**・インフォームド・コンセント法理・再考／**塚本泰司**・アメリカにおける医師による自殺幇助／**富田清美**・死に至る経過及び原因を説明する義務／**服部篤美**・臓器移植法と小児心臓移植／**丸山英二**・生命維持治療の中止／**宮下毅**・人体及びヒト組織等の利用をめぐる生命倫理と刑事規制／**甲斐克則**・医の倫理／**坂上正道**・着床前診断によって惹起された新たな波紋／**白井泰子**・在宅医療における医師責務とその環境整備／**西三郎**・医行為をめぐる業務の分担／**平林勝政**・脳死をめぐる業務の分担／**福間誠之**・医療と医学・生物学研究におけるone of them／**増井徹**・臨床研究における対象者適正選定とインフォームド・コンセント原則／**光石忠敬**・《附》唄さんのこと／**広中俊雄**

[好評医事法テキスト]

◆ **ブリッジブック医事法** 甲斐克則 編

第1講 医事法の意義と基本原理／甲斐克則
第2講 医療制度と行政規制／柳井圭子
第3講 医療行為と刑事規制／渋谷洋平
第4講 インフォームド・コンセント／小西知世
第5講 医療情報／村山淳子
第6講 治療行為／加藤摩耶
第7講 人体実験・臨床試験／甲斐克則
第8講 医療事故と医療過誤（民事）／山口斉昭
第9講 医療事故と医療過誤（刑事）／日山恵美
第10講 医療事故と届出義務・被害者救済／甲斐克則
第11講 薬　　害／増成直美
第12講 安　楽　死／武藤眞朗
第13講 尊　厳　死／千葉華月
第14講 臓器移植／秋葉悦子
第15講 人工妊娠中絶／伊佐智子
第16講 生殖補助医療／永水裕子
第17講 クローン技術／甲斐克則
第18講 遺伝をめぐる医療／山本龍彦
第19講 ヒト由来物質の利用／佐藤雄一郎
第20講 小児医療／久葉克子
第21講 精神科医療の基本原理と関連法制度／横藤田誠
第22講 精神科医療と損害賠償／長谷川義仁

信山社

甲斐克則 編

# 医事法六法

四六判・並製・560頁　本体2,200円（税別）　ISBN978-4-7972-5921-6　C0532

医療と法の学習に必要不可欠な法令・公的指針（ガイドライン）、基本宣言、通知を厳選した使いやすい薄型医事法六法。大学の法学部生や法科大学院生、医学・保健学等の学生、医療関係者、諸施設・機関の倫理審査に携わっている方々、看護、介護職やマスコミ関係者、広く一般の方々に。

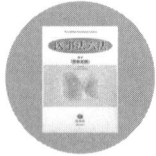

◆目次◆
- I　基本法・基本宣言
- II　医療・救急機関
- III　保険医療関係者等
- IV　終末期医療・臓器移植・死体解剖
- V　薬事
- VI　保健衛生
- VII　健康被害の予防と環境
- VIII　生命倫理
- IX　社会保障と福祉

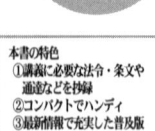

本書の特色
① 講義に必要な法令・条文や通達などを抄録
② コンパクトでハンディ
③ 最新情報で充実した普及版

◆1　基本法・基本宣言
- 1　日本国憲法（抄）
- 2　民法（抄）
- 3　刑法（抄）
- 4　刑事訴訟法（抄）
- 5　刑事訴訟法（抄）
- 6　国家賠償法
- 7　厚生労働省設置法
- 8　個人情報の保護に関する法律（抄）
- 9　医療・介護関係事業者における個人情報の適切な取扱いのためのガイドライン（抄）
- 10　製造物責任法（PL法）
- 11　世界人権宣言
- 12　自由権規約（市民的及び政治的権利に関する国際規約）
- 13　世界保健機関憲章（抄）
- 14　患者の権利に関するリスボン宣言
- 15　ジュネーヴ宣言
- 16　ヘルシンキ宣言

◆2　医療・救急機関
- 17　医療法
- 18　消防法（抄）
- 19　救急病院等を定める省令
- 20　救急医療用ヘリコプターを用いた救急医療の確保に関する特別措置法
- 21　ヒヤリ・ハット事例収集事業の実施について

◆3　保健医療関係者等
- 22　医師法
- 23　医師法施行規則
- 24　歯科医師法
- 25　薬剤師法
- 26　保健師助産師看護師法
- 27　保健師助産師看護師法施行令（抄）
- 28　保健師助産師看護師法施行規則
- 29　看護師等の人材確保の促進に関する法律
- 30　看護師等による静脈注射の実施について
- 31　救急救命士法
- 32　歯科衛生士法
- 33　歯科技工士法
- 34　診療放射線技師法
- 35　臨床検査技師等に関する法律
- 36　理学療法士及び作業療法士法
- 37　視能訓練士法
- 38　義肢装具士法
- 39　あん摩マツサージ指圧師、はり師、きゆう師等に関する法律（抄）
- 40　柔道整復師法
- 41　臨床工学技士法
- 42　精神保健福祉士法
- 43　社会福祉士及び介護福祉士法
- 44　診療情報の提供等に関する指針の策定について

◆4　終末期医療・臓器移植・死体解剖
- 45　終末期医療の決定プロセスに関するガイドライン
- 46　臓器の移植に関する法律
- 47　臓器の移植に関する法律施行規則
- 48　臓器の移植に関する法律の運用に関する指針（ガイドライン）の制定について
- 49　死体解剖保存法
- 50　監察医を置くべき地域を定める政令
- 51　病理解剖指針について
- 52　医学及び歯学の教育のための献体に関する法律
- 53　墓地、埋葬等に関する法律

◆5　薬事
- 54　薬事法
- 55　薬事法施行令
- 56　薬事法施行規則
- 57　医薬品の安全性に関する非臨床試験の実施の基準に関する省令
- 58　医薬品及び医薬部外品の製造管理及び品質管理の基準に関する省令
- 59　医薬品の臨床試験の実施の基準に関する省令
- 60　医薬品、医薬部外品、化粧品及び医療機器の品質管理の基準に関する省令
- 61　医薬品、医薬部外品、化粧品及び医療機器の製造販売後安全管理の基準に関する省令
- 62　医薬品の製造販売後の調査及び試験の実施の基準に関する省令
- 63　医薬品医療機器等法の施行に伴う医薬統括一部を改正する法律について
- 64　安全な血液製剤の安定供給の確保に関する法律（抄）
- 65　安全な血液製剤の安定供給の確保に関する法律施行規則（抄）
- 66　独立行政法人医薬品医療機器総合機構法（抄）
- 67　毒物及び劇物取締法（抄）
- 68　麻薬及び向精神薬取締法（抄）
- 69　大麻取締法（抄）
- 70　覚せい剤取締法（抄）
- 71　あへん法（抄）

◆6　保健衛生
- 72　地域保健法
- 73　ハンセン病問題の解決の促進に関する法律
- 74　がん対策基本法
- 75　肝炎対策基本法
- 76　健康増進法
- 77　学校保健安全法
- 78　母子保健法
- 79　精神保健及び精神障害者福祉に関する法律（抄）
- 80　心神喪失等の状態で重大な他害行為を行った者の医療及び観察等に関する法律
- 81　自殺対策基本法
- 82　労働安全衛生法（抄）
- 83　じん肺法（抄）
- 84　食品衛生法（抄）

◆7　健康被害の予防と環境
- 85　感染症の予防及び感染症の患者に対する医療に関する法律（抄）
- 86　予防接種法（抄）
- 87　検疫法（抄）
- 88　医薬品、医療機器等の品質、有効性及び安全性の確保等に関する法律（抄）
- 89　公害健康被害の補償等に関する法律（抄）
- 90　廃棄物の処理及び清掃に関する法律（抄）

◆8　生命倫理
- 91　ヒトに関するクローン技術等の規制に関する法律
- 92　特定胚の取扱いに関する指針
- 93　臨床研究に関する倫理指針
- 94　疫学研究に関する倫理指針
- 95　ヒトゲノム・遺伝子解析研究に関する倫理指針（抄）
- 96　ヒトES細胞の樹立及び分配に関する指針（抄）

◆9　社会保障と福祉
- 97　社会福祉法
- 98　生活保護法（抄）
- 99　生活困窮者自立支援法
- 100　障害者自立支援法（抄）
- 101　身体障害者福祉法（抄）
- 102　児童福祉法（抄）
- 103　老人福祉法（抄）
- 104　高齢者の医療の確保に関する法律（抄）
- 105　母子及び寡婦福祉法（抄）
- 106　原子爆弾被爆者に対する援護に関する法律（抄）
- 107　健康保険法（抄）
- 108　国民健康保険法（抄）
- 109　介護保険法（抄）

信山社

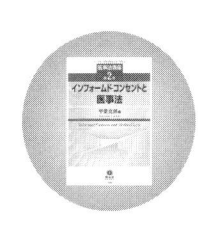

● 医事法講座第2巻 [医事法学の歴史と最先端]

# インフォームド・コンセントと医事法

甲斐克則 編

## 基礎理論から個別の具体事例まで多様な視点から検討

好評の医事講座第1巻『ポストゲノム社会と医事法』に続く、医事法講座の第2巻。最先端の論点を第一線で活躍する法学研究者と医師が、具体事例を含め、多様な観点から検討。現代社会への貴重な示唆を与える待望の書。研究者から、法律実務家、医師、学生まで必読。

【目 次】
1 インフォームド・コンセント法理の歴史と意義／手嶋 豊
2 インフォームド・コンセントの法理の法哲学的基礎づけ／野崎亜紀子
3 治療行為とインフォームド・コンセント（刑事法的側面）／田坂 晶
4 終末期インフォームド・コンセント／加藤摩耶
5 生殖医療とインフォームド・コンセント／中村 恵
6 遺伝子検査とインフォームド・コンセント／永水裕子
7 臨床研究とインフォームド・コンセント／甲斐克則
8 疫学研究とインフォームド・コンセント／佐藤恵子
9 ヒトゲノム研究とインフォームド・コンセント／佐藤雄一郎
10 高齢者医療とインフォームド・コンセント／寺沢知子
11 精神科医療とインフォームド・コンセント／神野礼斉
12 小児医療とインフォームド・コンセント／多田羅竜平

信山社

● 医事法講座第1巻〔医事法学の歴史と最先端〕
# ポストゲノム社会と医事法
甲斐克則　編

第1部　医事法学の回顧と展望
　1　日本の医事法学──回顧と展望──／甲斐克則
　2　医事（刑）法のパースペクティブ／アルビン・エーザー〔訳：甲斐克則・福山好典〕
第2部　ポストゲノム時代に向けた比較医事法学の展開──文化葛藤の中のルール作り──
　3　〈序論〉現代バイオテクノロジーの挑戦下における医事法のパースペクティブ
　　　　／アルビン・エーザー〔訳：甲斐克則・新谷一朗・三重野雄太郎〕
第1編　人体利用と法的ルール
　4　人体商品化論──人体商品化は立法によって禁止されるべきか──／栗屋　剛
　5　フィリピンにおける腎臓提供／ラリーン・シルーノ〔訳：甲斐克則・新谷一朗〕
　6　人格性と人体の商品化：哲学的および法倫理学的パースペクティブ
　　　　／ジョージ・ムスラーキス〔訳：一家綱邦・福山好典・甲斐克則〕
　7　日本法における人体・臓器の法的位置づけ／岩志和一郎
第2編　ゲノム・遺伝情報をめぐる比較医事法──生命倫理基本法への途──
　8　ポストゲノム時代における遺伝情報の規制：オーストラリアのおよび国際的なパースペクティブ
　　　　／ドン・チャーマーズ〔訳：新谷一朗・原田香菜〕
　9　日本における遺伝情報の扱いをめぐるルール作り
　　　　──アメリカ法との比較憲法的視点から──／山本龍彦
　10　人体組織・遺伝情報の利用に起因する紛争等の処理のための法的枠組みについて／手嶋　豊
　11　比較法的観点からみた先端医療・医学研究の規制のあり方
　　　　──ドイツ・スイス・イギリス・オランダの議論と日本の議論──／甲斐克則
　12　ポストゲノム社会における生命倫理と法
　　　　──わが国における生命倫理基本法の提言──／位田隆一

信山社